刘敏如女科承传医文集选

不孕论

女科医典

传承新编

主编
刘敏如

执行副主编
黄玉环

编委
刘敏如　黄玉环
袁　力　余梅芳

中医古籍出版社
Publishing House of Ancient Chinese Medical Books

本丛书由成都中医药大学学术著作出版基金资助出版

图书在版编目（CIP）数据

不孕论 / 刘敏如主编. -- 北京 : 中医古籍出版社,
2025. 1

（女科医典传承新编 / 刘敏如主编）

ISBN 978-7-5152-2721-4

Ⅰ. ①不… Ⅱ. ①刘… Ⅲ. ①不孕症－中医妇科学
Ⅳ. ① R271. 14

中国国家版本馆 CIP 数据核字 (2023) 第 148693 号

女科医典传承新编

不孕论

刘敏如　主编

策划编辑　杜杰慧
责任编辑　李美玲
封面设计　王　磊
出版发行　中医古籍出版社
社　　址　北京市东城区东直门内南小街16号（100700）
电　　话　010-64089446（总编室）010-64002949（发行部）
网　　址　www.zhongyiguji.com.cn
印　　刷　廊坊市鸿煊印刷有限公司
开　　本　710mm×1000mm　1/16
印　　张　25.5　彩插12面
字　　数　410千字
版　　次　2025年1月第1版　2025年1月第1次印刷
书　　号　ISBN 978-7-5152-2721-4
定　　价　188.00元

《刘敏如女科承传医文集选》

编委会

曾　倩　游向前　谢克蓉　蒙　宇　赖志刚　蔡　通
蔡晓梅　谭万信　黎嘉莉　潘力弛　潘学才　魏绍斌

工作助理：（按姓氏笔画排序）

吕　蓉　刘雅馨　杨　丽　佘少东　张　静　张瑞静
罗　天　涂晓颖　蒋　勇

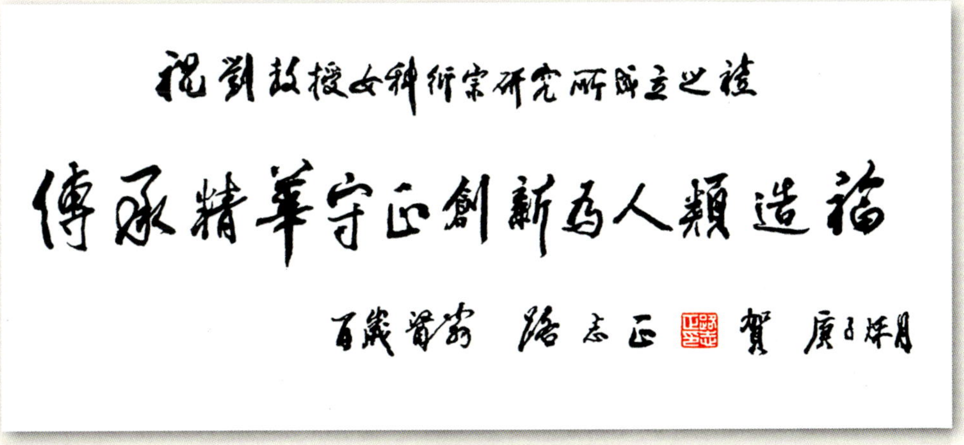

国医大师路志正题字

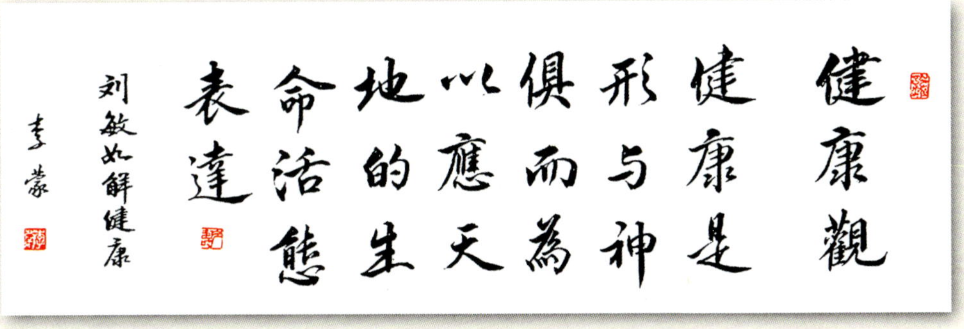

中国人民政治协商会议第十届全国委员会副主席、中国农工民主党中央原常务副主席李蒙题字

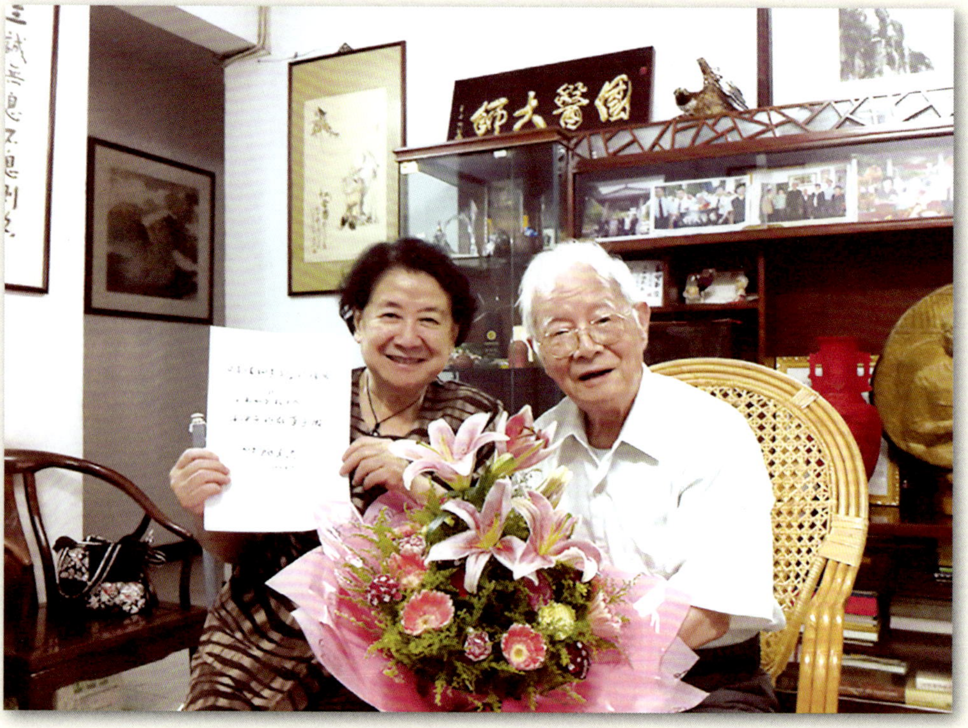

2012 年刘敏如教授与国医大师邓铁涛合影

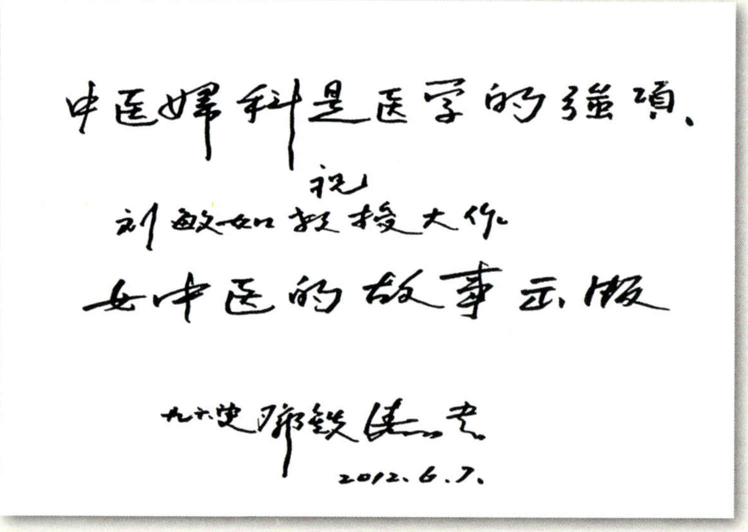

国医大师
邓铁涛题字

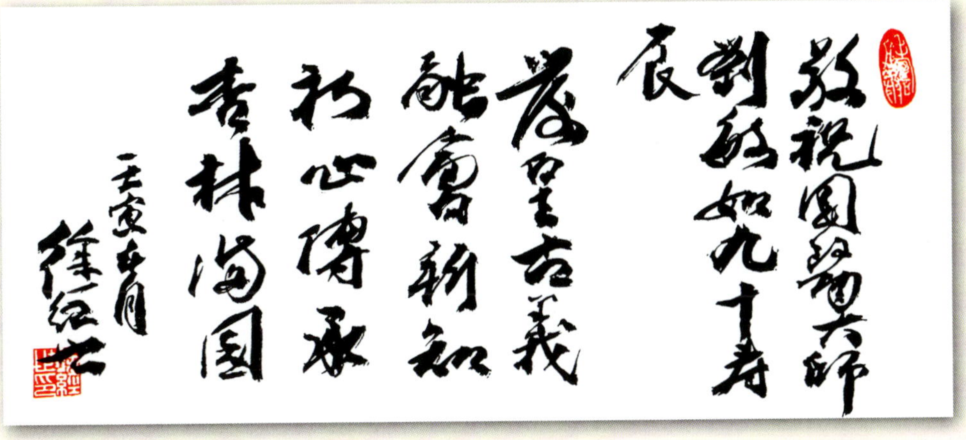

国医大师徐经世题字

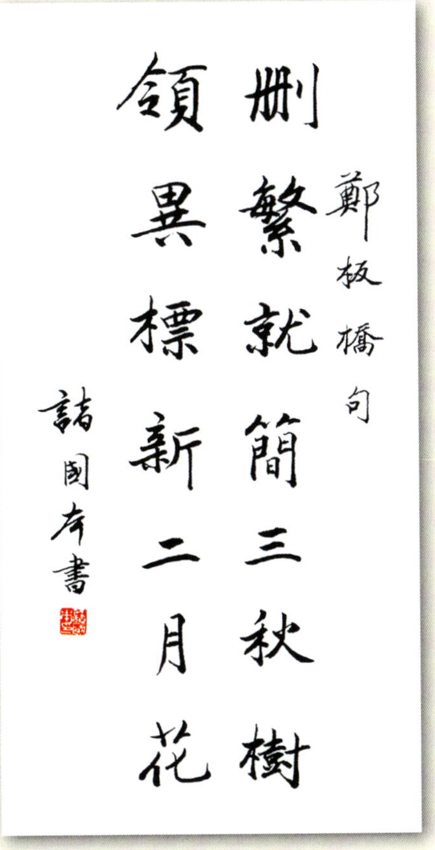

国家中医药管理局原副局长诸国本题字

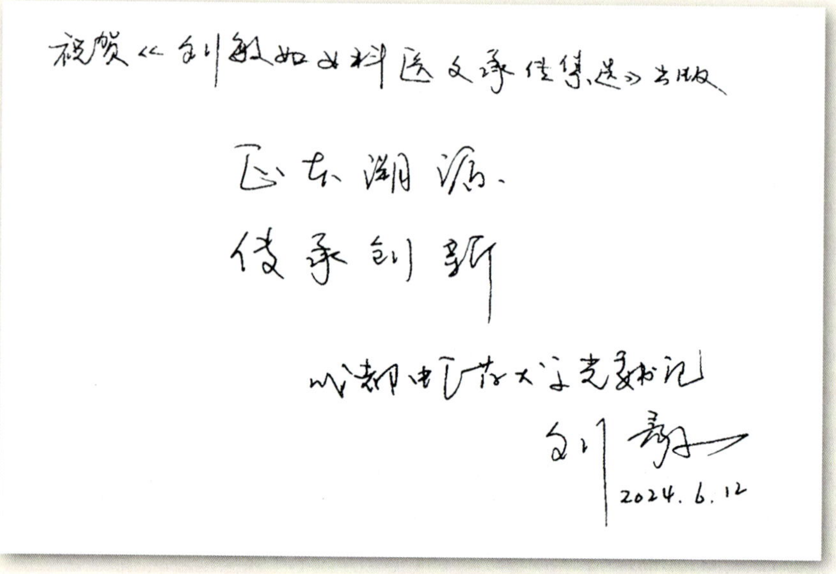
祝贺《刘敏如女科医文承传集选》出版

正本清源

传承创新

成都中医药大学党委书记

刘毅

2024.6.12

成都中医药大学党委书记刘毅题字

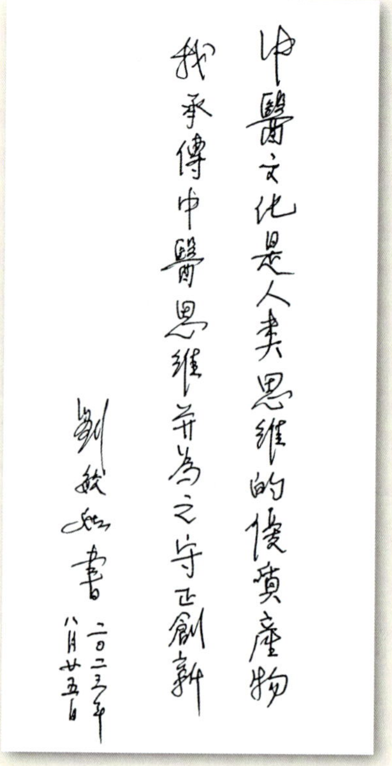
中醫文化是人類思維的優質產物

我承傳中醫思維并為之守正創新

刘敏如书

二〇二三年八月廿五日

国医大师、成都中医药大学终身教授刘敏如书

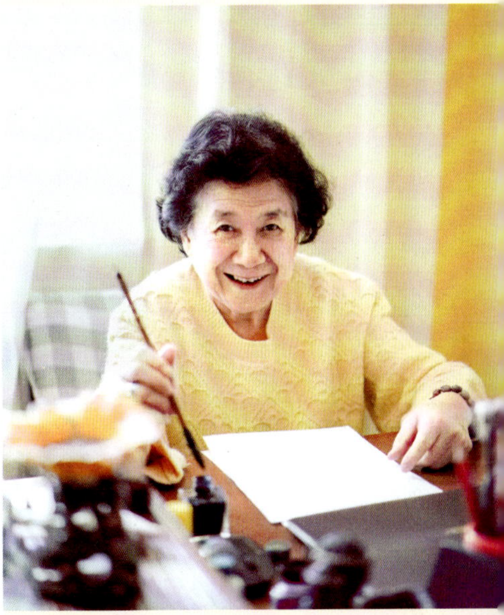

总策划

刘敏如

《刘敏如女科承传医文集选》

刘敏如（1933—），女，四川成都人，中国共产党党员、中国农工民主党成员。成都中医药大学终身教授、博士生导师、主任医师。曾任第八、九届全国政协委员，全国妇联常委，中国农工民主党第十一届中央常务委员会委员；中国中医科学院学部委员、中华中医药学会终身理事、中华中医药学会中医妇科专业委员会荣誉主任委员、中国针灸学会妇科生殖专业委员会名誉主任委员、世界中医药学会联合会养生专业委员会终身名誉会长、国家药品监督管理局药品评审中心古代经典名方中药复方制剂专家审评委员会委员、全国老中医药专家学术经验继承工作指导老师，澳门特别行政区卫生局中医药顾问、澳门中国中医药文化研究促进会首席专家、澳门中华中医药学会荣誉会长。获全国中医药杰出贡献奖、中华中医药学会成就奖、四川省科学技术协会颁发的“优秀科技工作者”称号，享受国务院政府特殊津贴。2014年被授予第二届“国医大师”称号。

刘敏如专攻中医妇科学，提出了“脑－肾－天癸－冲任－胞宫”是调整生殖周期的轴心及“脏腑、经络、气血、胞宫是调节生殖周期的生理基础”的理论。多年来进行妇产科同一病种的中西医对应研究，提出女阴白色病变证（外阴营养不良改变）、经水早断诸证（卵巢早衰）、胞中脂膜壅塞诸证（多囊卵巢综合征）等中医病名。她提出的妇科十大证，体现了中医病证结合、“同病异治，异病同治”法则。她以“肾气为根，保阴为本”的中医妇科临床观点，对痛经、崩漏、不孕症、妇科郁症、妇科肿瘤等疑难病的中医机理和临床论治进行研究，且颇具心得。发表论文 30 余篇，主编高等院校妇科教材和专著 17 部。

一、学医之路

刘敏如出生于四川成都一书香世家，自幼受到系统的基础教育及医学专业教育，1951 年考入华西大学医学院（现四川大学华西医学中心）西南委托班专科，开了医学之蒙。经过 3 年的学习，毕业后被分配到云南省干部疗养院（现云南省保健康复中心）从事医疗保健工作，任医务组组长，其间在云南大学医学院进修营养学和西医内科学。工作 3 年后，响应国家“青年向科学进军”的号召，刘敏如被单位推荐考入成都中医学院（现成都中医药大学）医学系，从此开始了她的中医之路。经过 6 年的本科学习，她作为首届毕业生以优异的成绩于 1962 年毕业并留校任教。

刘敏如受卓雨农、王渭川、唐伯渊等中医名家师传，将学校教育和师承教育相结合，经实践锻炼，一路走来，奠定了扎实的知识基础，使她成为中医界难得的医、教、研、管复合型人才，是当代中医女科承上启下的代表人物。

二、成才之道

刘敏如教授本着宗古为发展、继承为创新、临床是根本的原则，在中医医、教、研、管等方面耕耘70余年，在工作中锻炼，在锻炼中树才。刘敏如教授说："事业的成功不仅靠个人奋斗，也是很多因素助力而自然获得的。"所谓"自然"，是指她个人的勤奋、知识的积累，当然也离不开外力因素。她从小接受普及教育和专业教育，是她获得成功的重要因素。她忘不了她的小学——拥有百年历史的成都市实验小学的校训"堂堂正正做人，勤勤恳恳做事"，这是她终身践行的准则，也是使她成为一名尽职尽责的医生、宽严有度的教师的指引。

（一）悟开智，勤思维

提升悟性是刘敏如教授最为强调的人生素质训练，她说悟性是人生成功的要素。人的悟性虽与先天有关，但后天熏陶亦是关键，可从文化沉淀、社会磨炼中提升悟性，如此方能开智。她不仅十分注重自己的脑力训练，更是在中医传承工作及教学中重视弟子、学生的悟性培养与锻炼。如今92岁的她仍保持着悟性常新，思维灵敏。

（二）挖根源，创新说

刘敏如教授的中医科研观：研究中医不离本。"本"就是中医原创理论，发现问题必须正本清考，以本为根，否则就是空中楼阁。她不时告诫学生，在学术上要认真思维，注意发现问题。一经思考后发现了问题，就需研究、解决问题。例如发现了中医妇科在理论方面的明显缺如，就不能采取简单的"沿袭旧说"或"回避不谈"的态度，应在系统整理的基础上，通过溯源、去伪存真，进行拓展、提炼、升华，形成新的假说、推理、论点，然后通过临床或研究进行论证，最终得到学术界的认同，取得进展、突破、创新。她说："任何事物都是在传承中求发展，生物的存在都是在传承中生存，何况人类。中医文化的传承路径就是学习中医精华，传递临床思维，提升理论水平、临床疗效。传活、传实、传精、传深，代代相传，代代坚守，做好中医传承人。"

（三）学到老，做到老

刘敏如教授学到老，做到老，老而不老；学术创新，从不保守；新生事物，从不拒绝；年逾九十，依然满腔热血。她为毕生从事的中医妇科事业投入了巨大精力，习医、行医、科研、任教、行政管理70余年。她说：“学习是终身积累的过程，不管是否有名，不管处于何种职位，都要虚心学习。怎么认识的疾病，怎么带学生，怎么搞科研，怎么坚持学习，怎么面对病人，理论实践相结合，时常革新，持续学习。”这正是刘敏如对她自己提出的“形与神俱而为，以应天地的生命活态表达”健康观的最好诠释。

（四）重实践，下基层

刘敏如教授还在读大学时，就经常下基层实践和锻炼。当时正值解放初期，农村地区产妇分娩大多靠产婆，破伤风、产后出血等发病率高。在医学院学习西医的刘敏如，假期时就随着老师下乡宣传、培训新法接生。乡村医生也具有很多实践经验，刘敏如教授跟随他们到缺医少药的乡村去服务，得到了不一样的见识。刘敏如教授常说：“不能只到条件好的地方去为病人服务，条件不好的地方更需要医生。”她坚持面向基层，数十年如一日。如今已是92岁高龄的她，仍坚持带领弟子下基层，先后走进四川遂宁及绵阳北川、乐山沐川、德阳罗江、阿坝、广元，宁夏银川，安徽亳州，陕西延安，广东肇庆、珠海横琴等地，通过义诊、查房、讲座、业务指导及学术交流等多种方式传经布道，深入基层、了解基层，助力基层中医的业务发展，受到当地群众的好评。同时也受邀赴海外参加中医学术研讨会，传播中医文化。她经常说：“我们要自豪地向国际宣扬，只有我国有两种主流医学——中医和西医，共同发展，为人民健康服务，这就是中国卫生事业的特色！”她曾前往西雅图、洛杉矶、都灵、伦敦、巴黎、墨尔本等城市，以及意大利、马来西亚、泰国等国家参加国际学术活动，进行中医学术交流，起到了传播中医文化的作用。

三、学术之精

刘敏如教授对中医妇科基础理论及疾病学等方面进行了系统梳理、规范、创新与补遗性研究，力倡中医学发展须在继承传统经典理论的基础上，注重创新与再发展，致力于中医妇科学学术发展的同时，为临床实践的开展提供有力的理论支撑。例如，她首先概括了中医的健康观（健康是形与神俱而为，以应天地的生命活态表达），并据此做了多项研究，如围绕女性生理期的健康维护等。又如，她系统整理了经、带、胎、产、乳等中医生理观，提出了“月经周期调节机理中医观”，进一步阐述了中医生殖理论，概括为“脏腑、经络、气血是调节女性生殖周期的生理基础，脑－肾－天癸－冲任－胞宫是生殖调节轴心”，丰富了中医妇科生殖轴的基本理论。据此，她对中医妇科尚未涉及的证、病进行了梳理和重新认识，归纳为妇科十四证，包括血证、痛证、带证、癥瘕、热证、呕吐证、汗证、痒证、郁证、乳证、疡证、抽搐证、急证；对西医妇科提出而中医妇科尚未涉及的一些新病种及疑难病，从病名至理、法、方、药进行了对应性研究，如盆腔疼痛诸证、经水早断诸证（西医称卵巢早衰）、胞中脂膜壅塞诸证（西医称多囊卵巢综合征）、女性骨疏诸证、女阴白色病变证等，补充了中医妇科疾病学病种的缺失。

（一）深入研究中医生殖理论

1. 脏腑、经络、气血是女性生殖周期的生理基础，脑–肾–天癸–胞宫是女性生殖周期调节的轴心

刘敏如教授根据古今人们对天癸的认识及“脑为元神之府”和“肾藏

精，精生髓，脑为髓海，肾与脑相通”的原创理论，在其《中医天癸古今论》一文中进一步提出了“脑－肾－天癸－冲任－胞宫”是女性生殖周期调节的轴心，阐述了脑与肾的关系，指出肾主生殖的功能是由天癸来表达的。“脏腑、经络、气血作用于胞宫是产生月经的生理基础”，由此发展了中医生殖学的相关理论，丰富了中医妇科学女性生殖轴的内涵。她建议界定胞宫为女性特有的内生殖器官，而子宫即是当今解剖上所称的子宫，得到了教材采纳。

2. 阐释月经周期调节的中医模式

既往中医妇科教材论“月经周期”只提及月经产生的机理，而未涉及月经周期的调节机制。刘敏如教授带领其研究生开展了“月经周期气血变化”“月经失调患者气血变化”和“补肾填精促卵泡发育与排卵”等临床实验研究，初步验证“月经周期是阴阳消长、气血变化节律的体现 ”。“月经周期气血变化呈月节律”“月波动的现象”等研究内容的客观存在，深化了对月经失调病机的认识，在此基础上形成的中药周期疗法，广泛应用于月经不调、崩漏、闭经、月经前后诸证等患者，颇具疗效；为中医“月亏勿泻”“月满勿补”之说提供了初步的客观依据，也为研究月经周期调节机理提供了佐证资料。刘敏如教授提出“月经周期的形成是‘应月’”“月经周期源于先天”等理论，深入探讨了月经的周期节律。她认为，月经周期是女性生殖生理过程中阴阳消长、气血变化节律的体现。在月经的产生过程中，随着阴阳的消长、气血的盈亏变化而有月经期、经后期、经间期、经前期的生理节律，从而构成了月经周期。

月经周期中，脏腑、经络、气血是调节女性生殖周期的生理基础，脑－肾－天癸－冲任－胞宫是生殖调节轴心。它们由脑、肾主宰，天癸表达，与自然界相应，形成生殖周期，表现为月经周期的 4 个阶段。这 4 个阶段的连续与再现形成了月经周期节律，故称“月经”“月事”“月汛”“月信”等，说明其周期性，即按月而至。正如《血证论·男女异同论》所说：“夫新生旧除，天地自然之理，故月有盈亏，海有潮汐。”

（二）提出“肾气为根，保阴为本”的防治观点

刘敏如教授在中医健康观、中医生殖观等学术见解的基础上，提出了“肾气为根，保阴为本”“产后多虚多瘀”等学术观点，指导临床，提高某些妇科病证的疗效，如采用补虚（气阴双补）化瘀（活血逐瘀）法作为产后治未病大法；研制新药“产泰”，有助于产褥复旧，防止产后病的发生；以气阴双补法为主治疗崩漏（功能失调性子宫出血），以及相关妇科血证；研发出“益宫宁血口服液”，提高了对妇科血证的疗效；以补肾填精为思路，研发“资癸女贞丸”“资癸元阳丹”“滋阴荣颜丸”及“养精壮本丹”等药，有助于更年期男女状态调理及青年男女体质改善。

（三）补遗研究中医妇科病机

1. 充实崩漏病机

崩漏曾泛指一切妇科出血。刘敏如教授指出，既然将崩漏列入月经疾病，则应排除其他疾病，如妊娠、肿瘤、感染等导致的阴道出血，所以应从学术上澄清崩漏的概念。崩漏属月经疾病的阴道下血，为妇科疑证、难证、急证。她提出“崩漏是一种病因复杂、因果相干、多脏受累、穷而及肾”的月经疾病，其出血期的病机特征在于“阴血外泄，气随血耗，终至气阴双亏”，所以气阴双亏是“崩漏出血期的共同的主体病机”，主张将气阴双补贯穿崩漏治疗的始终。

对于崩漏的辨证，刘敏如教授提出不能简单地将临床现症概括为几个证型而施治，而应根据病机参合现症，辨识崩漏的证型；强调其发病有在气、在血、在脏、在经的不同，但终归病变在于脏腑、气血、经络、胞宫之间功能维系失常，或冲任二脉直接受损；无论病起何脏，四脏相移则必归于肾，肾气不固，固摄无权，阴虚失守，冲任不能制约经血，最终导致气阴双亏。

刘敏如教授认为，崩漏急在暴失阴血，出血是“本”病的见症，仅以治疗“标”证试图止血是难期良效的，崩漏论治当根据病机求治本之法。肾虚是致崩漏之本，病变在冲任失于约制，故治本当固本治肾、调固冲任。用方

遣药宜相对稳定，组方宜平正，以防动血，亦便于灵活化裁。

刘敏如教授拟定益气养阴、固冲止血的治法，并结合个人用药经验，研发出中成药“益宫宁血口服液”（人参、麦冬、五味子、北沙参、制何首乌、女贞子、茜草、海螵蛸、补骨脂、赤石脂、益母草等），用于塞流止血，目前已上市投入使用。

2. 痛经病机新解

在痛经病机方面，刘敏如指出前人有关痛经“不通则痛”“不荣则痛”的致痛机理不能完全解释痛经为何随月经周期而发，而非经期不见疼痛。她解释为女性经期的生理环境是痛经发病的内在条件，一定的素体因素是发病的潜在因素，致痛病因是发病的决定因素。由于痛经患者未行经时，冲任气血尚平和，致病因素不及引致冲任气血瘀滞或不足，故不发生疼痛。在经期或经期前后，由于血海由满溢而泻至暂虚，冲任气血变化较平时急骤，此时胞宫易虚易实，因而易受致病因素的影响，致冲任、胞宫瘀滞或失养，便可发生痛经。经净后冲任气血渐至调复，故平时不发生疼痛。痛经发病究其本源，实者多责之肝，虚者多责之肾，病位在冲任、胞宫，变化在气血，表现为疼痛，“夹虚者多，全实者少”。这些研究丰富了痛经的病机内容。

3. 阐释生殖疾病的中医基本病机

刘敏如教授在深入研究中医生殖理论中，初步验证了绝经前后诸证的主要病机为肾气虚、天癸竭。补肾法可调整“脑 - 肾 - 天癸 - 冲任 - 胞宫”轴，改善绝经前后诸证；肾精不足是卵泡发育障碍的基本病机，填补肾精是促卵泡发育的主要治法；研发补肾复方“资癸女贞胶囊”，可改善子宫血流、内膜厚度，提高子宫内膜容受性和卵子质量，提高临床妊娠率和活产率；发现补肾中药复方可保护大脑皮质及海马区神经细胞。这些研究结果也初步说明中医生殖理论对临床具有一定的指导作用，有待后继接力研究。

4. 生理带下机理的梳理

张山雷在《沈氏女科辑要笺正》中述及：“带下女子生而即有，津津常润，本非病也。”生理带下具有月水样的周期性，故称为“信水”。刘敏如教授根据中医生理观念，梳理带下机理，认为肾主水，人体精、津、液、血皆由肾所施泄调控，以供生理之需，故今称为生理带下。生理带下由脾胃水谷之津所化，入肾禀藏、施泄，转输统摄于脾，任脉主司，带脉约束。当肾气充沛，肾精盛实，天癸泌至，脾气健运，任脉固，督脉强，冲脉充盈，带脉调节，阴液泌淖于胞中，施于前阴空窍，成为生理带下，与生殖生理有关。故妇女的生理常态中，青春时期肾气始盛，天癸泌至，冲任通调，月事有时，带下可常润阴中；月经期前或妊娠期中，气血下聚，冲任血盛气充，带下的量较平时稍有增加；经绝以后，肾气渐衰，真阴渐亏，天癸竭止，月经绝断，带下亦涸竭，阴中失润。这些自然生理现象说明，生理带下的泌淖与涸竭，直接同肾气的盛衰、天癸的泌至与竭止有密切关系。刘敏如教授对生理带下的机理梳理，为病理带下的研究提供了生理依据。

5. 提出产后多虚多瘀生理论证

刘敏如教授总结："月经为血所化""胎元由气所摄，由血所养"，产时"气血调顺，推动分娩"，产褥期"蓄精推恶露，促产创复原"，乳汁由气血生化，"故女子一生易伤于血，以其故脱于血而当重于血"。由此可知，产后"亡血伤津，百脉空虚"，元气受损，自当排恶露逐瘀生新。故而，产褥期生理上呈现出"多虚多瘀，易生产后诸瘀"的状态。为此，刘敏如教授带领其研究生率先进行多项研究，证实产后多虚多瘀的生理状态，提出补虚化瘀是防治产后诸疾的大法，开发了"产泰"等产品。她说："中医文化很重视保护产妇健康，有坐月子的民俗，这体现了一个国家的文明程度。"

6. 泌乳与肾的生理关系新解

中医学对泌乳机理的阐释较为笼统。肾主生殖，肾气盛，天癸调，气血和，故其可以调节胞宫藏泄功能，使乳汁化生得到保障。刘敏如教授从"补肾中药对女性生殖轴的影响"等相关实验研究中观察到补肾可促乳房发育与乳汁分泌。在肾气主导下，肝疏脾健胃和，血气旺盛，促乳汁产生而充足。故治疗缺乳常加入补肾药，如山茱萸、淫羊藿，临床以补脾益肾组方治疗，较之单纯补脾为主疗效更佳。

（四）研讨中医妇科疾病学病种缺如

刘敏如教授认为，随着自然界的变化和社会的发展，人类疾病谱也发生了变化，新病种不断出现，中医学也应随之不断发展，以适应防治疾病的需求。她强调应开展中医妇科疾病学新病种、疑难病研究，从中医病因病机认识出发，为临床新病种命名，如此才有利于中西医学术对话，体现中医治疗特色。刘敏如教授回忆，她的师辈卓雨农先生早在 20 世纪 60 年代就注意到这类病种缺如现象，如更年期综合征（围绝经期综合征），既往中医学无此病名。在 1963 年全国高等院校中医药统编教材《中医妇科学》编写会议中，他建议以“经断前后诸证”病名与“更年期综合征”相对应开展研究。卓雨农先生的观点经教材收录后沿用至今，是中医妇科学病种发展的一个范例。

刘敏如教授认为中医妇科学病种研究滞后，于是她着手进行中医新病种研究。自 1964 年以来，她进行过多个新病种研究。如她根据中医学“有诸内必形诸外”“审证求因”“异病同治”等观点，结合临床所见，将外阴皮肤出现的非正常白色病变和伴随症概括为“女阴白色病变证”，并据此阐述其发病机理，进行辨证论治。该病名的提出既具有中医特色，又参考了西医“外阴营养不良障碍”的临床证候，有利于中医学病种的拓展。

1988 年，刘敏如教授提出“盆腔疼痛证”并被确立为中医新病名，列入《中医妇科学》教学参考书。盆腔疼痛证为发生于女性盆腔部位、与妇科有关的非周期性疼痛，实际上是多种妇科疾病引起的慢性病变，在病因病机上分为湿热邪毒（急性疼痛）和血瘀气滞（慢性疼痛）。中医“异病同治”具有治疗优势，因而本病立为中医病名具有临床意义。直到 1998 年，由刘新民等主译的《现代妇产科疾病诊断与治疗》中才出现“慢性盆腔疼痛症”的论述，其临床表现与中医妇科的“盆腔疼痛证”中的血瘀气滞证类似。这应该视为中医学在盆腔疼痛方面研究的先行一步，且病名不谋而合。其后，刘敏如教授又提出胞中脂膜壅塞诸证（多囊卵巢综合征）、经水早断诸证（早发性卵巢功能不全）、女性骨疏证等病名，与西医有关病种对应研究。

刘敏如教授认为应当从临床对应研究中医妇科疾病病名，以及与中医相关的理、法、方、药，因此她做了相应研究。如中医病名“胞中脂膜壅塞诸证”对应“多囊卵巢综合征”、中医病名“经水早断”对应“卵巢早衰”，这丰富了中医疾病学内容。刘敏如教授认为：“如果仅以西医新编病种行中医治疗，久之则有可能导致中医疾病学的衰退。”她从中医病因病机角度出发，补遗临床新病种，对中医妇科疾病学的发展具有指导意义。

四、专病之治

（一）无子症（不孕不育）

刘敏如教授明确提出：“肾主生殖由天癸来表达。”天癸属精，藏于肾，女子以血为本，血属阴，因此她提出女子当重肾保阴，“肾气为根，保阴为本”的学术观点。

不孕不育关系到女方或男方，或与男女双方均有关，治疗上应有所侧重。她生动地形容男女诸外之象：“在女子，以阴为本，阴主藏，主守，其形在外，以阴柔之质为态，故女子重在不伤阴血，而育阴当扶阳；在男子，以阳为纲，阳主动，主泄，其形在外，以阳刚之气为表，故男子重在不伤阳气，但扶阳必配阴。”这些理论具有重要临床意义。

1. 治疗心得

①刘敏如教授在临床治疗不孕不育症时，首先“衷中参西，审因为先”，让男女双方进行检查，明确原因所在，再结合临床辨病辨证，有针对性地进行调治。如女性先找出有无任何内分泌因素、输卵管因素、子宫因素或免疫性因素，再有针对性地测知预后，调治其相关病理状态。

②以补肾养阴贯穿治疗始终，在“脑－肾－天癸－冲任－胞宫”生殖轴

理论指导下，以“肾气为根，保阴为本”学术观选方用药，补肾以营脑髓、资天癸、养精血、调冲任。

③注重“用药平和，通调气血”。刘敏如教授在临床上极少用附子、肉桂等大温大热或辛温燥动之品，常提示用药宜于调补，阴虚不可过于滋腻，以防阻遏阳气；阳虚者不可过用辛燥，过则耗损阴津。特别是现代研究提示伤胎儿的中药当慎用之。

④秉持“药物论治与身心并调”的原则。发挥中医临床望、闻、问、切优势，从心理、社会方面重视心理疏导。

⑤提倡“不孕不育男女同治”。刘敏如教授认为对于不孕不育，不应刻板地划分为女方不孕症或男方不育症，主张凡成年男女双方在未避孕而有正常性生活 12 个月以上仍未怀孕者，可诊为无子症，建议双方共同检查、治疗。

2. 治疗特色

“顺应月经 4 个阶段，择期论治”是刘敏如教授治疗妇科疾病的特色之一。她认为，治疗不孕与治疗月经病的分期治疗原则一致，但用药各有侧重，补肾贯彻治疗始终，应充分发挥中医药的特色与优势，调整受孕内环境以达到助孕的目的。

（1）经后期（卵泡期）

血海空虚，阴阳气血不足，当平补肾阴肾阳为主，以促进精血恢复，肾气充盛，方可选左归丸。如患者兼有其他妇科病，例如子宫肌瘤、子宫内膜异位症、子宫腺肌症、多囊卵巢综合征等，经后期亦是治疗关键，治疗佐以活血化瘀药物，常用柴胡、枳壳、橘核、荔枝核、山楂、益母草、薏苡仁、仙鹤草、夏枯草、莪术、王不留行等。

（2）经间期（排卵期）

此期是阴阳转化，排出卵子的关键时期，当平补肾阴肾阳，以促天癸充盛，佐以活血化瘀通络之品，促进阴阳转化，以利卵子排出，方选归肾丸加淫羊藿、王不留行、皂角刺、丝瓜络、葛根等。

（3）经前期（黄体期）

阴阳气血俱盛，为孕育提供条件，为孕卵着床做准备，当补肾健脾，填补肾精，常用寿胎丸合四君子汤加淫羊藿、肉苁蓉、黄精、熟地黄、山茱萸，或用槐花、黑豆、黑芝麻，食之有利于黄体健康，改善子宫内环境，提高孕育的成功率，但不可轻投活血化瘀药物，以免误伤早期胎元。

（4）月经期

血室正开，经血以排出为畅。如无明显不适，月经期可予以停药。若明显痛经或经血量多，则以痛经或妇科血证论治。此期若出现异于平常的阴道出血或腹痛，尤当注意早孕流产的可能性。

3. 用药规律

刘敏如教授认为肾藏精，精化气，精气即肾气，寓元阴元阳，是维持人体阴阳的本源，是女性生理活动的根本；强调女性不孕症的基本病机为肾虚，补肾应贯穿于不孕症的治疗始终，主张补肾气、营脑髓、资天癸、调冲任治疗不孕症。

①主张辨病与辨证相结合治疗不孕症。《诸病源候论》记载："夹疾无子。"指出不孕症常是许多妇科疾病导致的后遗症和结果。刘敏如教授临床治疗不孕症，常以西医方法协助，诊断出不孕的基本原因，确定根源在男方或在女方，了解其生殖功能指标，然后运用中医生殖理论进行辨病辨证治疗。对中医病机需特别着眼于肾气虚损、天癸失调，但也不可忽视邪犯所致。用药组方重视补肾填精，以平为期。

②以"肾气为根，保阴为本"为指导，采用气阴双补法、补肾培精法。刘敏如教授治疗不孕症处方中出现频次较高的药物主要为补益类，补益药物有北沙参、黄芪、枸杞子、菟丝子、山茱萸、当归、黄精、白芍等。

刘敏如教授强调不孕症病机根本在肾，并开展了一系列补肾中药对女性生殖轴调控的实验和临床研究，证实补肾中药可以有效调控女性生殖轴。在临床用药方面，刘敏如教授重视气阴双补，高频药物以补气类、养阴类为多。

刘敏如教授治疗不孕症的药物组合以山茱萸 – 枸杞子、菟丝子 – 枸杞子、北沙参 – 枸杞子、麦冬 – 北沙参、北沙参 – 五味子等多见，其核心药组具有补肾、益气、养阴的特点。选药性温而不燥，补而不峻。

③用药平和，重视气血流通。刘敏如教授治疗不孕症用药平和，多选用

温、微温、微寒之品，如山茱萸微温，北沙参微寒等，少用肉桂、附子等大辛大热或黄连等苦寒之品；强调“脾胃为后天之本”，食疗重于药疗，故所选药物大多药食同源，能较长时间服用，如西洋参、枸杞子、麦冬等；注重药物的选择和配伍，强调中药口味应调整至患者易于接受，才能坚持治疗。她指出气血贵在流通，在治疗不孕症的过程中，从肾虚的根本病机出发，以补益为主，佐以枳壳、柴胡等行气类药物，使其补而不滞，故高频药物中除了补益类药物就是行气类药物。

④喜用参类药物。在刘敏如教授治疗不孕症的组方中，参类药出现频次较多，如北沙参、花旗参、明党参等。她强调女子以阴为本、以血为用，血足则易于受孕养胎。《傅青主女科》记载：“生气以助生血，则血生自然迅速。”一味补血易致凝滞不行，气生血，兼能行血，故临床用药配伍中常用参类以补气生血、滋阴养血。

刘敏如教授根据患者气阴不足症状的偏重，随证选用参类。如北沙参为伞形科植物，味甘、微苦，性微寒，归肺、胃经，较其他参类更长于入胃经，有益胃生津、养阴清肺的功效，用以滋补脾胃，补益气血生化之源；且北沙参价格低廉，口味甘甜，常用于食疗，易于患者长期坚持服用。花旗参为五加科植物，味甘、微苦，性凉，归肺、心、肾经，长于女子补气养阴。明党参为伞形科植物，味甘、微苦，性微寒，归肝、脾经，长于补气养阴兼清热。明党参以润肺化痰、养阴和胃解毒为功效，补益之力较花旗参弱。

⑤多用生脉散、五子衍宗丸为基础方加减治疗不孕症。刘敏如教授治疗不孕症多用麦冬、五味子、北沙参、山茱萸、菟丝子、枸杞子，分别为生脉散和五子衍宗丸的组方雏形。生脉散可益气生津、敛阴止汗，药味虽简，但补气养阴功效显著。因人参入口味苦，价格高昂，故她临床常以北沙参、花旗参等代替人参使用。现代临床研究也证实生脉散加味治疗排卵障碍以及无自觉症状不孕症颇有成效。五子衍宗丸原名“五子守仙方”，首见于道教《悬解录》，被称为“古今种子第一方”，补肾为主，气阴兼顾，补而不滞。植物种子为植物的精华，具有圆润灵动之性，取义以子补子。研究发现五子衍宗丸较左归丸、右归丸改善卵巢功能疗效更佳。二者的运用体现了刘敏如

教授治疗不孕症“肾气为根，保阴为本”的学术思想。

4. 加减

不孕不育症病因复杂，治疗又需辨证与辨病相参，病证结合，临床审清原因后对因立法。例如功能性无排卵以肾精不足为主；多囊卵巢性不孕以肾虚为本，兼有痰湿阻滞；子宫肌瘤或子宫内膜异位性不孕多气滞血瘀；输卵管不通性不孕以湿浊阻滞为主等。因此在治疗上，以补肾填精为主，兼理气活血，随证化裁，养血活血，或疏肝解郁，或清热利湿，或健脾益气等。正如《景岳全书·妇人规》所说：“种子之方本无定规，因人而药，各有所宜。”

对于兼夹脾虚或痰湿阻滞者，刘敏如喜用参苓白术散、温胆汤、三仁汤及豆蔻、淡竹叶、车前子、白茅根等；兼夹肝郁者，喜用四逆散、逍遥散及合欢皮等；兼夹湿热者，喜用知柏地黄汤、四妙丸、三仁汤等；兼夹血虚者，喜用四物汤及枸杞子、桑椹、大枣等。补肾方面，刘敏如除喜用左归丸，亦推崇用五子衍宗丸，取其补中有行之性，无补而留邪之嫌。按肾阴肾阳偏衰之别及月经周期所处之阶段，亦灵活选用二至丸、六味地黄丸、归肾丸、右归丸、寿胎丸等，选加淫羊藿、肉苁蓉、巴戟天、鹿角霜等。

（二）经水早断诸证（卵巢早衰）

经水早断即西医妇科学所称的卵巢早衰，在中医亦是妇科疑难病，以未及绝经期而出现卵巢功能低下导致月经不调、闭经、不孕等，甚至出现绝经期表现为特征。本病虽未被列为中医独立病种，但患者常求治于中医。中医临床则根据出现的症状和西医生殖内分泌诊断进行辨证论治而获得一定疗效。由于中西医理论体系不同，仅采用西医诊断、中医治疗似有说理不清之弊。因此，刘敏如教授认为，有必要将经水早断作为中医妇科疾病学的独立病种进行研究，与时俱进地补遗中医妇科病种，为中医临床、科研、教育提供参考。

1. 中医病名论证

《素问·上古天真论》首次记载了月经初潮及绝经的年龄；《素问·阴阳应象大论》提出早衰之龄以 40 岁为界；唐代王焘《外台秘要·卷三十四》说明了因产后出血而血脉虚竭、血脉不通，致天癸早耗，经水早断，闭经难复；《傅青主女科》首次提出“经水早断”之名，可视为与今所指卵巢早衰临床吻合。

根据中医生殖理论，刘敏如教授论证经水早断的年龄界限确定在 40 岁以前，与当今西医卵巢早衰的年龄界定一致。她明确提出经水早断是女子在 40 岁以前出现月经稀发不定甚至断绝，受孕困难或不孕，兼有经断前后诸证的临床表现。

2. 病因病机

经水早断诸证主要是先天因素导致肾气不足，肾水不济，精气不盛，冲任失充，天癸衰少失调；或后天多种致病因素，损耗肾气，多态变化以致天癸早耗，不能施化月经，导致“妇人年未至七七之期而经水早断”。肾气益弱，精血流通受碍，则肾气不开；肾水不足，不上济于心，则水火不能相济；肾虚不能温煦于脾，则脾失运化，湿阻清阳；肾精耗损，肝失滋养，肝气郁结；肾气失开则肺气失调。由此可见发生经水早断的病机复杂，肾施化受碍，故《辨证录》言经水早断，实关肾水不足、三经齐郁所致。

（1）病因

先天禀赋不足，肾精本亏；劳神过度，耗伤阴精；久病及肾，阴精难复；房劳产伤，肾精虚衰。或因六淫时毒内侵，如腮腺炎病史、结核病史、免疫性疾病病史；化疗、放疗，使用化学药物，长期服用抗风湿药物雷公藤等；过用促排卵药、服用避孕药、吸烟吸毒；环境污染；或妇科手术史、腹腔手术史等，伤肾而及天癸、冲任及胞宫，出现天癸早竭诸证。

（2）病机

主要是先天不足或后天损伤，导致天癸早竭。肾精亏虚日久，则精不化气，精亏气衰，精气两虚；肾气不足，可导致脾失健运，化生乏源，天癸匮乏；精不生血，则经血乏源；肝阴失养，则肝阴虚少，肝失疏泄，气滞血瘀，冲任不通；肾水不上济心火，心火不下温肾水，心肾不交；精亏阴虚，可虚火内生，又或虚火蒸液为痰，痰凝血瘀。

3. 辨病论治

参考西医卵巢早衰的研究和临床积累，卵巢功能衰竭的临床表现多样、病因复杂且呈进行性发展（包括隐匿期、生化异常期、临床异常期、卵巢衰竭4个阶段）。卵巢早衰的概念有一定局限性，难以体现疾病的进行性发展和多样性，仅代表卵巢功能衰竭的终末阶段。这一认识为研究经水早断诸证提供了借鉴。结合中医对经水早断病机的认识，在辨证上分为“肾气不足，天癸不裕”“肾气亏虚，天癸早耗”两种情况，最终均至天癸早竭，经水不复。

（1）肾气不足，天癸不裕（早发性卵巢功能不全）

临床表现：40岁前出现月经稀发，间而停闭不复，或伴见绝经前后诸证，或有第二性征发育不全，脉沉弱，苔薄白。实验室检查符合早发性卵巢功能不全（POI）诊断。POI是指女性在40岁以前，卵巢出现内分泌或生殖功能失全。在1～2个月内重复检测血清促卵泡素（FSH）、促黄体素（LH）及雌二醇（E_2），水平在绝经后范围内。

治法：补肾气，调气血。

处方：

①左归饮、右归饮（《景岳全书》）。

左归饮：熟地黄9～15克，山药6克，枸杞子6克，炙甘草3克，茯苓6克，山茱萸3～6克（胃酸者少用之）。

右归饮：熟地黄6～9克，炒山药6克，山茱萸3克，枸杞子6克，炙甘草3～6克，杜仲（姜制）6克，肉桂3～6克，制附子3～9克。

②芪韭杞太极膏（刘敏如自拟方）。

（2）肾气亏虚，天癸早耗（卵巢早衰）

临床表现：月经停闭不复至，或有产创失血史、绝经前后诸证，情志不舒，或无明显症状，纵欲。脉弱，或舌淡多津、苔薄白，或舌红少津、苔薄黄或苔厚腻。实验室检查符合卵巢早衰（POF）诊断。卵巢早衰是一直被临床广泛使用的专业术语，指女性40岁之前出现闭经，伴有FSH水平升高（FSH > 40U/L）、雌激素水平降低等内分泌异常及绝经症状。

治法：补肾资癸，填精益髓。

处方：

①溢经汤（《辨证录》）：熟地黄10克，白术10克，山药10克，当归

10克，白芍10克，生酸枣仁6克，牡丹皮6克，沙参10克，柴胡6克，杜仲6克，人参6克。水煎，连服8剂补以通之，散以开之。

②资癸女贞丸合资癸元阳丹（刘敏如自拟方）。

4. 辨证论治

（1）肾阴虚、肝气郁证

临床表现：月经推迟、稀发、量少，甚或停闭数月；平时带下少，阴道干涩，性交疼痛，受孕困难，腰膝酸软，头晕耳鸣，失眠多梦，皮肤瘙痒或如虫爬，或烘热汗出，五心烦热，盗汗。舌红少苔，脉细数。

治法：滋肾清肝解郁。

处方：

①滋水清肝饮（高鼓峰方）：熟地黄10克，当归身10克，白芍10克，酸枣仁10克，山茱萸10克，茯苓10克，山药12克，柴胡6克，栀子10克，牡丹皮10克，泽泻6克。

②生脉五子复经汤（刘敏如自拟方）：枸杞子、菟丝子、覆盆子、五味子、车前子、川芎、当归、丹参、西洋参、麦冬、山茱萸、黄精。

（2）肾阳虚、脾不运证

临床表现：月经稀发，三五月一至或停闭，经量少质清稀，色暗。腰膝酸软，四肢不温，或畏寒浮肿，痰多舌白，倦怠气短，饮食欠佳，或大便稀，夜尿多，舌暗、苔薄白或白腻，脉沉。

治法：补肾温脾。

处方：

①右归饮合补中益气汤：黄芪15克，白术10克，陈皮6克，升麻6克，柴胡6克，人参6克，甘草3克，当归6克，熟地黄10克，山药（炒）10克，山茱萸10克，枸杞子10克，甘草（炙）3克，杜仲（姜制）10克，肉桂3克，制附子3克。

②滋肾育胎丸（罗元恺方）：菟丝子、砂仁、熟地黄、人参、桑寄生、阿胶（炒）、何首乌、艾叶、巴戟天、白术、党参、鹿角霜、枸杞子、续断、杜仲。

（3）肾水亏、心血不足证

临床表现：月经停闭数月乃至1年以上，阴中干涩，心悸、心累，腰痛，骨痛，眠差，胸闷，舌质淡、苔薄白，脉沉弱或迟或起伏不定。

治法：滋水益气养血。

处方：

①生脉散合补心丹：党参、麦冬、远志、生地黄、玄参、天冬、丹参、茯神、酸枣仁、五味子、柏子仁、桔梗、当归，以蜜为丸。

②续补汤：人参10克，当归10克，白芍10克，柴胡6克，麦冬12克，北五味6克，白术10克，巴戟天10克，炒酸枣仁10克，红花5克，牛膝6克，沙参10克。

③左归饮合五子衍宗丸（刘敏如习用方）：熟地黄10克，山药10克，炙甘草6克，茯苓10克，山茱萸10克，枸杞子10克，菟丝子（炒）10克，覆盆子10克，五味子（蒸）6克，车前子（盐炒）10克。

（4）肾精虚、髓海空虚证

临床表现：月经停闭数月乃至1年以上，经水量少黏稠，阴中干涩，头晕耳鸣，眼干，健忘或口渴，伸展不利，大便或干结，小便或黄，阴中或灼热，舌红、苔薄黄，脉细数。

治法：养精气补脑髓。

处方：

①花旗参10克，麦冬10克，枸杞子10克，五味子6克，黄精10克，山茱萸10克，肉苁蓉10克，当归6克，生地黄10克，槐花15克，核桃仁10克，黑芝麻6克，甘草3克。

②知柏地黄丸合五子衍宗丸（刘敏如习用方）：知母6克，熟地黄10克，黄柏10克，山茱萸（制）10克，山药10克，牡丹皮6克，茯苓10克，泽泻10克，枸杞子10克，菟丝子（炒）10克，覆盆子10克，五味子（蒸）10克，车前子（盐炒）10克。

5. 治疗心得

（1）问病史

末次月经，盆腔手术、放疗或化疗的病史，POI家族史，家族脆性X染色体综合征，自身免疫性疾病，肾上腺皮质功能不全，甲状腺功能减退等。

（2）检查

单纯的原发性 POI 患者没有体征。显著异常或严重 POI 患者可见雌激素缺乏引起的萎缩性阴道炎、卵巢萎缩，甚至无法触及卵巢；POI 患者经常间歇性地产生雌激素，因而可能没有表现出雌激素缺乏的体征，故宫颈黏液及盆腔检查的结果未必能排除 POI 的诊断；卵巢肿大提示可能患有淋巴细胞性卵巢炎或类固醇生成酶缺陷。

（3）检测项目

妊娠测试，如 β－人绒毛膜促性激素（β-HCG）；诊断 POI，1～2 个月内重复检测 FSH、LH、E_2 水平；澄清病因，例如染色体核型、卵巢抗体等；筛查 POI 患者中高发的其他疾病，如促甲状腺激素（TSH）、抗甲状腺过氧化物酶抗体、血清肾上腺抗体及扫描骨密度（DEXA 测定法）。

（4）诊断本病隐匿状态的患者

本病有时与某些疾病同时出现，如家族遗传病（46，XY 性腺发育不全）、原始卵泡禀赋不足、小儿先天性卵巢发育不全（X 染色体短臂基因缺失）、卵泡加速闭锁、甲状腺疾病、肾上腺皮质功能不全（见直立性低血压、色素沉着斑、腋毛和阴毛稀少）、免疫性卵巢炎（有胀大的卵巢）、雌激素水平低下（可见萎缩性阴道炎、卵巢很小甚至无法触及）。

（5）鉴别诊断

停经患者当与妊娠及其他妇科类似症状疾病鉴别，不可轻易下经水早断（卵巢早衰）的诊断，可借助实验室检查。经水早断不属世医所谓的血枯经闭，乃是肾气本虚，与心、肝、脾之郁有关。一旦有郁，则肾之气郁而不宣，不能盈满、化经水外泄。治法必须散心、肝、脾之郁而大补其肾水，同时仍大补其心、肝、脾之气，则精溢而经水自通矣。

6. 病案举例

患者，女，38 岁。2016 年 3 月 1 日初诊。

主诉：未避孕 5 年余，月经周期时前时后停经 2 年余。

现病史：纳可，睡眠欠佳，梦多，无潮热，盗汗，大小便正常，口干口苦，舌红、苔白，脉沉数。

个人史：G1P0，3 年前行人流 1 次。初潮 13 岁，经期 5 ～ 6 天，周期 20 ～ 25 天，末次月经（LMP）2016 年 2 月 3 日，上上次月经（PMP）2016 年 1 月 13 日，服雌二醇片后月经来潮。

检查：甲状腺功能正常。性激素六项：2015 年 3 月 26 日查 E_2 165mg/mL，FSH 39.4U/L，LH 22IU/L；2015 年 7 月 2 日查 E_2 605mg/mL，FSH 6.6U/L，LH 5.1IU/L；2015 年 7 月 4 日查 E_2 691mg/mL，LH 5.3IU/L 。输卵管未查。

诊断：续发不孕症，卵巢早衰（POF）。

处方：淫羊藿 12 克，枸杞子 12 克，当归 6 克，黄芩 12 克，肉苁蓉 10 克，杜仲 15 克 ，熟地黄 10 克，菟丝子 15 克，覆盆子 12 克，西洋参 6 克，麦冬 10 克，北五味子 6 克 。7 剂，2 日 1 剂，分 2 次服。

医嘱：①建议输卵管检查。②丈夫精液常规复查（禁欲 5 日）。③月经第 3 天复查 FSH 、LH 、E_2 、P。

二诊（2016 年 4 月 25 日）：4 月 18 日来月经。舌红、苔白，脉滑。

2016 年 4 月 20 日性激素六项：LH 24.11IU/L，FSH 15.8U/L，E_2 145mg/mL，P 0.63ng/mL。

处方：①经后期方：淫羊藿 12 克，山茱萸 12 克，黄芪 20 克，枸杞子 15 克，菟丝子 15 克，桑椹 15 克，白芍 15 克，当归 6 克，川芎 6 克，肉苁蓉 15 克，柴胡 6 克，炙甘草 6 克。7 剂，每日 1 剂，分 3 次服。②非经期方：定坤丹 3 克，每日 2 次。

三诊（2016 年 5 月 24 日）：月经周期恢复，自然来月经第 2 天伴痛经，色正常、量偏少，余无特殊，舌红、苔薄白，脉滑数。LMP 5 月 23 日，PMP 4 月 18 日。

处方：黄芪 20 克，枸杞子 15 克，淫羊藿 12 克，山茱萸 12 克，玉竹 12 克，菟丝子 15 克，枳壳 10 克，川牛膝 10 克，柏子仁 15 克，砂仁 6 克，艾叶 6 克，白芍 12 克。10 剂，每日 1 剂，分 3 次服，先服 2 剂，余药经净后服。

四诊（2016 年 6 月 29 日）：LMP 5 月 23 日，经期 8 天，量少，腹痛，因牙痛未服定坤丹，苔中部腻，脉沉。

处方：北沙参 20 克，麦冬 10 克，北五味子 6 克，玉竹 12 克，黄芪 15

克，枸杞子 15 克，山茱萸 15 克，肉苁蓉 15 克，王不留行 15 克，丹参 15 克，白芍 15 克，罗汉果 1/4 个。7 剂，2 日 1 剂，早晚各 1 次，分 4 次服。

五诊（2016 年 7 月 25 日）：服药后 6 天月经来潮，本次月经 7 月 22 日，量中等，脉平。PMP 7 月 7 日，经期 7 天。

处方：北沙参 15 克，麦冬 10 克，黄芪 20 克，菟丝子 15 克，枸杞子 15 克，山茱萸 15 克，肉苁蓉 15 克，百合 15 克，淫羊藿 15 克，北五味子 6 克，丝瓜络 15 克，藿香 10 克 。7 剂，每日 1 剂，分 3 次服，经净后始服。

六诊（2016 年 9 月 6 日）：LMP 7 月 22 日，PMP 7 月 7 日，经期 7 天，伴绞痛。

处方：当归 10 克，黄芪 20 克，淫羊藿 15 克，山茱萸 15 克，肉苁蓉 18 克，鹿角霜 15 克，紫河车 6 克，石斛 15 克，川芎 10 克，生地黄 10 克，白芍 15 克，柴胡 6 克。10 剂，每日 1 剂，分 3 次服。

七诊（2016 年 10 月 17 日）：情绪一般，纳可，睡眠欠佳，梦多，二便调，月经未潮 96 天，LMP 7 月 22 日，舌红少苔，脉滑数。

诊断：月经后期，月经量少，证属冲任不足。

处方：北沙参 20 克，黄芪 20 克，枸杞子 15 克，砂仁 6 克，百合 12 克，菟丝子 15 克，竹茹 12 克，枣皮 15 克，车前子 15 克，陈皮 6 克，淫羊藿 15 克，五味子 10 克，白芍 12 克，紫苏叶 10 克，覆盆子 12 克 。7剂，2 日 1剂，分 2次服。

嘱患者明日复查激素六项 +HCG。

八诊（2016 年 11 月 3 日）：月经未潮，停经 113 日，排除怀孕，情绪焦躁，手足心稍热，汗出，阴道分泌物少，口微干不苦，舌红少苔，脉滑数。

11 月 3 日性激素六项：LH 43.92IU/L，FSH 54.22U/L，E_2 155mg/mL，P 0.62ng/mL。

处方：黄芪 15 克，枸杞子 15 克，王不留行 15 克，菟丝子 15 克，车前子 15 克，川芎 6 克，当归 6 克，山茱萸 12 克，巴戟天 12 克，淫羊藿 12 克，三七粉 3 克，鹿角霜 10 克，黄精 10 克，石斛 15 克 。7 剂，2 日 1 剂，每日 2 次，药渣煎水泡足。

九诊（2016 年 12 月 5 日）：黄体酮胶囊 10 毫克，每日 2 次。5 日后阴道出血，现为出血第 4 天，量中、色深红，无痛经，纳可，眠安，二便调，潮热较前好转，舌红少苔，脉滑尺沉。

处方：北沙参 15 克，麦冬 10 克，北五味子 6 克，枸杞子 15 克，石斛 12 克，知母 6 克，鹿角霜 15 克，槐花 12 克，菟丝子 15 克，覆盆子 15 克，淫羊藿 15 克，怀山药 15 克 。10 剂，每日 1 剂，分 3 次服，药渣煎水泡足。

十诊（2017 年 2 月 7 日）：B 超示右侧卵巢 19mm × 9mm，左侧 19mm × 9mm，内见 1 ～ 2 个细小卵泡，未见较大卵泡。LMP 2017 年 1 月 10 日（7 日）。月经第 3 日雌激素检查：FSH 34.1IU/L ，抗缪勒管激素（AMH）0.04ng/mL ，LH 9.5IU/L ，孕酮（PROG）0.3nmol/L，泌乳素 3.9μg/L，雄激素 34ng/dL，游离甲状腺素（FT_4）1.2pmol/L，甲状腺激素 0.35 μ IU/mL。月经第 8 天复查 FSH 72.4U/L ，E_2 25pmol/L。

处方：山茱萸 10 克，巴戟天 10 克，淫羊藿 15 克，枸杞子 15 克，鸡血藤 20 克，黄芪 20 克，当归 6 克，川芎 6 克，王不留行 15 克，熟地黄 12 克，枳壳 12 克，牡丹皮 10 克，西洋参 10 克，紫河车 6 克（另包，后下）。每日 1 剂，分 3 次服，经期停服，每剂药渣再煎水，晚上睡前浴足。

建议平时服用维生素 E，以助孕酮的分泌。

十一诊（2017 年 3 月 24 日）：LMP 3 月 2 日，5 日净，量极少，PMP 1 月 10 日，7 日净，量多。

检查：3 月 4 日查 LH 8.67IU/L，FSH 10.2U/L ，E_2 131mg/mL，PROG 5.64nmol/L。3 月 11 日查 E_2 146pmol/L ，LH 37.2IU/L ，FSH 7.4U/L 。3 月 12 日取卵 1 颗，并已成功受精保存待用，纳眠可，近 3 个月经前面生痤疮，二便调，舌淡红、苔薄白，左脉沉细、右略滑。要求在行试管婴儿技术前调理身体。

处方：淫羊藿 10 克，巴戟天 10 克，山茱萸 15 克，枸杞子 15 克，鸡血藤 15 克，黄芪 20 克，麦冬 15 克，石斛 15 克，熟地黄 12 克，当归 6 克，川芎 6 克，白芍 12 克，西洋参 6 克，北五味子 6 克，紫河车 6 克（另包，后下）。煎法、服法、用法同上。

随访告知怀孕。

按：本案表现为不孕，西医确诊为卵巢早衰，中医诊为不孕（经水早断），经西医内分泌治疗，月经偶来潮或闭经（监测排卵，未发现成熟卵），要求中医治疗。以“肾气为根，保阴为本”思想指导该患者治疗，经坚持中药复方论治1年余，共十一诊，监测发现优质卵子而行体外受精－胚胎移植（试管婴儿）成功。追踪随访小孩已5周岁，身体健康。

五、 方药之长

（一）常用方剂

刘敏如教授常用方介绍如下：

补肾滋天癸：左归丸，右归丸，五子衍宗丸，归肾丸，寿胎丸。

补血：四物汤，当归补血汤。

补阴：二至丸，六味地黄丸。

健脾益气：四君子汤，参苓白术散。

气阴双补：生脉散。

活血化瘀：桃红四物汤，桂枝茯苓丸，生化汤。

疏肝理气：四逆散，逍遥散。

化痰除湿：二陈汤，三仁汤，温胆汤，藿香正气散，苍附导痰丸。

清热利湿：四妙散，甘露消毒丹，甘露饮。

清热解毒：五味消毒饮。

消食化脂：保和丸，防风通圣散。

临床上辨证施治，根据病因、病位、病机的不同，对方药灵活加减化裁，可以有很多组合。如五子衍宗丸合六味地黄丸、生脉二至六味丸、逍遥五子左归丸、四逆归肾丸、逍遥四妙散、生脉五子四物汤等。

刘敏如教授临床上最常用逍遥五子左归丸加减治疗妇科疾病，多能取得理想的疗效。

逍遥五子左归丸的功效为疏肝健脾补肾，对于月经先后无定期、月经量少、经行不畅、卵巢功能下降、绝经前后诸证、不明原因不孕、复发性流产、工作或求子压力大而焦虑紧张、“试管婴儿”周期前 3 个月调治，具备肝郁脾虚肾虚证者，均可加减使用。

【典型病案】

刘某，28 岁，2019 年 8 月 17 日初诊。

主诉：初潮后月经量少 12 年，发现幼稚子宫 8 年。2011 年因月经量少，在深圳市某医院行 B 超检查，提示幼稚子宫（双侧卵巢大小正常，子宫 4cm × 3cm × 2cm）。行人工周期治疗 1 个月，因为服药出现恶心、呕吐等胃肠道反应，无法耐受而停药。近年来间断服中药治疗。2019 年 6 月 3 日复查 B 超结论同前，妇科内分泌检查（D_3）无异常。月经 5 日 / 35 ～ 40 日，量少，色暗红，无血块。经前 3 日乳房胀痛，情绪波动，或烦躁，或低落哭泣。LMP 2019 年 8 月 11 日。平素焦虑，担心无法怀孕。胃纳一般，多食易腹胀、恶心，进食凉性食物易腹泻。入睡可，多梦，夜醒 1 ～ 2 次，半小时内可再入睡。晨起腰酸，口略干，无口苦。白带量偏少，无阴痒。舌淡红、苔薄白，脉弦细、尺脉沉。

辨证：脾肾不足，肝郁血虚。

治疗：予以疏导情绪，嘱患者放松情绪，有规律同房。逍遥五子衍宗丸加减。

3 次复诊后，情绪波动明显好转，胃纳可，无明显腹泻。

四至九诊予以逍遥五子左归丸加减，经期停服。

十诊（2019 年 10 月 11 日）：患者昨日查尿 HCG（+）。疲倦，腰酸，大便偏烂。舌淡红、苔薄白，脉略数、尺脉不沉。予四君子汤合寿胎丸加减。

2019 年 10 月 25 日 B 超见胎心。孕中后期因间发宫缩，间断服药，于 2020 年 5 月 21 日顺产单胎女，母女平安。

按：本案诊断为幼稚子宫，临床治疗难度大。患者因担心无法生育而焦虑紧张，影响临床疗效，每次诊疗都予以情绪安抚。患者体型瘦小，脾胃较虚弱，一至三诊予逍遥五子疏肝健脾，略加补肾，待脾胃功能恢复；四至九诊加强补肾的力量，予逍遥五子左归丸，渐达肝气疏、脾肾强、精血旺而胎成。

妇科病（尤其是不孕症、复发性流产）不可忽视精神因素导致的身心俱累。临床治疗中，医生应仔细询问病史，分析化验报告，给患者合理解释，舒缓精神压力，灵活辨证施治。正如《伤寒论》中所言："虽未能尽愈诸病，庶可以见病知源，若能寻余所集，思过半矣。"又言："观其脉证，知犯何逆，随证治之。"肝主疏泄，脾胃为气血生化之源，肾主生殖，肝、脾、肾功能协调，胎孕乃成。逍遥五子左归丸能疏肝健脾补肾，统治三脏，在临床中灵活运用，可以获得理想疗效。

（二）活用药物

刘敏如教授治疗重视补肾，同时注重气血双补、气血同调、气血贵在流通的思想。常用药对拆解介绍如下：

山茱萸 + 淫羊藿：山茱萸滋肾阴，淫羊藿补肾阳，共同使用具有调整肾阴肾阳之功，有助排卵期之阴阳转化。刘敏如教授常言这组药对有促排卵的功效。

菟丝子 + 枸杞子 + 五味子：菟丝子、枸杞子补肾阳、益精血，五味子补肾固涩，皆为种子，取"以子补子"之义，治疗不孕症。

川牛膝 + 桔梗：这是刘敏如教授治疗妇科、内科及其他科疾病喜用的经验药对。《本经逢原》记载："丹溪言牛膝能引诸药下行。"《本草求真》云："桔梗……可为诸药舟楫，载之上浮。"两药共同配用，一上一下，使气血通调达利。

枳壳 + 益母草：枳壳行气，益母草活血，气血并调，有助气血的运行，常用于气滞血瘀证或癥瘕一类的疾病。

山茱萸 + 麦冬 + 熟地黄：滋肾阴。

牡丹皮 + 黄柏：除肾热，治相火。

茯苓 + 白术：健脾祛湿。

蒲公英 + 马齿苋 + 薏苡仁 + 仙鹤草：马齿苋善解痈肿热毒；蒲公英清热

解毒，消肿散结；仙鹤草消痈散结，解毒补虚，消中寓补；薏苡仁利水渗湿，解毒散结。如此配伍，可使活血散结之功增强，同时兼顾脾胃，使祛邪而不伤正。

橘核＋荔枝核＋山楂＋枳壳：行气散结，常用治于癥瘕一类疾病。

六、读书之法

刘敏如教授认为读书可分为初读、深读、深研几个层次。

在诸多的中医启蒙书中，教科书是集大成的代表，可作为入门书籍之一。中医药领域拥有数以万计的医著传承至今，《黄帝内经》《伤寒杂病论》《神农本草经》《本草纲目》等经典著作为世界所瞩目，是学医必读之书。尤其是《黄帝内经》，虽托名黄帝所作，实际上是我国古代劳动人民长期与疾病作斗争的经验总结和智慧结晶。它不仅仅是医书，更是以医书为依托，以生命为中心，从宏观角度论述了天、地、人之间的相互关系，从医学、哲学、政治、天文等多方面描述宇宙奥秘、生命起源的百科全书。

在中医妇科方面，刘敏如教授作为承上启下的传承人，推荐初读《医宗金鉴·妇科心法要诀》与《傅青主女科》，深读《景岳全书·妇人规》，下功夫深研《金匮要略》妇人病三篇，即《妇人妊娠病脉证并治》《妇人产后病脉证并治》及《妇人杂病脉证并治》。《医宗金鉴》为清代皇家御制的医学教材，为医学界创立了规范的教科书，也是一部现代学习中医的重要读物。其中的《妇科心法要诀》，简明扼要，提纲挈领，朗朗上口，便于记诵，主要讨论了中医妇科四大证（胎、产、经、带），内容涉及疾病的病因、症状、诊断、治疗等方面。《傅青主女科》由清代傅山所撰，体现了中医妇科学的底蕴，论述了妇人经、带、胎、产诸疾，共计八十症，病立一案，案列一方。

诊断辨证以肺、脾、肾三脏立论，治则以培补气血、调理脾胃为主，为妇科病的辨证论治提供了新方向。其条分缕析，言简意赅，有独到的经验。《景岳全书·妇人规》为明代张景岳所著的妇产科专章，内含很多与中医妇科密切相关的中医理论。其提出“妇人之病，本与男子同，而妇人之情，则与男子异”“月经之本，所重在冲脉，所重在胃气，所重在心脾生化之源耳”，认为天癸是人体后天滋养而产生的阴液，为无形之水，妇科病证当首重调经等。《金匮要略》（亦称《金匮要略方论》）被誉为方书之祖、医方之经，为治疗杂病的典范。各代医家对《金匮要略》的整理阐释是对原文的再创造与发展，形成了疾病学雏形，其中妇人病三篇所述的理论和方药，可以说是中医妇科疾病学的鼻祖，其分经、辨证（具有鉴别诊断意义）及方药均具有临床真实性、实用性，是后世治疗和研究妇科临床疾病的准绳。

刘敏如教授总结出学习经典的心得：学习经典必须通读原文，注意与其他经典（如《黄帝内经》《伤寒论》等）的联系，学会对经典条文进行归纳分析，时常重温才能感受到经典的“经典性”。

刘敏如教授经常说：“思维传承是高层次的传承。”思维传承是她的特色。 比如刘敏如教授在研读《金匮要略》妇人病三篇时，追溯该书与《伤寒论》的渊源，认为二书内容彼此独立，又有密切联系。《金匮要略》以脏腑经络学说为基础，《伤寒论》以六经病学说为理论框架。再如刘敏如教授发展了中医的生殖轴学说，提出“肾气为根，保阴为本”的学术观、“形与神俱而为，以应天地的生命活态表达”的健康观等。这些成就都来源于《黄帝内经》，反映出刘敏如教授对经典融会贯通的修为。学习中医经典著作应吸收经典思想并运用于临床，而不应死记硬背。

对于读书，她建议最好以需求为导向进行学习。除专门研究某本、某类书籍外，最好重视经典，博览百家，擅于取舍，这样才能“由博返约，自出心裁手眼，吸取精华而用之”。对于前人的学术观点，需要具体情况具体分析，不可拘泥于古，要学其所长，避其所短。除了接受书籍经验外，还要在实际用药中进行创造，真正服务于临床。她的治学态度是“要有通功，才有专功”。

她认为作为中医人，应具备的知识结构是先做“通才”，才有“专才”，即重视基础，先有宽厚的理论基础和通科临床实践，才能谈得上专科攻尖，也就是金字塔“底”与“尖”的关系。

七、 大医之情

（一）以情历世

刘敏如教授经常对家人和弟子们说：医生是个特殊职业，是良心职业；做事先做人。人生两个字，“情”与“悟”，没有情就融不入社会，没有悟就开不了智。爱国情、事业情、亲友情、尊师情、师生情、忘年情、同窗情，还有医患情，贯穿她的一生。刘敏如教授以情动人、以情感人、以情诲人、以情施术、以情齐家、以情历世，正是这些数不尽、道不完的情，让我们见证并感受到她真善美的心灵。

1.爱国情

刘敏如教授爱国情深，感染着周围人和后代。无论身在何处，她永远抱有一颗爱国心，从不崇洋媚外。每当在中医药国际会议上发言时，她总是积极争取中医的话语权。她说：“爱国是做人的前提，爱我中华心，兴我国医。”

2.事业情

这是刘敏如教授 70 余年来对医教事业灌注的情怀。她一生以创新中医学为己任，奋斗不息，体现了她一生承、传、扬学术思想的溯源立新。特别突出的是她年轻时期即在中医妇科临床上耕耘不辍，在教学、科研的同时带学生，入田间、到工厂，为工农阶级群众服务。如今，92 岁的她依旧带着弟子们深入基层，进行临床服务，会诊妇科疑难杂症。

3.亲友情

这是刘敏如教授事业与生活最大的支柱。冯光宇先生（刘敏如教授的丈夫）1958 年写给刘敏如教授一段深情的诗："我知道，我留在你的心上，一如你在我的心中，过去和现在，我们，我和你一样，一直是个不能分离的生命，无论顺境或者挫折，都不会改变，从生命的开始，直到它逐渐凋零，任死亡或早或晚，这最早的情谊将把我们系到最后一天！"这是刘敏如教授家庭的感情支柱。刘敏如教授说："我和他吵吵嚷嚷 60 年，苦苦乐乐一辈子。"他们有一双儿女，她对儿女、孙辈爱之濡，培之严，在她预设与丈夫合穴的墓碑上刻有："寄语家人：人生之重，悟、格、为。悟开智，格有则，为在行。开悟，遵格，善为，行之指南也，做人之要也。"这反映了她对后人的要求。她的儿孙已成长为优秀之才。不仅如此，刘敏如教授对亲朋好友无私帮助，对晚辈们也是关爱有加。

4.尊师情

刘敏如教授的尊师之情，值得我们众多学生学习。她对中医妇科专家卓雨农、唐伯渊、王渭川、曾敬光等先师全心聆听教诲，守候临终；对李斯炽、吴棹仙、凌一揆、邓绍先、陈达夫、胡伯安、冉品珍等老师传授的中医精华学习运用至今；或是校外前辈廖蓂阶、黄绍芝、韩百灵、哈荔田、罗元恺、蔡小荪、邓铁涛、颜德馨、路志正、朱南孙等名中医，以及乐以成、张光圩等西医妇产科教授，均十分爱戴敬重，并向他们虚心学习。诸位先师在世时，她恪尽弟子、后学之礼，凡有师长驾鹤西游，她都尽可能亲临灵堂或追悼会致哀，重情感人。她曾说："我在 91 岁的今天，记下直接教过我的这些专业老师的名字，是为了永远怀念恩师之情。"

5.师生情

刘敏如教授的学生称誉她是"教学上的严师，生活中的慈母"，她在学校以严与宽著名。有一次她为外国学生授课，有人将两脚翘在课桌上，她马上严肃地说："我们中国尊师重道，把你的脚放下去！"发现教室不整洁时，她会说："十分钟内做好清洁，我再回来上课。"她常常不定期地召集学子们到家中去谈天说地，有针对性地就学术或研究等内容提出问题，让学生们回答。有时问题层次深，学生们来不及充分思考，回答欠佳，她就会严肃地当面指导，显得现场有些难堪，但学生们事后回味，往往发现就是这些看起来不经意的谈话，解答了学科发展方向的某些前瞻性问题，发现了学术理论中的某些缺如，开拓了临床诊疗中的新思路。

对于研究生，刘敏如教授不仅经常关心他们的生活起居、清洁卫生，甚至他们的恋爱、结婚、生育，以及子女的户口入籍、上幼儿园、进小学等问题均深切关心和尽力帮助。她会帮助有困难的研究生买假期回家的火车票。她的子女说："妈妈更关心她的学生。"刘敏如总是幽默地回答："谁叫你不学医，不是我的同行！"研究生们都记得，每逢教学或科研实验耽误了吃饭时间，她都会叫上学生去她家，无论早晚，不管是面条、饺子、抄手（馄饨）、米饭，有什么吃什么。大家围成一桌，或坐或站，有说有笑。看到学生们无拘无束，吃得开心，笑得欢畅，她也惬意地微笑。就这样，他们在教学和生活交流中建立了深厚的师生之情。有几位如今已逾八旬的学生，还经常回忆起当年年轻的刘敏如老师的宽严态度和师生融洽之情。他们说："刘老是我们的恩师，亦师、亦母、亦友，情深难忘。"刘敏如教授说："中医发展希望寄托在他们身上，我和他们教学相长，传承互进。他们是我的忘年交朋友。"

6.同窗情

刘敏如教授特别重视她从小到大的同窗。"一朝同窗缘，一世同学谊"，对于同窗好友，她做到了有难就帮。特别是上了年纪后，她与周围众多从小学到大学的同窗好友经常互助关心，但凡得知友人弥留，她必去探望，如遇病故都要亲自写挽联或悼词。如邓明仲（大学同窗）病逝，刘敏如十分悲痛，写下"堂堂男儿病无情，一生清骨留后人"的挽词，遥寄哀悼之情。唐德言（大学同窗）中年患病，在住院期间刘敏如经常到医院看望他。每逢同学聚会，无论她身处何地，总是推开一切活动，参加聚会。她的中学同学写给她 80 岁生日祝词："80 年，人生路，你一路开跑不停步。60 年，医学路，你洒下了多少汗水，饱尝了多少酸、甜、苦、辣和眼泪。光荣而艰辛的历程锤炼了你、造就了你，让你能始终发散正能量，实现了你人生的价值。我们是同龄人，我们还记你儿时的情景：调皮逗人，活泼甜美，豪爽大方，热情善良，上进自尊。长大了，你成为一位拥有仁爱、仁术、仁德、仁心的好医生；你的品德魅力是我们友谊长青的基石。老了，你有颗不老的心，还在继续跑步，向医学高难度攀登。让我们共渡耄龄，同祝自己：永葆童心，大爱永恒。”如今这些好友多已辞世，但真切之情仍鼓舞着 92 岁的刘敏如为健康传业。

7.医患情

这是刘敏如教授治疗疾患中最重视的感情。她行医 70 余年，在理论与实践结合的引导下，积累了丰富的临床经验。她把自己的医学智慧、学识和大半生精力奉献给了事业和患者。临证诊病，四诊合参而首重问诊。她总是耐心倾听患者叙述病情，不轻易打断，但也不时予以有针对性的提问。对疑难病证，她常常从患者口述内容中仔细寻觅有价值的资料，作为辨证求因的依据。有的病例，她又将中医学传统四诊与现代检查诊断相结合，将中医学的病因病机与西医学的生理病理观相结合，进行分析、求因论治。临床立法严谨，立方继承古方、重视验方，用药既强调中医传统理法方药的一致性，也不时参照中药药理研究加减，临床疗效良好。

对待患者，刘敏如教授总是着眼于疑难病患者和经济困难患者的救治与帮助，她总是尽心救治和设法解决困难。不少事实不胜枚举，所以她的医患关系很好。

（二）文化修养

刘敏如教授在专业学习之余的兴趣多样。她修读文史、弹琴唱歌、下棋绘画，更是写得一手漂亮的书法。但是她说：“都是表皮，算不了修养。”她总是散发出青春的朝气。一位熟悉她的国医大师、院士在视频中祝贺她 90 岁诞辰时说道：“我们的刘老师要精气神有精气神，要风采有风采，要活力有活力，要魅力有魅力。可以说她这几十年来唱的是一支青春之歌……刘老师在我们行业内有很多的浓墨重彩。她不仅是国医大师，更是巾帼英模……她在中医妇科方面的贡献尤其多，主编过多部《中医妇科学》，影响深远，科研硕果累累，不仅在国内有诸多影响，为香港培养中医人才，还到过许多国家讲学。这些都表现了她无论是在学识成就，还是在中医药方面都有诸多贡献……她获得了中医药的全国基础人才奖。我和刘老师经常一起开会，感受到她思维活跃，站位很高。每每说到中医药如何发展，她就慷慨激昂，给我们很多的感动。我们借这个机会，祝刘老师永远年轻，给我们中医药继续做出贡献。”90 岁的刘敏如教授笑着说：“过奖了！差远矣！但能得到诸方鞭策，追求美丽人生亦是幸事！”

刘敏如教授体会到，中医药具有浓郁的传统文化特色，是中华儿女在同疾病作斗争的过程中积累的经验总结，在世界医学发展的道路上起了不可估量的作用。两千多年来，中医药在不断的发展和提高中，形成了独特的理论体系和诊治方法。她深刻感受到中医文化是中国传统文化的精髓，是中国传统医学的根基，也是中医药走向世界的本钱。因此她时时告诫弟子们，务必了解什么是“文化”，为什么称“中医文化”，“中医文化”的内涵是什么，以及这些为什么是中医药学术讨论与研究的前提。中医工作者要把“传承精华，守正创新”作为发展中医的守则。

对于“文化”二字，历来有各种精辟的理解。《辞海》指出：“人类社会的生存方式以及建立在此基础上的价值体系，是人类在历史发展过程中所创造的物质财富和精神财富的总和。”的确，世界文化内容深广，不是简单的文字可以概括出来的。刘敏如教授在《辞海》注解的基础上理解：“文化”是人类生存进化所必需，是在社会历史长河中不断造就的一种行为表达形式。至今，我国优秀的传统文化是我国文化的主体，它是中华民族对生命、宇宙现象、社会进步、天文地理、政治经济等无所不包含的历史发展的表达。人类创造文化，文化记录传承认知，促进思维，观察事物，提高创造性解决问题的能力。所以文化是人类生存发展的必然产物，文化作用的本质是传承创新，文化的发展促进了各种事物的发展，提高了人类生存的质量，促进了人类社会的发展。各种事物都要依赖于文化传递、交流、发展，所以文化是人类生存依赖的根本，是一个国家发展的灵魂。

人类生存的本质是生命，生命体现在健康上。疾病损及健康、威胁生命，因而出现救治知识。随着社会文化的进步，逐渐形成了医疗行为，随文化发展而产生医学。中医即是我国原始的医疗行为中依托中华文化发展起来的、一门独具中华文化特色的医学，所以中医文化就是研究中医药学术的根，也是最本质的探讨。

近几年，社会上经常提及中医文化。什么是中医文化？

关于“中医”的称谓，要从1840年鸦片战争说起。西方文化进入中国，也带来了西方医学。为了区别于我国固有的医学，从此称西方医学为“西医”，称我国固有的医学为“中医”。

那么，什么是“中医文化”？简单地说，就是促进中医学、中药学传承创新的文化。中医师、中药师的行为文化，是在中华文化孕育下建构的一种原创的、独特的、具有系统理论和临床特色而发展的一门医学。中医文化本身不是文学文化，也不是哲学文化，但文化构建又是以文学和哲学为基础。要用这种辩证关系认识中医文化。文化起源于人类的思维，为什么人类才能产生文化？因为人的思维是高级的活态思维。即便智能机器人可以拥有大量的数据，拥有比人脑容纳更大量信息的智库，但它不具活态，所以它也比不上人类的智慧。所以，中医文化是建立在中华文化基础上的一种医学文化。为此，刘敏如教授深有体会：“中医文化是人类思维的优质产物，我承传中医思维并为之守正创新。”鉴于此，她与弟子们的交流不局限于一方一药，而是中医理念的传承。

中医文化形成的中医学具有它独特的理论体系及医疗实践作用，其主要思维方式包括整体宏观、天人合一，主要特点包括审证求因、辨证论治。中医学的基础理论是阴阳学说、五行学说、精气学说、运气学说，以及藏象、经络、气血津液、病因病机、辨治学说等内容。它的认识论“有诸内必形诸外”；诊断方法有望闻问切四诊、八纲辨证；治疗方法有内治、外治等，包括中药、方剂、针灸、推拿、按摩、气功，以及民间的单方、验方和各种简易疗法。

在中医药文化背景下，中西医应共同发展，不要耗在无谓的争端上，在发展变化中以开放的心态不断去接纳新事物与新知识，让传统中医与现代科学成为共同体。中医药经历了千年辉煌，百年沧桑，70余年的崛起发展之路，近年来也在“西方科技霸权”的影响下，经历了各种干扰，在中医政策的保护下而得到发展，并纳入了国策，成为我国主流医学之一。中西医并重，共同发展，肩负着我国 14 亿人口的健康事业。没有哪一个国家具有这样两种主流医学的服务特色，也可以说这是世界上独树一帜的医疗卫生服务模式。这是我们走向国际的资本，应予大力彰显。

同时，随着现代科学技术的发展，生物、化学、分析等领域的新技术、新手段层出不穷，这也为中医药的发展插上了新的翅膀。刘敏如教授经常说："我要尽力把我的教训、经验传授给弟子，为中医药发展服务，为健康中国服务。在临床上每开出一个重病方，就拿到大数据库中筛选一次，看看我的理法方药和大数据的符合率有多少，用筛选出来的方子在基因靶点上打靶，看在基因学方面可以打中哪些内容，再评价效果。我发现这个方法比较适合中医研究。我们要把中医药服务女性大健康的体系完善起来，促进健康中国早日实现。"

八、 养生之智

刘敏如教授几十年孜孜不倦的耕耘、求索，形成了"形与神俱而为，以应天地的生命活态表达"的健康观。这高度浓缩了她对健康的理解、对治病的追求和对患者的责任感，继而影响和奠定了她的人生观、世界观和职业观等。

刘敏如教授的健康观中，"形"是指人体外在的形态。《素问·宝命全形论》云："人生有形，不离阴阳。"《素问·生气通天论》云："阴平阳秘，精神乃治。""神"是指人体内在生理活动形于外的精、气、神的活态表达。"为"是指人的作为、行为、行动，以及适应自然环境、社会交往的能力。生命的全息加生命的活态便是生命的健康。

为什么要"以应天地"？《灵枢·岁露》云："人与天地相参也，与日月相应也。”“以应天地”，强调我们生活在一定的环境中，要根据自然环境的变化而改变，针对不同体质、不同气候和不同地域，运用不同的方法主动适应自然界的环境和变化，顺应自然、适应自然，这是天人合一观的重要部分之一，是健康的重要原则。现在常说的大健康指个人生理、心理、社会、环境相和谐的状态，被称为“四要素健康”。而中医对健康状态的解读包括：①形体健康。《素问·宝命全形论》记载：“人生有形，不离阴阳。”阴阳平衡和谐，形则健康。②心理健康。这是一种比形体健康更高层次的健康要求，属中医“神”的范畴。③社会适应性健康。这是人体健康的高级状态，是中医整体观念的体现。④道德健康。这属于健康的高层次范畴，《备急千金要方·养性序》中提到，道德可使百病不生，道德健康胜过服用药饵。品德高尚的人能遵守社会道德准则，正直仁义。如此，则可健康。

刘敏如教授虽已鲐背之年，却依然体态挺拔、精神矍铄。刘敏如教授把自己对生活的态度，总结为 3 个“自”，即自在、自律和自为。自在，即在生活中做到心态宽松，减少心理负担，兴趣多样，随性自在。自律，即生活上求自在，行为上却要自律。不是任性行为，要有底线，把握好自在和自律之间的尺度。自为，即自己要有所作为，和谐人际，有助他人。三者协调则是养生秘诀。

作为地道的成都人，刘敏如教授有着典型“川妹子”的豪爽之气。在生活起居方面，该睡，她就不拘泥于睡觉的时间、地点，到了九旬高龄依然是说睡觉就睡觉，说熬夜就熬夜。如果困了，就会马上放下自己的工作去睡觉；如果有工作必须加班，她甚至可以彻夜工作。她乘坐任何交通工具都能做到随时入睡，以养精蓄锐；当医生值夜班时，被喊醒立刻起床，事过倒头便入眠。在饮食方面，她可谓“百无禁忌”，并不像大家想的老年人就必须少盐少肉，她是想吃什么就吃什么，但不过量；保证基本营养摄入，每天吃鸡蛋、喝牛奶，保证身体蛋白质的摄入，而晚餐会多吃蔬菜水果，帮助消化；她平时也注意补充膳食纤维和维生素；不喜欢的食物，只要身体需要就不挑食，但也不会过食。

刘敏如教授认为，养生是综合的、动态的、自在的、宽松的、发展的，是在自觉或不自觉中形成的，没有什么固定的、硬套的养生方法。每个人的情况不一样，要因人而异、因地制宜，找到适合自己的养生方法。

九、 传道之术

（一）人才培养方法

刘敏如教授在中医妇科教学方面颇具匠心，她参与历次中医高等院校教材建设，先后授业于成都中医药大学（原成都中医学院）本科班、大专班、成人教育班，以及全国中医妇科高师班、进修班、海外学习班，培养硕士研究生、博士研究生等不同层次的教学对象。她能因地制宜，因材施教，致力于提高学生独立思考、分析、解决实际问题的能力。她严谨灵活的教学方法深受学生欢迎，曾荣获教育部颁发的“巾帼建功奖”。她在全国中医妇科师资班的教学中，提出“师资班双线教学法”，在中医教学界颇有影响。在她的带领下，成都中医药大学中医妇科学科被评为国家级重点学科，是教育部授予的首批中医妇科博士点之一，刘敏如教授也被评为中医妇科首批博士生导师。她培育硕、博研究生重质不求量。成都中医药大学与香港东华三院于2020年联合开办特色中医妇科人才培养班——“刘敏如班”，强化中医经典教育，鼓励学员参加中医经典等级三、四、六级考试，国家级中医经典类比赛等，并为通过的同学提供奖励，以激发学生主动学习中医经典的积极性，养成诵习中医经典的习惯。同时，“刘敏如班”注重学生学术意识、创新思维和创新能力的培养，营造浓厚的科研及实践氛围，配备妇科优秀师资，鼓励及指导学生发表人类生殖疾病方面的专业性学术论文、申请人类生殖疾病方面的研究课题等，并对学生的科研学术成果进行奖励。被评为国医大师后，刘敏如教授担负传承使命，改革传授模式，积极支持刘敏如女科医系研究院

（深圳）、北京刘敏如中医女科研究所等的创建工作。她说："这是整合传承的新形式。"旨在进行女科医系教育文化、临床实践、新药开发等研究。以"直线式"（中医妇科临床思维与实践课程传承）与"方圆式"（周边辅助学科支撑）、近距离和远程辅导相结合的方式，在学术、临床、实践、做人等方面传思维、传理念，要求传活、传实、传精，为大家开悟、传道。她经常谦虚地说这是教学相长。对于培养传承弟子，她考核严格，传承内容宽深精实。她对招收传承弟子很严格：①单位推荐，经主管部门培养计划输送者；原培养已毕业的硕、博研究生愿再为弟子者。②经师父考核。③有淘汰制和延迟毕业制。④毕业时限 4 ～ 8 年。教学方式以在原职岗位学习为主，包括线上、线下授课，结合教材自学，定期参与临床，由成都中医药大学国医大师传承工作室与公证处发放入学通知和毕业证。拜师弟子不收取任何费用。拜师仪式上，弟子们需朗读大医精诚医训，而她自费赠送传承戒指，并告诫大家要"戒谀，戒伪，戒妄"，不忘初心。

（二）人才培养成果

她培养的硕、博研究生和 75 名传承弟子多已是岗位上的骨干力量，多服务在临床第一线，成绩斐然！其中，包括国家中医药管理局重点学科学术带头人 5 名，中华中医药学会妇科分会主任委员 1 名，副主任委员及常委数名，岐黄学者 3 名，获全国名中医称号者 5 名。

刘敏如教授 2002 年受聘前往香港东华三院、香港大学临床教研中心，任顾问中医师 13 年，在香港起到了传播中医的作用。香港中医界至今与之来往密切。为此，刘敏如教授成立了"刘敏如国医大师工作室"，与成都中医药大学共同举办"刘敏如班"，至今已 4 期，在成都中医药大学九年制学生中进行选拔，每期 20 人，教学工作情况良好。对于"刘敏如班"，刘敏如教授从班级的策划到学生的遴选，再到学生的教学计划制定及传道授业，无一不亲力亲为。截至目前，"刘敏如班"共计招生 4 届，成员 80 名。该班将院校教育与师承教育结合，是做好活态传承的一个重要举措，能够加强内地与香港中医药人才的交流。

刘敏如教授一辈子教书育人，桃李天下，现传承人和已拜师弟子 123 人，学生、弟子遍布美国、加拿大、意大利、澳大利亚等国家，以及我国香港、澳门、北京、山东、河北、广东、陕西、江苏、浙江、福建、贵州、四川等地，在中医妇科科研、教学、临床、中医药开发与研究、中医文献整理与挖掘、中医药与基因结合研究、中医药服务女性大健康等领域各有建树。做到了真正的传承精华，守正创新，造福社会。

（内容摘自《国医大师传承录》第二辑 353—381 页）

刘敏如学术传承谱

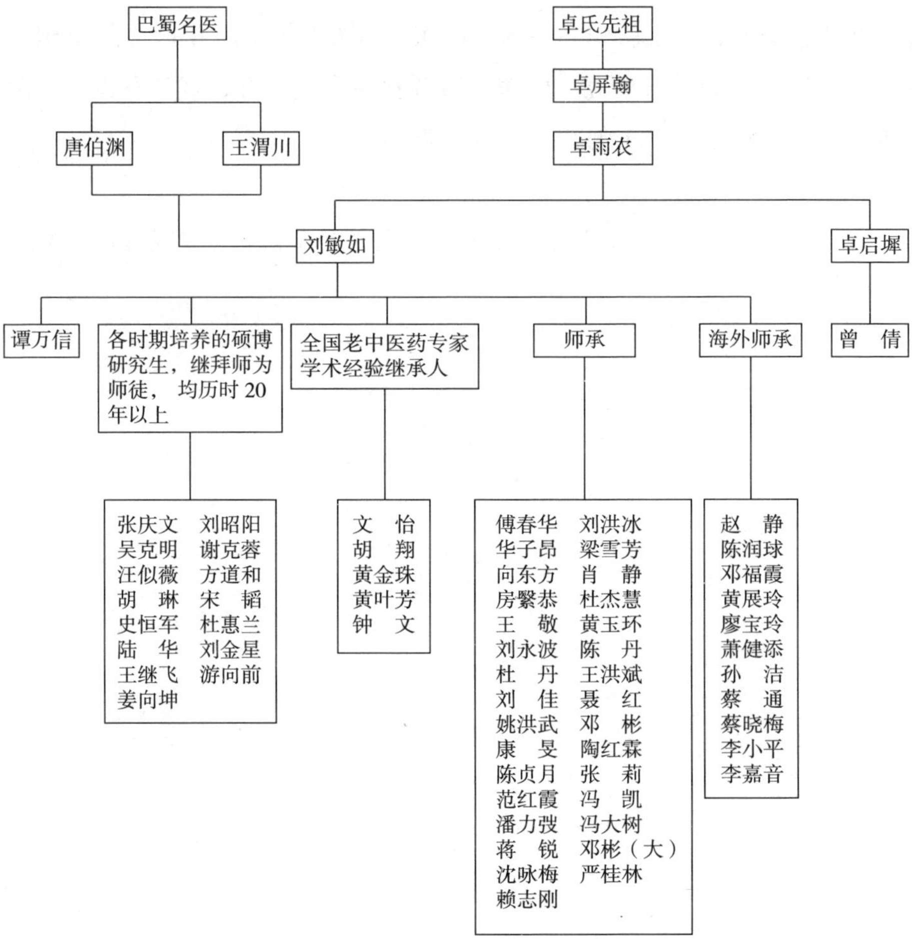

注：

一、刘敏如传承弟子来源有三方面：

1. 从 1984 年起硕博点培养又从师者；
2. 刘敏如获国医大师后公立单位推荐招收的、具有博导资历的传承人；
3. 国家中医药管理部门分配的继承人。

二、每位弟子经 4 ~ 8 年间断临床跟师和学术培养及大师考核，由成都中医药大学刘敏如国医大师工作室考核发出师证，并经国家公证处公证为传承人，其传承人均有任务。

三、现已出师传承人 75 名，尚有 48 名学生继续跟师。

（张庆文、胡翔整理，王爽编辑）

序

李克光

倏忽间，吾与刘敏如同志相识六十余载，对其耿介直爽之性、钻研开拓之功颇为赞赏。早年，吾奉调任教成都中医学院时，她刚毕业留校不久，尚在历练之中。因其勤勉好学善于思考，性格率直敢于发问，在卓雨农、王渭川、唐伯渊等女科名家的潜移默化及悉心指导下，教研水平提升甚速，堪称日新月异，渐形成自己的医教研特色，为其日后的成就奠定坚实基础。尤可贵者，她在管理方面也展现出颇强能力，给我留下了深刻印象。故而在二十世纪八十年代，四川省中医药管理局筹建之际，吾力荐她任副局长，她欣然应允。在其任上，为四川省中医药发展做出很大贡献，值得肯定。

“万事云烟忽过，百年蒲柳先衰”。遥记十年前，吾曾与她在围棋协会一晤，相谈甚欢。耄耋相聚，畅论养生延命之术，兴之所至，我将老年养生愚得“静宁观世态，淡泊养身心”书赠与她，“ 以介眉寿”。《礼记》言：“七十不与宾客之事。”如今吾已过百岁，日常深居简出，闭门谢客。但吾尚关注着她的信息，据悉她一直在全国各地为中医女科的传承和发展而奔走，做了很多实事，吾为之欣慰。

前些时，门徒马烈光专程诣吾寒舍，带来刘敏如同志的托付和资料，言其将再创新作《刘敏如女科承传医文集选》。吾闻之不胜感慨。

“莫为之前，虽美而不彰”。中医发展莫不赖传承，传承乃中医受术之基。吾之术，即源自家传及董师等前辈；刘敏如之术，源自建校时各位女科前辈大家。薪火相传，遂得永续不绝。中医之传承，在文，在悟。一部《黄帝内经》，研读者不同，所得亦不同，遂能分出伤寒、温病及其他学派。故中医传承亦重“文以载道”，集文以示前人论述之原貌，可供后人各自体悟，各有发挥，多路突破，齐头并进。因此，刘敏如新作，以集选形式成书，契合中医传承特色，嘉惠后学，其功匪浅，洵乃中医女科传承之宝也。

大作付梓之际，不揣鄙陋，爰志数语以贺之，并寄传承之望！

李克光

甲辰季秋

诸国本

医学女科的重要性，首先应该从人类学的角度去考察和认识。

38 亿年前，地球上出现了单细胞生命体。经过漫长的演变过程，生物从氤氲中消长，人类从进化中成形，终于走在生命世界的顶端，以男女形态和交媾方式繁衍成长。中医学的天人合一观念，重视人与自然的相应联系，在医学女科中体现得尤为明显，对医学女科的发展具有根本性的指导意义。

从人类学的角度认识人体，中医女科是生命科学的源泉。一切对女性的探索、保护和合理调摄，促进了人类的繁荣与进步。然而长期以来，某些传统观念对女性社会地位及身心健康的束缚，对女性在恋爱、婚姻、生育、养老及家庭生活等方面的种种干扰，都造成严重不良后果，至今留有余痕。女性问题是一个国家和民族发展的根本问题，研究、关注和维护女性的生存健康是对人类文明进步的不可或缺的贡献。

早在殷商的甲骨文中，就有“育疾”（即妇女生育疾病）的记载。《史记·扁鹊仓公列传》讲述了战国时期名医扁鹊和仓公的故事：“扁鹊名闻天下，过邯郸，闻贵妇人，即为带下医；过雒阳，闻周人爱老人，即为耳目痹医；来入咸阳，闻秦人爱小儿，即为小儿医；随俗为变。”这不仅说明扁鹊的医术高明而且全面，也反映了当时的医学已有基本的分科。扁鹊对妇科、老年科、五官科、小儿科的疾病都能随时出诊，应对自如，以至誉满天下，载于史册。

之后，从长沙马王堆汉墓出土的《胎产书》，到唐代孙思邈《备急千金要方》的“妇人方”，宋代陈自明的《妇人大全良方》，明代王肯堂的《女科证治准绳》，明末清初的《傅青主女科》等，仅仅是女科一类，其古籍浩如烟海。这些古籍为中医女科奠定了基础。

近几十年来，随着社会发展和医学实践的积累，中医女科迎来了新的发展机遇，也取得了历史性的发展成就。其中，《刘敏如女科承传医文集选》系列的出版，站在人类进化的历史高度，以社会进步的宽阔视野审视女性大健康问题，为继承发展中医学提供了具有时代特点的学术思想和实践经验，是中医学基础理论守正创新、中医女科临床汇通求变的具有代表性的标志之一。

刘敏如今年已届 91 岁高龄。年轻时受教于成都中医药大学，受卓雨农、唐博渊、王渭川、黄绍芝等老一辈中医专家的亲自教诲和临床指导。在以后 70 余年的中医医业生涯中，深刻感受到中医文化是人类智慧的优质产物。中医学是我国的原创医学，为人类健康做出了不可磨灭的贡献。秉承扎实的中医基本功，在中医全科基础上，她专攻中医妇科学。她紧跟中西医学的前沿知识，以衷中参西思想为核心，在学术思维、学术内涵、学研方法上取得不少具有特色的创新成果。

中医的医学文献，存量巨大，汗牛充栋。但精华极多，糟粕也不少。既有不少遗漏，也有良莠不分，或错引错解。今天全面继承古训，首先要做一番系统整理工作。于是她在文献学研究的基础上，从整理女科文献开始，与助手黄玉环历经 8 年时间，编著完成《女科医典传承新编》一书。在编著时，刘敏如接受历史教训，实事求是，谨慎从事，克服“医籍鉴别难度大，创新评估标准少”等困难，不雷同于既往的医籍文献整理，体现了以“承”为先，承传统、溯源流、启发展的精神，达到回溯源头、去伪存真、去粗存精、正本澄源、发展创新的目的。

近两百年来，西学东渐。中医学与西医学互相碰撞，团结合作，各展所长。中医发皇古义，融汇新知，不少临床思维和学术观念需要深入讨论，取得共识，升华为理论，进入医学教育。刘敏如系统地梳理了她的学术观和健康观，认为“形与神俱以应天地是生命活态的基本表达”。在前人研究的基础上，提出“脑－肾－天癸－冲任－胞宫”女性生殖轴调控理论；“以肾为根，保阴为本”“以血为证”。她鉴于中医妇科疾病学发展滞后，提出盆腔疼痛证、盆腔瘀血证、女阴白色病变证等中医妇科新病种；对西医发现而中医尚未论及的新病种，主张做相应探讨，如西医妇科的“卵巢早衰”，她首先论证属中医妇科的“经水早断”；西医妇科的“多囊卵巢综合征”，她论证取名为“胞中脂膜壅塞诸证”，等等。她特著《中医妇科病种补遗研究》，从中医基本理论层面发展中医妇科疾病学。她的老师卓雨农主编的《中医妇科治疗学》，是刘敏如一生的专业指南。她专门撰写《卓雨农中医妇科治疗学方剂解读研新》一文，做了别开生面的创新解读。她的弟子整理她平生数万例医案，编著了《刘敏如医案实录》。按刘敏如的要求，其中既有有效验案，也有失败案例和不全记录案例，她一一做了求实分析。其他如《衷中参西大妇科学》《刘敏如柳丝杂记》等十几部著作，她都亲策亲力，和弟子团队教学相长，传承相长，努力完成她的传承使命。

刘敏如从事教学、科研、医疗工作 70 余年，是医、教、研、管复合型人才，是中医界承上启下的代表人物。她自幼受到全程普及教育、10 年的医学教育及不同岗位的工作锻炼，为她的文化素养和专业修养奠定了基础。

在传承教学上，刘敏如提倡全面继承，立体带教。以导师为中心，老、中、青围成圆圈，医、教、研相互沟通，知识呈放射状散发，主题成圆心般凝聚。她认为，做学问志趣要高，基础要牢。练好通功，才有专功；建好塔基，才有塔尖。她认为一个人的教养决定其对事业的追求。人首先要有思想，有主见，有风骨，能独立思考，不随波逐流。中医的现代化，继承而不泥古，发展而不离宗。可以衷中参西，但中医不能西化。正所谓守正创新，守正就是要守住底线，防止异化，使创新有根有据。

凭借几十年的医学耕耘成果，特别是在中医女科领域取得的成就，刘敏如获得国家以及地方授予的多项殊荣，包括国医大师、中国中医科学院学部委员等。但她谦虚地说，人生重在贡献，不必看重浮名。她认为迄今为止编写的系列著作尚为粗浅之作。她注重实际，反对浮华。成为国医大师以后，她提出不让岁月走过场，不把“大师”当资本，不把“大师”当花瓶，把主要精力放在学术传承方面。她认为学术继承主要是传递思维、理念和基础理论，传经验要传活、传实、传精、传深。她主张因材施教，有教无类，打破门户之见和流派之别，接收不同专业基础的学生，以便于中医学的多学科研究，取得教学相长的效果。她十分重视学生的人品、文品、医品，提出戒谀、戒伪、戒妄的“三戒”原则，要求自己和弟子在人品、学品、医品上互督互勉。她思想解放，思维敏捷，兴趣广泛，善于合群。她老而康泰，忙而有序，动静有度，养生有道。她庄谐自若，医患如亲，桃李芬芳，下自成蹊。学生们誉她是“教学上的严师，生活上的慈母”。

在艰苦曲折的特殊年代，每个人脚下的路都是不平坦的，但刘敏如的一生，基本上是幸运的。她生于成都，攻于女科，立于讲坛，成于改革，临风而不着雨，盛名而不居功。晚年的她，非常欣赏著名英国记者、国际旅游诗人莫里斯的人生态度。有人问莫里斯，人老了是什么感觉？莫里斯回答说：“伴随着年老而来的宝贵的自由，如果我愿意，我可以看书、玩电脑一直到凌晨四点，然后再一觉睡到过午；如果我愿意，我可以独自一人听着五六十年代优美的旋律而翩然起舞；如果我愿意，我可以为我逝去的爱情一洒伤心之泪……”刘敏如的率真、洒脱、任性、执着，都很像莫里斯。她把她的学问、思想、作风甚至脾气全都传给了她的弟子。她的团队有功力和活力，更有风格和风采，像一股早春的清流，活泼而富有生机。

当代中医药的发展，面临很好的机遇，也存在诸多困难和问题。中医学术的守正创新，说来容易，实现甚难。既要防止丢失退化，也要防止效颦异化。面向世界，面向未来，刘敏如“爱我中华，兴我国医”“健康中国，从我做起”，将毕生心血凝聚在《刘敏如女科承传医文集选》系列著作中。这套著作以女性大健康为背景，以中医女科为核心，贯通古今，环视中西；总结自我，纵横团队；前承师友，后启来人；其内容浩繁宏博，结构奇中有正，策划匠心独运，最后达到立德、立功、立言的目的。刘敏如在多个场合呼吁，中医学发展要在传承传统经典理论的基础上，创造中医学的新观点、新学说、新理论。她在中医女科领域率先垂范，垒字成书，认真做到了这一点。当新书付梓之际，吾乐而为之序。

诸国本
2024 年 11 月 19 日

序

余曙光

我在四川省中医药文化发展促进会刘敏如中医传承研究专委会成立暨第四届成都中医药大学“刘敏如班”开班仪式上，见到我校终身教授、91 岁的刘敏如国医大师。她一如既往健康美丽，思维敏捷。她在讲话中说：“我还有劲做好传承工作……”我深受感动，深表敬意！作为现任校长的我对她甚是了解。

《刘敏如女科承传医文集选》系列丛书即将陆续出版，邀我为序。为前辈书作序乃是重任，思之再三，认识到于公之责，于私之敬，应对老教授予以支持。经过学习了解，我深感这是一部刘敏如教授历经 20 余年策划、亲任总主编的中医妇科书，一套符合“传承精华，守正创新”精神的系列著述，“体现中医学术高度的真实性、传承性、实践性，具有与时俱进的活态‘象’”。我深受教益！

刘敏如教授从医传道授业 70 余载，桃李满天下。作为中医领域的杰出代表，她不仅医术精湛，更是医德高尚。作为我国首位女国医大师，刘敏如教授在中医妇科领域的卓越贡献和深厚造诣，不仅为无数患者解除了病痛，更为中医的传承与发展树立了典范。近年来，刘敏如教授身负传承使命，改革传授模式，以中医妇科临床思维与实践传承为主线，以多学科交叉融合为支撑，深研与普及相结合，教学相长，提高了传承效果，引领中医传承模式的创新发展。这是她步入老年却文思喷涌、著述丰厚的基础。

承岐黄薪火，传国医精粹。这是我们中医药事业经久不衰、创新发展的要诀所在。刘敏如教授和她的弟子的系列著述，独具学术特色，为中医学术思想和临床经验传承提供了多维空间和崭新舞台，搭建好刘敏如教授学术思想传承的平台，进一步巩固和提升中医妇科医、教、研、管综合能力，不断推进与创新中医传承人才培养模式，不断促进复合人才及学科建设的发展壮大，是我们共同的责任，是四川省推进国家中医药综合改革示范区和中医药强省建设的学术支撑，也是著书立说的目的所在。

中医药的传承与发展任重而道远，更是新时代赋予我们的责无旁贷的历史使命。刘敏如教授是中医妇科领域的领军者，其学术思想与精髓是中医药宝库中的珍贵财富。

成都中医药大学将一如既往地支持中医药的传承创新工作，刘敏如中医传承系列丛书与传承研究专业委员会相得益彰，携手并进，共同努力，为中医药事业的繁荣发展贡献力量。

岐黄之志，薪火相传，国医精髓；千秋伟业，悬壶济世，福泽人间。

特此敬以为序！

余曙光

2024 年 11 月 20 日

INTRODUCTION 前言

《刘敏如女科承传医文集选》（以下简称《承传集选》）是当代中医大师刘敏如教授担任总策划的一套系列丛书。它不是单一的专著，但它比丛书集中，比选集宽泛，比专著系统。刘老特别强调：冠以“刘敏如女科”，不是“门派”属性，而是在守正中医学基本理论和临床实践的基础上，突出中医女科带有时代特征和独立见解的学术内涵。

刘敏如教授说：“我年轻时候，老师卓雨农告诉我，学习中医要正本溯源，取其精华，去其糟粕。尽管我在中医教、研、医工作中体会到中医文献的传承意义，但直到我步入老年，方才悟到卓老师教导的分量，可惜我至今未能做好！在内容认知、承传方法上，存在不少空白。还有大量的难题和困惑，迫切需要研究和整理，从中医文献、理论探索和临证实践中寻找答案。”

因此，刘老从70岁至今92岁的20余年间，著述10余种，以广阔的视野和深刻的经验，力求体现中医学术的真实性、实践性和传承性，喷涌内在的中医思维，描绘独特的活态“象”，展现与时俱进的风采。她不无感慨地说：“20余年来，我在写作时需要大量的查新、记录、收集、整理等工作，全靠众多弟子和‘义工’志士组成的学术团队的努力配合，否则不可能有如此的学术累积。同时还依靠有关领导、海内外友好人士及忘年之交的多方支持。”总之，这套丛书是在刘老70余年辛勤耕耘的基础上，依靠学术团队绵绵不断的集体奋斗所结出的丰硕成果。除了体系完整、传承创新、结构独特、信息量大之外，具有聚焦集成、编辑新颖等学术特点。

《刘敏如女科承传医文集选》的第一部《女科医典传承新编》，

其先行的六部（《本草论》《基础论》《痛经论》《外治论》《不孕论》《闭经论》）重在溯源中发掘精华；《卓雨农妇科治疗学方剂解读》（上下册）承读师著，发挥研新；《刘敏如女科医案》实录经验，融会新知；《中医妇科病种补遗研究》是一部突破固步的首创著作，具有中医病种发展的意义；《衷中参西大妇科学》是女性大健康的学术支撑；还有《刘敏如中医之路七十年》是当代中医发展的历史见证；《刘敏如女科习用方》乃女科必备之书。这些著作均体现了承传集在中医女科学术上的承、传、扬一以贯之的逻辑思维。同时，书中不避讳传承创新存在的主客观问题，如医籍鉴别难度大、创新评估标准少等。这些问题都待今后深入研究。尽管如此，编者们不辞劳苦，广取资源，放眼未来，根于实践，不拘一格，不纠缠于各书体例不统一，编写格式不雷同等形式问题。目前已编著四部出版，六部紧跟完成，其余的将陆续完稿。我们深信，这套系列丛书是著者、编者和助力者对真实世界的贡献，具有承上启下的现实意义，有利于女性健康和新一代幸福生活，是一项千秋万代的事业。

由于全书内容庞浩，古籍近著兼收，编著过程较长，其疏漏、错误及不足之处，望读者指正。

特别鸣谢有关人士给予本套系列丛书的鼓励。

有关领导：李蒙、王国强、殷大奎、诸国本、李大宁、屠志涛、朱丹枫、田兴军、刘毅、余曙光、郑川、万德光、国锦琳、杨明、高存亮、陶海霖、王国辰、罗建、刘峻杰、李俊德、刘志龙等。

资深学者：马有度、李兴培、刘元洪、何光鉴、杨实诚、徐经世、肖承悰、哈孝廉、张吉金、国培、哈孝贤、刘德齐、冯大庆、夏中和、张如宾、周训论，以及何嘉琳、钱丹凝、陈佳月、李春清、吕松涛、宋刚、李刚、杨慧芳、李元庆等友人。

港澳友好人士：王定一、陈跃莊、冯柏乔、吴维新、杨淑贞、杨超成、何超蕸、梁景芳、苏佑安、邓明慧、曾庆业、李爱清、王立恒等。

附：新书预告

《刘敏如女科承传医文集选》系列著述：

一、《女科医典传承新编》

包括《本草论》《基础论》《痛经论》《外治论》《不孕论》《闭经论》

二、《卓雨农妇科治疗学方剂解读研新》

三、《刘敏如医案实录》

四、《中医妇科病种补遗研究》

五、《衷中参西大妇科学》

六、《刘敏如学术发言视屏录》

七《刘敏如柳丝杂记》

八、《刘敏如医生的故事》

九、《刘敏如临床习用方手笔》

十、《刘敏如传承人心悟录》

十一、《刘敏如医教研管行踪记》

十二、《中医之路七十年见证》

《刘敏如女科承传医文集选》编委会

2023 年 11 月 28 日

PREFACE 序

《女科医典传承新编》相关的文献搜集、整理与数据分析工作始于2016年。其目的是理清女科医系的发展脉络，追溯女科特有理论的源与流，去伪存真，精准传承，促进女科医系的发展创新。

我们的研究工作是以某个问题或某个疾病为核心，纵向地、大范围地收集相关历史医籍文献，并进行系统性的梳理和研究。

研究的范围从使用药物汇总及特征分析、方剂的汇集与综合对比分析，到梳理理论的溯源及应用情况等。

研究方法与研究工具，一是“以点带面”的文献研究方法为主导，二是充分利用现代的数据分析方法与软件工具，将以往用人力无法完成的大量的数据对比与分析工作交由电脑完成，我们只需对结果做出分析。

在这一过程中，我们下的是苦功夫、慢功夫，一点点分析琢磨。针对某个病种或问题点，如痛经、肾功能等，依线索将所能寻找到的有价值的历史医籍文献一一罗列，再录入数据库，从用药、方剂组成、证型、治法、理论源流等方面进行分析和整理。如为了理清女科用药规律及女科用药在女科治疗理论发展过程中的演变，我们建立了一个含800多味中药的数据库，其中包括某一味中药所在不同历史时期的主要本草文献中的记录。如果我们要研究汉唐的方，我们就调取汉唐时代的本草文献记录；我们要研究宋元的方剂，就调取那一时代的文献记录。以这种方式来一点点地开展研究，力图展现并回溯那个特殊的历史时期的用药规律、理论渊源及医家写下并记录这些文字时的灵感闪现。这是一项有趣的工作，可以历久而不烦心，会在眼前渐渐呈现出一张清晰的历史脉络图。上面标识着中国医药历史发展进程与女科发展历史中，中医人耗心竭力而汇聚成的点点繁星，光耀后世。

我们用力最深、耗时最多的有两处：一是女科常用中药的整理；二是对女科主要涉及的、中医基础理论中的部分核心问题从源到流的整理与分析。

首先，对女科中药整理的基础是要先摸清楚女科疾病的用药规律。比如每个时代哪些中药是常用的？后代又有什么变化？它需要进行大量的基础数据录入、计算等工作。然后是对中国历代的本草文献进行梳理，理清其源与流，这样才能选取最有代表性的、某一时代的医家最可能参考的著作，防止做无用功，或是研究结果出现大的偏颇。偏或不全的问题是难免会存在的，我们只想尽力纠正这种偏，尽可能地全，而使其不断趋向于“正”。女科中药的研究整理，是对女科各病种所使用方剂进行分析的基础性工作。

对女科所主要涉及的、中医基础理论中的部分核心问题从源到流的整理与分析，是一项会不断产生惊喜与疑惑的工作。如肾、三焦的功能，冲任督带的作用。如“冲脉从动气生”“督脉过心”“任督相交”“三焦之气发腠理”等。单独看某一部文献中的记述，可能会发现问题，但将很多文献汇总起来再看时，它就会自动形成一条条解决问题的通路，令人欣喜。

在发现问题，并一步步解决问题的过程中，我们所发现的具有代表性的问题主要有以下几个：

一、中医发展历史进程中的“断层”现象

我们亦将之称为中医发展过程中的“非连贯接续”现象。当我们从历史发展的角度，审视中医发展进程，发现不管是中药，还是方剂，还是中医的

理论，都存在一个“非连贯接续”的现象，即“断层”。时间大概在“五代十国”，从唐末到北宋150余年的战乱时期，这一段时间新出现的东西少，且在这之前的理论和用药与在这之后的理论和用药差异较大。虽然都是在中医这个理论体系之内，但也有前后不能贯通之说。

这种现象在中药方面体现得比较明显，主要是对药物的认识不同。现以当归为例。

汉《神农本草经》：“味甘，温。主咳逆上气，温疟寒热，洗洗在皮肤中，妇人漏下绝子，诸恶疮疡，金疮，煮饮之。一名乾归。生川谷。”

汉《名医别录》：“味辛，大温，无毒。主温中，止痛，除客血内塞，中风痓，汗不出，湿痹，中恶，客气虚冷，补五脏，生肌肉。生陇西。二月、八月采根，阴干。”

二者皆成书于汉，内容有可见的相似性。

唐《新修本草》：“味甘、辛，温、大温，无毒。主咳逆上气，温疟寒热洗洗在皮肤中，妇人漏下绝子，诸恶疮疡，金疮，煮饮之。温中止痛，除客血内塞，中风，汗不出，湿痹，中恶，客气虚冷。”

该书为官修本草，被誉为“中国第一部由政府颁布的药典，也是世界上最早的药典”，与汉代本草一脉相承。

宋《本草衍义》：“《药性论》云：‘补女子诸不足。’此说尽当归之用矣。”

该书成书于宋，《药性论》成书于唐，但这里有引用错误，其完整的原文是“止呕逆，虚劳寒热，下痢腹痛齿痛，女人沥血腰痛，崩中，补诸不足”。“补诸不足”与《名医别录》的“补五脏”意义相近，但与“补女子诸不足”相去甚远。“补女子诸不足”应视为《本草衍义》作者寇宗奭的个人观点。

元《汤液本草》：“易老云：用头，则破血；用尾，则止血；若全用，则一破一止，则和血也。入手少阴，以其心主血也；入足太阴，以其脾裹血也；入足厥阴，以其肝藏血也。头能破血，身能养血，尾能行血。用者不分，不如不使。”

《汤液本草》作者王好古，为易水学派的创始人张元素的弟子。今人对当归的认识与此书有很深的渊源。

从以上文献中我们可以看到，当归的主治范围明显缩小，由汉唐时期的温中、发表、除痹、补虚、止呕、止痛、疗疮、可治妇人下血，变为宋金元时期的“活血养血”“补女子诸不足”。这个转变过程过于突然。中药方面这种例子还有很多，如地黄，《名医别录》中言其可“破恶血，通血脉”，到了宋元时期，就变成了“凉血补血，被肾水真阴不足”（出自《药类法象》）。前后文献记载的变化过程不够连贯，接续有困难。这一问题是否由于我们今天见到的文献亡佚较多所引起的呢？并非如此。因为虽有文献亡佚，我们仍能找到每个朝代的代表性本草著作。我们又对中医理论、辨证原则方面的文献进行汇总，汇总的结果佐证了这一“断层现象”的存在。它不仅体现于中药，还体现于中医理论的其他方面。

如以闭经为例。我们先统计了由汉至唐的文献中所有有关闭经的病因病机内容。那个时期是以辨病因、病机为主的，不会总结为后世我们常见的诸多证型。病因病机是立体的描述，辨证更倾向于病机发展过程中某个时期矛盾的集中体现和治疗切入点。统计后发现，提及因胃气虚导致闭经的内容只有1条，涉及经脉（主要是冲任、胞络、手太阳经、手少阴经）的占大多数；其他脏腑未有提及，仅提到了“肝脉”，这属于脉法的内容。

到了宋金元时期，虽前代医书仍存世，也有记录，但在闭经的病因病机分析与治疗上开始重视脾胃等脏腑。最关键的是整体辨证思路的改变，从以经脉入手的病因病机分析，突然转变为从脏腑的角度进行分析。这样的转变其背后存在着对于人体运行机理的不同认识。女性的生长发育、孕育胎产等过程与经脉的关系非常紧密。在汉唐时期，人们常常是从经脉的角度来认识、分析这些问题的。从宋金元起，转而从脏腑入手。

如果我们再进一步去研究中医一些基础理论中的概念在各个不同历史时期的文献记录，这一“断层现象”的演变线索会变得更为明晰。例如：

在早期的中医理论中，“命门－肾间动气－冲脉”是一个密切联系的轴。这一理论在唐代的影响较大，《黄帝内经太素》中有非常多的相关论述。从这一理论出发来解释冲任、胞宫、胞络等的关系比较容易。冲为血海，为五脏六腑之海，而冲脉从动气生……同样是命门、元气之类的概念，两宋、金元时期多论“命门－相火－三焦”，又引入了丹田、君火、相火、水之精、坎之气等理论要素，务要使中医生理活动的运转过程与术数理论中坎离、君相之说相符合。这就由务实转为务虚，脱离了人体的经脉体系，很难解释命门、相火、冲任的关系。它们与女性经带胎产、生理病理变化过程的关系很难直接讲清楚。医生只能从命门、肾、脾、胃、元气、肝、胆等的相互关系中间接地去解释这个问题。

产生这一现象的原因，百余年战乱与割据引起的医籍亡佚与人员（医生）、物资（药物）的交流困难是大的时代背景因素，某些医家所代表的医学流派及重要典籍的“消失”可能是主要原因。如《汉书·艺文志》所记载的《扁鹊内经》《扁鹊外经》《黄帝内经》《黄帝外经》《白氏内经》《白氏外经》《白氏旁篇》，今天我们只能看到《黄帝内经》，余书皆已亡佚。而北宋时期的医家比我们能看到的还要少，仅能看到《黄帝内经》中的《素问》。《灵枢》在北宋以前亡佚不传，至北宋元祐年间才由高丽回归，此即今流传的《灵枢》之祖本。而直到南宋时期，史崧所献《灵枢经》二十四卷本，才使此书得以再次广泛流传。众所周知，《灵枢》所载内容多与经脉相关。这或许可以解释上述中医发展过程中的“非连贯接续”现象，即“断层”现象产生的一部分原因。另外，《黄帝内经太素》这一体现唐代医学理论水平的重要医籍在宋金元时期也是没有广泛流传的，很可能当时已经亡佚。现在我们看到的《黄帝内经太素》一书是在民国初年，由中国驻日大使馆官员杨守敬由日本手抄带回中国。因医籍之亡佚，交流之困难，宋金元时期的医家不得不另辟蹊径，或许这也是我们今天的中医理论体系得以丰富的原因，抑或是“断层”现象产生的原因。

二、如何更深入地理解古医籍中的方剂与药物

我们分析一个方剂和其中的药物，目的是学习其治疗方法及用药思路，或是进一步探究其与辨证、病因病机之间的关系。这就要求我们了解其时代背景。这里面又包括很多细节，如某位医家在创立这个方时，他能看到的本草医籍可能有哪些，那个时代的中医理论有哪些基本的特色，他可能受到哪些医家的影响。或者更深入一点，那个时代的工艺水平、炮制方法等。更有甚者，还需关注某个历史时期的社会中有哪些特殊的“喜好”，如魏晋时期的服金石之风。如此既需细致，又要广泛，需要我们不断地花时间去探索、去总结。

例如，《金匮要略》的方剂，需参看《神农本草经》与《名医别录》。《备急千金要方》的方剂可参看《新修本草》或《千金翼方》的本草部分。宋金元的方剂，《珍珠囊》及《汤液本草》是重点，其次是《本草衍义》。明清的方子，如果医家本人写过本草学著作，则参看其本人作品，无则可先参看《本草纲目》。这一时期的本草学著作较多，作者阐发的角度多有不同，但仍建议以《本草纲目》为起始点。《本草纲目》未载的药物则看《本草纲目拾遗》或《滇南本草》等地方性本草学著作。

研究李东垣，需同时参看张元素和王好古的著作，他们有师承关系。可能一本书未讲透的点在另外一个人的著作中会写到。钱乙不仅仅是一位儿科专家，他的立方思路对整个时代都有影响。他用五脏五行的方式来辨证立方，精于术数。这在《宋史》上有相应的记载。

汉代的炙甘草，之所以叫炙甘草，因为真的是以“烤”来炮炙。那个时代还没有铁锅来炒甘草，所以与后世之蜜炙甘草不同。橘皮在唐代不分新、

陈，也未有陈皮一说。见到“桂心”一说，当知它实际是去掉了粗皮的“肉桂”，而不是桂枝。金石类药物的运用在唐代是一个高峰，这是受魏晋服食之风的影响。金石类药物药性悍烈，但用之得当也确有奇效。后世文献的追寻，在道医类文献中较多，一般的本草书中则记载较少。

最不应出现的一个错误就是用现代中药学中的归经理论去分析汉唐及宋金元时期的中药，原因是归经理论始自张元素，但他的归经理论是与药物的阴阳理论相衔接的，并且是以药物的阴阳理论为基础的，更倾向于升降浮沉之说。如论某药是阳中之阴或阴中之阳，然后才是引经报使。与后世的某药入某经，实为药物作用的归属部位的观点有很大不同。

药物的功效是理论总结的结果，但谈中药既需要看功效又要了解主治。部分药物主治的内容并不在药物功效所概括的范围内，如白术可“利腰脐间血”，此记载出自《名医别录》，有医者用大剂量白术治腰痛，已验证有效。早期本草文献中所列“主治”是值得重视的，是临床经验的总结。

三、冲、任、督、带四脉不仅是通路，更有其特殊功能

奇经八脉的独特性主要体现在两点：一是它们的走行。它们的走行不像十二经脉那样的规律，更为复杂，所经历之脏腑更多，还会出现与十二正经并经而行的现象，尤以冲脉最为明显。冲脉分为三支，其上行的一支和下行的一支都会并少阴经而行。在走行过程

中，任督二脉还会出现同时走身前和身后，形成环形相交循环往复的现象。这部分中医文献可与丹道修行的相关文献相互印证，《奇经八脉考》中也有记载。它们的走行是与其功能相配合的。二是它们并不像十二经脉一样，主要是作为气血的通路和联络的媒介，反而像脏或腑一样具有自己独特的功能。这部分的内容是有确切文献记载的，主要是在《灵枢》和《黄帝内经太素》之中，其他隋唐时期的文献也有涉及。以冲任为例：

1.任脉

①《黄帝内经太素》曰："此脉上行，为经络海，任维诸脉，故曰任脉。"

②唐代杨玄操曰："任者、妊也，此是人之生养之本。"

2.冲脉

①《黄帝内经太素》曰："冲脉从（肾间）动气生。"

②《黄帝内经太素》曰："冲脉，气渗诸阳，血灌诸精。"

③《灵枢》曰："夫冲脉者，五脏六腑之海也……渗诸阳，灌诸精。……渗三阴。"

④《灵枢》曰："冲脉者，为十二经之海。"

⑤《脉经》曰：冲脉者，阴脉之海也。

3.冲任共同作用的功能

①《黄帝内经太素》曰："二脉并营心包……任冲二脉气血俱少，精气尽，子门闭，子宫坏，故无子。"

②《诸病源候论》曰："此二经（手太阳经、手少阴经）之血，在于妇人，上为乳汁，下为月水，冲任之所统也。"

③《灵枢》曰："冲任不盛，宗筋不成（杨上善注：宗筋即二核及茎也）。"

④《黄帝内经太素》曰："任冲之血独盛，则澹聚渗入皮肤，生毫及毛。毛，即须发及身毛也。"

可见生殖功能的完成，无论男女，皆与冲任二脉关系巨大。它是与人体"肾间动气"直接相关的。冲脉是从动气生。冲乃盛壮之意，"其气壮盛，故曰冲脉"（《黄帝内经太素》）。因其气壮盛，故才可以"气渗诸阳，血灌诸精”“渗三阴”。人们习惯上认为奇经八脉之气血是从十二经脉、十五络脉满而溢出。这种观点与诸多汉唐时期的文献记载有不相符之处，值得深入思考、研究、印证。

四、三焦功能与元气的关系更为密切

三焦功能的重要性，在于其通行“元气”，为“元气之别使”“经营五脏六腑”。它不仅是通路，更是发挥作用的场所。它不是一个单纯的腑，更是贯通上下、内外，联系了诸多脏腑功能的作用集中点。而它之所以有这样的功能，核心仍是“元气”。元气有着引导、推动的作用。上焦与心肺的功能、中焦与脾胃的功能、下焦与肝肾的功能是相互交叉在一起的。重新认识三焦，有助于深入认识并理解五脏六腑功能的相互配合与统一性。

三焦重要性的另一点体现是它与心的关系，三焦与“心主”相表里（《难经》)。心主即“心主之脉”，心之包络。三焦又源于肾间动气。在一定程度上，可以说三焦沟通了肾与心、精与神。

五、脏腑辨证与八纲辨证之外的新思路

一个新的辨证视角、治疗方法的起点，往往对我们是新鲜的，

但对中医漫长的历史而言可能是有人经行的，是可以顺着前人的脚步前进的。

①从辨证转为辨病因和辨病机，细究疾病的产生和发展过程，推荐《诸病源候论》。这本书记录了那个时代人们的辨病思路，并掺杂了今人未必清楚、了解的一些基础理论内容。

②选择组方药物时，要注意其历代本草中曾列出并反复出现过的“主治”。如麦冬“止烦躁”，薏苡仁“主筋急拘挛，不可屈伸”，五味子“强阴，益男子精”，旋覆花“消胸上痰结唾如胶漆，心胁痰水，膀胱留饮”，槐角治“子脏急痛”，柴胡“主心腹肠胃中结气，饮食积聚”，川芎“疮家止痛”等。

③从经脉的角度重新思考疾病病位与传变过程，尤其适用于女科。如某医治疗乳汁过多，从很多角度治疗皆无效，后采用了养心之法治愈。依汉唐时期的理论，“手太阳小肠经、手少阴心经之血上为乳汁，下为月水，皆冲任之所统”，乳汁和月水的问题是可以从心来论治的。

④五行理论虽然贯穿于中医的基础理论之中，但用药方面比较难以把握。有两部书在依五行而用药方面比较精当，一本是钱乙的《小儿药证直诀》，一本是敦煌遗书《辅行诀脏腑用药法要》。

在整理古籍完成《女科医典传承新编》中所发现的这些问题，不只存在于中医女科领域，可能是中医各科的普遍性问题，希望有更多的中医药研究者深入这些领域进行探索和研究。我们在这里做的工作主要是抛砖引玉，希望对研究者有所启迪。

《女科医典传承新编》编委会

2023 年 8 月 18 日

编写说明

中医药学是在中华文化长期锤炼中不断汲取各时期的哲学、天文学、数学、地理、军事等知识而传承发展起来的，中医药历史文献整理是继承发展中医药的首要任务。有关中医药文献整理研究历来受到中医药学术界重视，而且中医药各学科已有不少整理研究，但多按传统方法梳理历代文献，免不了堆砌庞杂，所以中医药文献整理的内容与方法一直是值得研究的课题。特别是内容的去伪存真与整理方法的突破可以说是中医药文献整理的一项改革工程。

编写这部《女科医典传承新编》，目的是为女科医系的发展脉络正本清源，追溯女科特有的理论与临床辨证遣方用药的真实原创，去伪存真，精准传承，促进“女科医系”的发展创新。

本书的编写，以新的文献研究方法为主导，数据分析技术为辅助，二者有机结合，实现中医药文献整理的突破，现分述如下：

一、以“以点带面”的文献研究方法为主导

流传至今的中医女科古代医籍，总数量并不多，仅数百部，但涉及中医女科的中医古籍数量却非常庞大，本草、方书、医经、脉学、针灸……几乎无书不论女科。如何用最短的时间找到最有价值

的信息，并找到这些零散信息之间的内在联系，是每一个中医药人都会面对的问题。

“以点带面”——先圈定重点古籍，确定所选医籍的基础范围，在此基础上逐渐向外扩展的方法——是解决这一问题的极佳途径。即首先圈定在中医女科发展进程中最有影响、最有代表性的医籍范围（初期共48部，包括《山海经》《史记·扁鹊仓公列传》《胎产书》《黄帝内经》《针灸甲乙经》《黄帝内经太素》《神农本草经》《金匮要略》《外台秘要》《褚氏遗书》《经效产宝》《产宝诸方》《坤元是保》《妇人大全良方》《四库全书提要》《医学衷中参西录》《沈绍九医话》《妇科治疗学》《王渭川妇科治疗经验》《唐伯渊医案》等）。在此基础上向外扩展，以点带面。不在初始阶段对研究可能出现的结果和各种情况做任何预设，而是像寻宝一样，依其所提示的线索，逐步有序地开展文献检索工作，扩大或缩小工作范围。零散的信息会逐步聚拢、汇集成重要的节点，点会连成线，以揭示中医女科发展脉络，提示中医女科及中医药发展史上的每一个重要节点。在此基础上，我们再对同一线索下具有某些共通特征的相关文献进行多维度的对比研究。

这种文献研究方法突破了辨伪、辑佚、校勘、集注等传统文献研究模式，既是继承又是创新。它充分利用了百年来中医文献学者们的研究成果。在大量电子化的中医古籍以及各种出土、回流的古籍珍本中，又从历史发展的全新角度审视它们，从中寻找中医女科发展的历史脉络。

本套丛书的一个重要特点是所选录的文献范围并不是固定的。它有两个范围，一个是基础的文献范围，涵盖了女科发展进程中占有重要学术地位的医籍文献。第二个是根据所探索的主题，由已知文献范围内搜集到的线索向外扩充，不设上限，也不仅仅在中医古籍范围内进行查检，所涉及的可能是丹道相关的文献，也可能是历书或是前人杂记。

接下来，我们将研究过程中所使用过的重点文献，做一个概要性的介绍。

①《胎产书》：该书是长沙马王堆汉墓出土的帛书，为现存最早的妇产科学专著。

②《五十二病方》：长沙马王堆汉墓出土，是已知我国最早的医学方书，

有妇产科及儿科内容。现存最早的女科外治法记载便出自这部书的“婴儿索痉”。

③《养生方》：该书于长沙马王堆汉墓出土，是一部以养生为主的方书。其中有滋阴壮阳、房中术等方面的内容，也有阴部肿胀的治疗方。此书有阴道纳药的记载，早于《金匮要略》。

④《金匮要略》：东汉张仲景著《伤寒杂病论》，成书后不久即散失。北宋时期，一位叫王洙的翰林学士在馆阁残旧书简中发现了《伤寒杂病论》的残本，叫作《金匮玉函要略方》，有伤寒、杂病及妇科内容。后林亿等人对此书进行了校订，重新编次，删去了伤寒部分，只保留了杂病及妇科部分，即我们今天看到的《金匮要略》一书的祖本。其中妇人病三篇，提到了妇人三十六病，为妇科常见病、多发病，是中医女科辨证治疗的起点。其方剂的组成与《备急千金要方》《千金翼方》中所记载的方剂有相似之处，可互参。

⑤《神农本草经》：该书非一时一人之作，约在东汉集结整理成书。马继兴先生的观点是，该书“包括了夏、商、周各代，初期简帛医籍中广大劳动人民在医疗实践中所累积的药学成果，而其基本定稿至少不晚于战国末期”。该书在药物作用的记载中，明确指出了可用于治疗哪些妇科疾病或症状。这一部分内容又可与《名医别录》《本经集注》《新修本草》等书相互印证，是必不可少的文献资料。

⑥《名医别录》：该书是现存最早的一种较完整的《神农本草经》补注本，增加了药物品种，对《神农本草经》所记载的药物、药性及功用有新的思考。故同一种药物在这两部书中所记载的药性可能是不同的，而功用会相近。《名医别录》的内容较《神农本草经》更易读懂，讲解更为详细。这也是一部由诸多医家创作，最后编集整理而成的本草著作，主要内容约完成于东汉末年至三国之间。它也是阅读《伤寒论》《金匮要略》的必备参考书。

⑦《吴普本草》及李当之《药录》：李当之及吴普皆为华佗的弟子。这两部书均已失传，是清代学者从其他各种文献中辑佚而出

的。其重要性在于可从中窥见扁鹊、华佗这一派的学术观点。他们对药物的药性、主治功能等多有发挥。

⑧《脉经》：该书为晋代王熙（叔和）所撰，是一部非常重要的诊脉学著作。其中保存了大量的古医籍内容，但相当多的部分今已失传。可与《黄帝内经》《难经》《黄帝内经太素》等书相互印证。

⑨《褚氏遗书》：南齐时期褚澄编，系唐朝人从褚氏椁中发现石刻，后整理成书。内容不长，观点清晰明了，尊重女性，发前人所未发。

⑩《诸病源候论》：该书为隋代太医博士巢元方为首的医官所撰。全书将疾病分为67大类、1737候，内容非常全面。详列内、外、妇、儿各科多种病症的病因及病机分析，附导引法，但针灸、方剂等治疗方法较少。治疗上可参看《外台秘要》《医心方》等书，都大量引用了《诸病源候论》的内容，并附有方剂。该书体现了那个时代的医学水平。其对疾病病因及病机转变过程的分析非常值得参考。需要注意的是，它所构建的医学理论体系与今人所熟知的体系是有区别的，有些内容晦涩难懂。

⑪《备急千金要方》及《千金翼方》：唐代孙思邈所撰。此书参考了大量唐以前的医学文献，结合孙氏本人的医学观点而写成，是一部综合性医书，内容丰富，有非常高的文献价值和医学价值。例如，作者引用了《华佗神方》的内容，证明华佗一派的医书曾经传世；引用了《伤寒论》，成为《伤寒论》的一个重要传本系统。需要了解的是，我们今天看到的这两部书是经宋代林亿等人校订的，非它的原貌，也不是它的全貌。从现有资料看，它的用药受到《伤寒论》等书的影响，又自成体系。一些在《黄帝内经》中仅有只言片语的理论性内容，常常在《备急千金要方》中可以找到后续。

⑫《外台秘要》：唐代王焘所撰。该书是在广泛收集前代文献的基础上编撰而成，卷帙浩大。它在内容上与《诸病源候论》《备急千金要方》皆有重复之处。因《诸病源候论》《备急千金要方》等书在流传过程中都有所缺失，故《外台秘要》的文献价值显得尤为突出。

⑬《徐之才逐月养胎方》：北齐徐之才撰。其内容保存于《诸病源候论》和《备急千金要方》之中，它是在帛书《胎产书》的基础上补充而成。

⑭《医心方》：928年，日本人丹波康赖撰，它保存了大量在中国已亡佚的医籍内容。

⑮《经效产宝》：该书又名《产宝》，唐代昝殷撰。原书论述胎产诸病证治，分52篇，载医方378首。北宋末年，有人在刊行《经效产宝》一书时将时贤的《产经》、李师圣《妇人产育保庆集》等混入，作为续编。故此书虽撰于唐，但其内容为唐宋医籍之合刊。陈自明撰写《妇人大全良方》时曾引用此书的部分内容。

⑯《太平圣惠方》：该书是一部大型官修方书，北宋初年由医官院在全国征集经验医方的基础上编纂而成。它虽是方书，但保留了大量的理论内容，值得细读。

⑰《圣济总录》：该书是北宋时期另一部大型官修方书，但因撰成于北宋末年，未经刊刻北宋便已被金所灭。它的初刊本刊于金朝大定年间，后元朝又曾再度刊行，内容较《太平圣惠方》更为全面、细致。北宋时期，已知的妇科医籍多被收入《太平圣惠方》《圣济总录》，单独传世者甚少。

⑱《普济本事方》：南宋许叔微撰。该书载方300余首，皆临床各科试验有效者。成书于作者晚年，叶桂曾对此书加以评释，有《本事方释义》一书传世。

⑲《三因极一病证方论》：南宋陈言撰。该书是宋代一部重要的、有代表性的方书。

⑳《严氏济生方》：南宋严用和撰。该书是宋代另一部重要的方书，所录妇科内容较其他相类似的方书更多。

㉑《妇人大全良方》：南宋陈自明撰。该书是在广泛收集各家妇产科方论的基础上编撰而成，并加入了作者的个人见解。作者于晚年又做了部分补充。该书是一部重要的妇产科专著，对后世影响非常大。明代薛己曾对此书进行校释，名《校注妇人大全良方》，这是医者学习妇产科的必读之书。

㉒《女科百问》：南宋齐仲甫撰。该书用一问一答的形式论

述经、带、胎、产诸证，用语精妙，简洁易懂。遗方多有可取之处，值得细读。

㉓《儒门事亲》：金代张从正撰。本书收载张氏医论、医案30篇，亦有妇科内容。

㉔《格致余论》：元代朱震亨撰。该书涉及女科部分多有创见。

㉕《丹溪心法》：本书是在杨珣整理朱氏遗文的同时，收载戴原礼等人的论述编辑而成。书中有妇科内容，其用方和治疗思路对后世影响较大。

㉖《兰室秘藏》：元代李杲撰。本书是李杲去世后由罗天益撰序刊行，女科内容较李杲的其他著作略多。

㉗《女科证治准绳》：明代王肯堂撰。本书流传较广、影响较大，汇编了前代的妇产科成就。明代武之望的《济阴纲目》是在该书的基础上改编而成，内容相似度高，但更有条理。

㉘《沈氏女科辑要》：清代沈尧封撰。本书也是在汇编前代妇产科成就的基础上，加以个人见解而成书。这本书对后世的影响较大，王孟英和张山雷分别为其作注，对临床医生来说值得一读。我们现在所看到的版本，大部分是王氏作注的本子，在书中有明确标示。张山雷作注的本子名为《沈氏女科辑要笺正》。

㉙《傅青主女科》：该书系陈士铎从傅氏生前所撰的《辨证录》卷11、12中摘出，影响极大，传本甚多，为妇科必读之书。傅氏用方及理论有受道医影响的痕迹，用方极简，言理往往也只有寥寥数句，却是精妙巧思，发人所未发。读《傅青主女科》建议兼读《辨证录》全本，更易理解傅氏用方及辨证思路。傅氏的医学思想受道家的影响，有丹道的影子，补阳药的选用与配伍可窥其端倪。

㉚《竹林寺女科》：该书是杭州萧山竹林寺僧所撰写的妇科著作。最初是由“窃录”而得的秘本，后又有多种刊本并行于世。我们今天所看到的这部书多是几种影响较大刊本的合刊本。它的特点是对妇科经、带、胎、产诸证的分类较他书更为细致，如将女性的“经证”按年龄进行划分，符合临床实际，用方亦简洁明了。

㉛《妇人规》：明代张介宾撰。张介宾是研究《黄帝内经》的大家，此书中他于妇科理论多有发挥和创见，属于妇科必读之书。

㉜《医宗金鉴·妇科心法要诀》：清代吴谦等撰。本书是由政府组织编撰的一部医学丛书，内容简洁明了，选方平和，有清代医学教科书的性质。

㉝《女科经纶》：清代萧埙编撰。本书资料非常丰富，但少创见。

㉞《妇科玉尺》：清代沈金鳌编撰。该书亦是以汇集前代资料为主，少创见，有资料价值。

㉟《达生篇》：清代亟斋居士撰，这是一部多有创见、学术价值颇高的产科专著。

㊱《血证论》：清代唐宗海撰 。本书成书于清末，作者是中西汇通派的代表人物之一。他对血的生成、功能、作用有详细论述，富有创见。中医历来有“女子以血为本”之说，故此书对理解女性之生理、病理，以及经、带、胎、产诸证有重要的参考价值。

二、运用“以经注经”的方式，解决基础理论系统梳理中的难题

“经”不仅是中医学的经典著作，还可以像成无己那样，以《黄帝内经》等经典注《伤寒论》。我们需要在此基础上，利用中国传统文化的经典著作如《诗经》《说文》《吕氏春秋》等相关内容来注释中医学的经典，解决我们在中医学范围内难以解决的一些问题，包括中医基本理论的缺如和含糊不清问题。如：需要了解二十八宿计时法，才能解决营卫运行的具体时间；需要运用训诂学的知识对文

字进行深入解读，才能渐次理解何为“三焦”；需要用《难经》与《黄帝内经》中的内容进行对照、注释，才能一步步理清上、中、下三焦的具体功能及其发挥功能的必要条件等。这就比传统文献整理方法更能体现中医药学源于中华文化及认识生命健康与疾病的动态思维特色。

这一方法的运用主要见于《基础论》中，如“三焦源流考辨”“肾与其他脏腑、经脉之关系”“冲、任、督、带四脉走行与功能的系统梳理（唐及唐以前）”等。

初步理清了三焦与营卫一些悬而未决的基本问题，并对肾的诸多功能及它与各脏之间的关系进行了系统梳理，亦对奇经八脉体系里文献中有明确记载但一直未引起足够重视的内容进行了说明，以期有利于临床辨证拓展思路。

以上所运用的方法，训诂学的、天文学的、术数学的……以及“以经注经”等等，都不是全新的，是历代先贤运用过的。我们只是创造性地将其结合在一起，不再只是对经典进行注释，而是试图从新的视角，站在新时代的高度，为满足我们新的需求，解决我们亟待解决的问题。我们想知道中医的基本理论、基本概念等，在它产生之初究竟是怎么样的，它的本来面目是什么……这些是埋藏在每一个中医人心中，一直悬而未决，似清楚又模糊的问题。我们运用这些方法研究，可能不是最佳选择，也可能我们在运用过程中会找到更好的方法。但不管怎样，我们每前进一步便不会后退，因为我们踩在先贤的肩膀上，足够稳、足够真实，后来的人也将踩在我们的肩膀上前进。这就是从认识思维到创新思维的过程，以升华对事物的再认识和再发展，也是中医继承发扬的必然过程，是为了更好地发展。

三、立于古人视角，对妇科常用中药进行系统梳理

初步成果见于《本草论》中。古人对药物的认识大体来自三个方面：一是取类比象，如植物何时发芽，何时开花，何时结果，花如何，果如何，种子如何，根如何。结合天地阴阳之气变化的规律，来理解某一种药物的特性，从而推断它的用途。二是临床实验，在懵懂中试、用、调，既承受它的益处，也承担它的坏处，慢慢确定它可以用于治疗何种症状、哪些问题。三是思考与总结，朴素的辩证法与临床实验的结合，加入“人”的灵性思维。如某味药作用于人体什么部位（脏腑、上中下三焦），它的气是升是降还是守中，是寒还是温，有哪些效用，是祛邪还是扶正……

今人所学所用，多是思考和总结的结果，秦汉之时有《神农本草经》《名医别录》，宋元之时也有《珍珠囊》《证类本草》《本草衍义》等，明清之时除旷世巨著《本草纲目》外，还有诸多医家依自身经验结合历代本草而撰写的著作，如《本草述钩元》《本草从新》等。异彩纷呈却也众说纷纭，何者为是？何者为非？理论和经验的不断总结，已经将今人框在了一个圈圈里。义理看似皆通，用之临床，或效，或不效；依之观古籍，或通，或不通。

我们以《神农本草经》《名医别录》为本，参以《本草图经》《证类本草》《新修本草》《本经集注》《本草衍义》《汤液本草》《本草纲目》《珍珠囊补遗药性赋》《本草崇原》《本草求真》《长沙药解》《本经疏证》《神农本草经读》《本草思辨录》《本草经解》《本草问答》《汤液本草》《神农本草经百种录》《本草正义》诸书，择其要者而选录之，以期不同

时代、不同医家的著作相互印证、对比，方便读者。选录的内容集中于三个方面：①古人理解药物具有某种特殊功能的原因，如药物的生长环境、生长特点等。②药物因之而具有的特性。③药物功效在不同历史时期的变化。④宜用与不宜用的情况。⑤有助于理解药物特性的某些传说、逸闻等。希望对读者理解药物的药性、功效、用法有所裨益。因篇幅所限，亦为方便读者阅读，我们的摘录没有选择通篇摘录的方式，而是择其要点而录之。中医古籍浩如烟海，我们在选录过程中难免挂一漏万，有所不足，希望读者理解。

我们选择药物的依据，是从女科的实际应用出发。从文献上看，女科的用药与其他科并无明显的区别。在女科医典文献整理研究的过程中，我们以刘敏如主编的《中医妇科学》(二版)的疾病目录为依据，以在中医女科发展进程中最有影响、最有代表性的医籍为基础，用"以点带面"的方式逐步向外扩展文献范围，最终完成了女科主要病种的文献搜集和系统梳理工作。在经、带、胎、产方面各选一二主要病种，对古籍文献中的女科用药进行了抽样统计。

1. 抽样统计

所选病种为：不孕症、妊娠腹痛、带下病、产后恶露不尽、痛经、闭经、崩漏。

2. 药物品种

治疗以上疾病，各不同历史时期所使用过的药物品种统计如下：

(1)药物品种(表1)

表1　不同历史时期治疗不同疾病所使用的药物品种数

疾病	总品种数	汉唐	宋金元	明清
不孕症	319种	190种	190种	212种
妊娠腹痛	275种	64种	81种	242种
带下病	415种	117种	254种	284种
产后恶露不尽	207种	54种	116种	155种
痛经	214种	66种	172种	129种
闭经	305种	112种	223种	232种
崩漏	487种	218种	291种	313种
总体	800种	340种	494种	546种

从上表可以看出，越是复杂的疾病，人们所使用的药物品种数越多，而且治疗某一疾病所用的中药品种是随着时代发展而增加的。

（2）常用药物

我们发现在这些药物的使用中，有的药物使用得非常多，有的药物使用得少，有的药物只是偶尔使用。我们对各病种的常用药物进行统计发现，以不孕症为例，各不同历史时期对药物的使用差异还是比较明显的（表2）。

表2　不同历史时期不同药物的使用频次

总体	频次	汉唐	频次	宋金元	频次	明清	频次
当归	190	干姜	46	肉桂	51	当归	105
人参	146	肉桂	44	当归	49	川芎	83
肉桂	145	细辛	37	人参	39	茯苓	83
川芎	142	人参	36	干姜	35	熟地黄	80
茯苓	130	当归	36	牛膝	35	人参	71
熟地黄	108	花椒	36	川芎	34	白术	65
干姜	107	川芎	25	细辛	32	白芍	62
细辛	87	茯苓	25	花椒	31	香附	59
白术	86	大黄	24	附子	29	肉桂	50
花椒	82	附子	22	熟地黄	28	牡丹皮	35

经统计后，我们将汉唐时期、宋金元时期、明清时期使用最多的前100味中药做对比，发现有53味中药相同，然后在其余中药中选择常用、易得、品种无争议的药物48味，将这101味中药作为本草文献重点整理的对象。具体如表3。

表 3　本草文献重点整理药物

53 味			48 味		
阿胶	黄芪	乌贼骨	石菖蒲	僵蚕	枸杞子
艾叶	黄芩	吴茱萸	石膏	荆芥	红花
白术	桔梗	五味子	水蛭	卷柏	黄柏
白芷	龙骨	细辛	葶苈子	麻黄	火麻仁
半夏	鹿茸	续断	菟丝子	没药	藿香
柴胡	麦冬	泽兰	乌药	虻虫	姜黄
赤石脂	芒硝	紫石英	五灵脂	木香	酸枣仁
川芎	牡丹皮	炙甘草	香附	前胡	莪术
大黄	牡蛎	苍术	小茴香	羌活	
当归	牛膝	肉桂	杏仁	三棱	
地榆	蒲黄（蒲灰）	白芍	禹余粮	桑寄生	
杜仲	人参	熟地黄	远志	砂仁	
防风	肉苁蓉	干姜	泽泻	蛇床子	
茯苓	桂枝		䗪虫	柏子仁	
附子	山茱萸		知母	鳖甲	
甘草	赤芍		栀子	补骨脂	
藁本	生地黄		枳实	侧柏叶	
厚朴	生姜		竹茹	大枣	
花椒	石斛		紫苏	丹参	
黄连	桃仁		代赭石	地骨皮	

在此基础上增补薏苡仁、百合、贝母、瞿麦、马齿苋、滑石、茵陈 7 味常用药，共计 108 味。

文中中药的性味，主要依《神农本草经》和《名医别录》而定。如《神农本草经》《名医别录》未收载的药物，各本草书中无太大争议的，皆依

《本草纲目》；如差异较大，则依现有文献范围内能查到的该药物的最早出处文献，或论之最详且成理者而定。归经方面，因诸书差异极大，众说纷纭，疑问较多，未做重点选录。作为补充，我们对药物的升降浮沉特性做了重点选录。

四、系统搜集女科常见病种的理论、治法、方药等相关文献进行汇总

（一）以传统文献学研究方法作为辅助手段

传统文献学研究的作用体现在以下几个方面：①确定古籍版本。了解古籍的存世情况，精选版本，保证信息录入的准确性。②对古籍及其作者之间的相互关系进行分析。对相近或有学术渊源的文献进行归类处理，有助于理清女科医系的发展脉络。

（二）所涉及的中医女科疾病范围

以刘敏如主编的《中医妇科学》（二版）疾病目录为依据，对古代文献中的相关内容进行整理。

共涉及崩漏、闭经、不孕症、堕胎小产、滑胎、难产、热入血室、胎漏、胎动不安、胎死不下、胎萎不长、痛经、月水将断、脏躁、癥瘕、子宫脱垂、子烦、子咳、子淋、子满、子痫、子悬、子喑、子晕、子肿、妊娠恶阻、妊娠腹痛、妊娠身痒、妊娠小便不通、产后大便难、产后恶露不净、产后发热、产后腹痛、产后痉病、产后排尿异常、产后身痛、产后血劳、产后血晕、产后自汗盗汗等39个病种。

除此之外，“带下疾病”“乳病疾病”“前阴疾病”“月经伴随诸症”“月经不调”等古代文献病名与现代中医妇科学病名所涉及的内容有差异，采用选择性整理。有出现部分病种合并梳理的情况，总病种数大概在 40 ～ 50 个。

（三）文献的纳入与排除标准

1. 有症状、有说理、有方药内容的文献

（1）纳入标准

①症状、原理与用药能相互对应，且治疗有效；或是原理虽然不够清楚，但症状、用药能对应，治疗有效，亦选入。

②时代较早的方书、综合性医书，如《金匮要略》《备急千金要方》《外台秘要》等有症、有方的内容，即便文献原文医理解释过于简单，亦选入。

③同一问题的论述，内容虽相似，但原理有所不同，症状有差异，用药有出入，剂量有所不同者，皆选入。

（2）排除标准

①症状、辨证、用药相互矛盾且多次治疗无效者，不选。

②同一问题的论述，原理、症状、用药、剂量完全相同者，仅选最早一条，余不取。

2. 以病因病机的说理性内容为主，无方药的文献

（1）纳入标准

有益皆选。对于临床辨证有所帮助、有助于开拓思维者，皆选入。尽量做到单个病种所有主要理论观点无遗漏。

（2）排除标准

①于前代内容没有新的认识发挥，只是重复转述者，只选原始文献出处的，余不选。

②过于术数化、贬低女性、封建思想残余的内容不选。

③明显违背现代医学常识的内容不选。

3. 无说理，症状较少，有方药内容的文献

（1）纳入标准

有益皆选。对于临床用药有所帮助、有助于拓展思路的皆选入。

（2）排除标准

①只是重复抄录前代方药，药物、剂量皆不变的，只选原始文献出处内容，余不选。

②过于术数化、贬低女性、封建思想残余的内容不选。

③明显违背现代医学常识的内容不选。

以上相关内容汇总于《痛经论》《不孕论》《闭经论》《外治论》中。因外治法相关文献的特殊性，选用原则在以此为本的基础上略有出入，主要体现在理论内容较少、方药相关内容较多。

五、符合中医内在逻辑规律的数据分析方法的运用

《女科医典传承新编》历史文献梳理过程中所使用的数据分析工具是上海道生医疗科技有限公司研发的“中医药多维趋势分析系统”，运用该软件我们得以对每一种疾病在各个不同历史时期的遣方用药规律及特点进行分析。主要包括以下方面：

1. 各不同时期的药物使用情况

如：治疗闭经在汉唐时期曾运用过哪些中药，药物的使用频次及药性特点如何，并将其与宋金元时期、明清时期进行对比研究。

2. 对各不同时期的方药进行综合分析

通过软件对治疗某一疾病的不同历史时期的方剂进行综合分析，

分析其方药的升降、寒热、补泻、对症等方面的趋势。并可计算出较有代表性的方剂，即基本方。然后对不同历史时期的方剂进行对比。

如：汉唐时期用于治疗痛经的方剂，虽然从理论上认为寒是主要的病因之一，但从整体用药上看，有偏于寒者，亦有偏于热者。方剂的药势上偏于“降”。从方剂的功效上能看出重视活血、消癥、温里散寒、消积荡滞与通经的相互配合。组方用药比后世略显猛烈。

3. 构建女科疾病中药药对及关联组信息库

方剂是在中医理论指导下，针对病因病机及症状而设立的药物组合。我们所整理和分析的是所治主症完全相同的一组方剂。该组方剂数可达数百，包含从汉唐至明清医家们对某一疾病治疗的经验总结。故对其方药组成规律进行分析有其必要性和可行性。

此外，我们还对每个病种不同历史时期辨证、证型的演变情况进行了统计分析，具体见《闭经论》《痛经论》《不孕论》相关章节。

中医的数据分析工作需要中医人来做，因为只有中医人才能理解这其中所蕴含的固有逻辑，才不会打破数据间的有效连接。中医的理、法、方、药之间，辨病与辨证之间，治疗的切入点与重点的选择之间，有可被分析的逻辑，也隐含着人的灵性与悟性。实践是检验真理的唯一标准，临床也是检验数据分析方法的唯一标准，数据分析需着眼于临床价值。

六、数据分析相关方法的简要介绍

《女科医典传承新编》涉及的文献数据是百万级的。内容涵盖医理、中药、方剂、医案、针灸……既多且杂，时间跨度从先秦至近现代。辨证方法、用药理论等几经演变，医家众多，个人学术观点、用药习惯差异大，如何凝炼其中的辨证、遣方用药规律是我们面对的最大挑战。

（一）数据搜集与治理

数据治理有两个难点，一是药物的处理，二是症状的处理。药物的问题主要是一药多名、一名多药。一个药物在不同的历史时期可能有不同的名字，也可能同一个名字在不同的历史时期为不同的药物。这种情况要非常小心地处理。整个过程耗时极多，最后我们不得不建立起一个涵盖 800 多味中药的总库（数据库）。症状的处理极为繁复，如一个痛经的描述，我们统计下来有 20 种以上的说法，散见于不同时期的古籍文献中，因工作量过大，故我们重点做了药物的数据分析，症状的相关处理与分析延后。

（二）数学建模相关问题

为更好地完成古代文献的数据分析工作，我们用 1 年的时间构建了数学模型，编写了软件，实现了古代文献数据的初步量化分析。

数学建模过程中最需重视的是尊重药物与方剂的本来面目与历史特征。要理解方剂，要理解古人的辨证思路，“药”是必过之关。但中医的“药”在汉唐、宋金元、明清各时期差异极大，它是整体割裂下的少量延续，而不是整体延续下的部分割裂。一个证据就是：现代人极少能看懂汉唐的用药，对于它用某味药的原因基本只能揣测，甚至各持观点，如经方的各个派别就是一例。

用于女科的药物并不是只用于女科，而是各科皆可用。它们在不同的时代有不同的理解方式，运用的方式也不同，情况极为复杂。要理解百年前、千年前、数千年前的方剂，我们任何一个人凭自己的认识都是不客观的、片面的，极有可能会发生错误的。我们需要去思考，前人组这个方的时候，可能看过、学过哪些本草书籍，在可能的范围内，尽可能去模仿。所以分析古籍中方剂和中药的一个原则，就是仅用它同时代及该时代以前的本草相关书籍为借鉴，尊重它们的时代特色，还其本来面目。这在数学建模的过程中极为重要。它涉及中药标准参数的问题，用不同的参数去分析同一组方剂会得到不同的结果，而只有一种是最接近立方人本意的。

综上，在本丛书的编写过程中，于立方立法方面尊重方剂与药物的时代特色，并在数据分析的过程中一以贯之。利用数据分析技术完成某一时代治疗某一病证方剂的多维分析，供临床参考应用。

注重拓展中医人的知识面，以天文、地理、训诂等方面的知识来对中医领域中有争议的问题进行注解，以文献为依据提出个人观点，并详列文献原文于上，方便阅读与思考。

在疾病的认识方面，对不孕、痛经等妇科常见病进行时间跨度为两千余年的系统文献搜集、整理工作，理清其相关生理、病理、用药、辨证、治法等问题，寻找其演变脉络，提炼女科辨证、遣方用药规律。

系统性地对中医女科文献进行梳理与重整，这是一项之前从未进行过的工作。它将回答我们一个问题：中医对女科生理、病理、治法、辨证的认识是怎样一步步演变成今天这个样子的？这可以帮助我们理清思路，正本清源，去伪存真，继承创新。

我们希望本丛书能为中医妇科临床医生、中医妇科教学及科研工作人员、医学院校学生们提供一种新的文献研读方法。将经过系统整理与汇总的医籍文献提供给读者，使读者花较短的时间，即可纵览女科相关基础理论、常用中药、单病种治法方药等方面的历代文献，迅速获取有效信息，拓展思路，应用于临床及科研领域。使古代医家的智慧、经验能够更好地传承下去，帮助我们迈向新的征程。

特别感谢上海道生医疗科技有限公司的大力支持和经济资助。

感谢道生医疗中医数据与算法研究部各位同事的辛勤付出和刻苦工作。

感谢母校成都中医药大学提供学术出版基金资助本套丛书的出版。

因时间有限，待整理的文献量很大，疏漏在所难免，望读者海涵！

《女科医典传承新编》编委会

2023 年 8 月 18 日

CONTENTS 目录

第一章 | 不孕症历史文献分析 ······ 01
一、不孕症的历史文献分布 ······ 02
二、不同历史时期不孕症的用药特点及理论背景 ······ 03
三、不孕症的给药方式 ······ 04
四、孕育之择人、择时与择机 ······ 05
第二章 | 古代不孕症方剂用药规律分析 ······ 07
一、资料与方法 ······ 08
（一）方剂来源及筛选 ······ 08
（二）文献数据录入及标准化 ······ 09
（三）数据分析方法 ······ 09
二、用药规律分析 ······ 10
（一）所用药物数量对比 ······ 10
（二）方剂功效趋势对比 ······ 10
（三）代表方 ······ 12
（四）方剂整体寒热趋势对比 ······ 13
（五）方剂整体升降趋势对比 ······ 15

（六）药物频次对比 …………………………………… 16
（七）药物联用规律对比 ……………………………… 17
三、总结 …………………………………………………… 20
附　古代不孕症治疗常用药物的现代应用 …………… 21

第三章 | 不孕症古代文献病因病机概述 ……………… 27
一、先秦至汉唐 ………………………………………… 28
二、宋金元时期 ………………………………………… 31
三、明清时期 …………………………………………… 33

第四章 | 历史文献梳理 ……………………………… 39
一、汉唐及以前不孕相关文献记载 …………………… 40
（一）《针灸甲乙经》………………………………… 40
（二）《小品方》……………………………………… 42
（三）《神农本草经》………………………………… 43
（四）《金匮要略》…………………………………… 48
（五）《脉经》………………………………………… 48
（六）《褚氏遗书》…………………………………… 49
（七）《诸病源候论》………………………………… 50
（八）《备急千金要方》……………………………… 55
（九）《新修本草》…………………………………… 74
（十）《千金翼方》…………………………………… 74
（十一）《外台秘要》………………………………… 91
（十二）《华佗神方》………………………………… 113

二、宋金元时期不孕相关文献记载 …………………… 114
（一）《太平圣惠方》 ……………………………114
（二）《医心方》 ………………………………129
（三）《博济方》 ………………………………131
（四）《太平惠民和剂局方》 ……………………131
（五）《证类本草》 ……………………………132
（六）《鸡峰普济方》 …………………………132
（七）《圣济总录》 ……………………………134
（八）《普济本事方》 …………………………141
（九）《幼幼新书》 ……………………………141
（十）《产宝诸方》 ……………………………142
（十一）《三因极一病证方论》 …………………142
（十二）《女科百问》 …………………………147
（十三）《妇人大全良方》 ………………………149
（十四）《察病指南》 …………………………160
（十五）《严氏济生方》 …………………………161
（十六）《脉因证治》 …………………………163
（十七）《世医得效方》 …………………………164
（十八）《格致余论》 …………………………164
三、明清时期不孕相关文献记载 ………………… 165
（一）《广嗣要语》 ……………………………165
（二）《脉理集要》 ……………………………166
（三）《奇效良方》 ……………………………167
（四）《古今医统大全》 …………………………168
（五）《济生产宝》 ……………………………168

（六）《医学入门》……169
（七）《古今医鉴》……170
（八）《万病回春》……171
（九）《松厓医径》……174
（十）《济阴纲目》……175
（十一）《景岳全书》（《妇人规》）……204
（十二）《济阳纲目》……217
（十三）《简明医彀》……223
（十四）《宜麟策》……225
（十五）《竹林女科证治》……225
（十六）《女科经纶》……234
（十七）《傅青主女科》……239
（十八）《辨证录》……248
（十九）《孕育玄机》……254
（二十）《身经通考》……260
（二十一）《胎产心法》……263
（二十二）《医宗金鉴》（《妇科心法要诀》）……268
（二十三）《绛雪园古方选注》……269
（二十四）《四圣心源》……270
（二十五）《惠直堂经验方》……271
（二十六）《续名医类案》……272
（二十七）《女科切要》……275
（二十八）《增广大生要旨》……276
（二十九）《妇科玉尺》……279
（三十）《妇科冰鉴》……287

（三十一）《女科要旨》……………………………… 288
（三十二）《彤园医书》（妇人科）……………………… 294
（三十三）《医林改错》……………………………… 294
（三十四）《类证治裁》……………………………… 295
（三十五）《沈氏女科辑要笺正》……………………… 295
（三十六）《经验选秘》……………………………… 299
（三十七）《金针秘传》……………………………… 300
（三十八）《资生集》………………………………… 300
（三十九）《产孕集》………………………………… 301
（四十）《血证论》…………………………………… 302
（四十一）《脉经钞》………………………………… 304
（四十二）《评注产科心法》…………………………… 304
附　近现代不孕相关文献记载………………………… 306
（一）《医学衷中参西录》…………………………… 306
（二）《脉诀新编》…………………………………… 311
（三）《王渭川妇科治疗经验》……………………… 311
（四）《唐伯渊医案》………………………………… 314
（五）《卓雨农中医妇科治疗秘诀》………………… 314

参考文献……………………………………… 317
《刘敏如女科承传医文集选》后记………………… 323
成都中医药大学简介……………………………… 325

第一章

不孕症历史文献分析

一、不孕症的历史文献分布

关于不孕症的记载主要分布在以下几类文献中：

1. 方书

东汉至唐宋，医家毕生的医学成就往往会以方书的形式流传后世。国家组织编撰的大型方书更是记录了一个时代的医学精华，如《太平圣惠方》《普济本事方》《备急千金要方》等。它们的特点是以录方为主，会随方记载方剂的主治症状，但说理内容较少，往往只有寥寥几句。明清时期亦有方书，如《普济方》等，但越到后世与其他医书中的重复内容越多，讹误也较多，故明清时期的方书文献会有涉及，但一般不作为重点。

2. 妇产科专著

妇产科专著，如《妇人大全良方》《竹林寺女科》《沈氏女科辑要》等，往往会有大篇幅的说理内容，再附以方药及主治病症等，还会对不同时期的历史文献进行总结并表达作者个人的观点。这一部分，是重点。

3. 著名医家的专著或编撰、注释

某些论述妇科内容较多的著名医家的专著，或是他们对经典医籍的分类编撰、注释等书籍，如张景岳的《类经》，虽不是妇产科专著，但因张本人对元气、胞宫、肾、命门、三焦、相火等理论的深入阐述及独特理解，对后世医家治疗不孕症的理论基础有深刻影响。再如张子和虽用药偏于刚猛，但他亦曾治疗不孕症，且角度清奇。

4. 中医经典文献及其主要注释本

中医经典文献及其主要注释本，如《黄帝内经》《太素》《针灸甲乙经》《脉经》《难经》等，尽可能做到一本不漏，尤其是唐及唐以前文献。有两方面原因，一是这些经典文献是中医的根，有根方有干、才有叶，二是这些文献的成书时间距今已近两千年，文字脱漏错简等问题较多，需要不同文献的相互印证。

5. 本草类文献

本草类文献是较易被忽略的一部分内容，实则在早期的本草文献中，作者在开篇的几章往往会写某症用某某、某某药治，这是一种总结，是从本草的角度对治疗某一病症方法的总结，值得重视，如《新修本草》中就那一时期治疗不孕症的用药总结，可与唐代治疗不孕症的方剂组成相互印证，更容易看出唐代方剂的组方规律，分清主次。

二、不同历史时期不孕症的用药特点及理论背景

不同的历史时期，治疗不孕症的用药差异是极大的，且与现代的用药习惯相去甚远，如汉唐及宋金元时期，喜欢用破血药及通经除痹的药物，配合温里散寒之品，补益方面补脾多于补肾，这在“古代不孕症方剂用药规律分析”一章中有详尽的数据分析结果为佐证。

这一现象的背后是对女性怀孕所涉之生理、病理机制的不同认识，有其时代背景，如隋唐之时，较为重视经络，虽会提到肾，但并不将其作为重点。寒邪内侵、经络阻塞是常见的病因及病机，随之而来的则有瘀血内生、积聚、癥瘕等。文献中曾大篇幅的论述“瘕”所导致的子息艰难，且在不同时期的文献中被反复提及。其对应的便是祛寒、通经、破血消癥之品的大量运用，又常配以调和气血、暖宫助孕的药物，有些药可能是今人不敢用、不常用的。这又与不同历史时期对药物的不同认识相关，是个复杂的问题，如白薇，《名医别录》载其“主治伤中淋露，下水气，利阴气，益精”[1]，它在宋以前的妇科方剂中非常常见，如《备急千金要方》治疗不孕之“白薇丸”，但在宋以后少用于妇科，原因未详。

到了宋金元时期，人们开始注意脏腑辨证、气血辨证，但在不孕症的治疗上创见不多，多因袭汉唐。

明清时期，命门、相火等概念的重新阐释，对肾的重视提到了空前的高度，又在重视先天之本的同时注重培补后天之本“脾”，在方药功效中都有体现。这一时期治疗不孕症的方药中补益药的应用较前代明显增多，峻猛之品的应用则减少。

需要说明的是对明清时期用药规律的认识问题。针对明清时期做了数个大病种的数据分析，如痛经、闭经等，包括“不孕症”，高频药物皆是四物汤，药物联用规律中前几位的皆有四物汤，一方面说明四物汤是这一时期治疗各种妇科病的基本组方，另一方面也提醒我们需要多注意古代医家运用四物汤时的加减规律。

治疗不孕症的方药中，有一些方剂在主治功用中会列出一系列女性常见病症，其方虽也治不孕症，但实为女科通治之方，且多为丸散剂。这种方剂的产生可能与当时普通老百姓并不富裕的历史背景有关，希望一方通治百病。在选录文献时对此类方剂予以保留，但数据分析时未纳入，因其并非专用于治疗不孕症的方剂。

三、不孕症的给药方式

1. 内服药与外用药相配合

从唐代起，就可见到内服药与外用药配合使用来治疗不孕症，典型如《备急千金要方》之“朴硝荡胞汤”，是内服药配合阴道纳药。此方在唐以后的历代文献中被多次提及，影响甚广。到明清时期，有医家提出其用药过猛，建议换用较为和缓的药物，但对内服配外用药的方式则多有赞同。

“荡胞汤”一方，在不同时代文献中被反复提及的过程中，其组方和剂量往往微有变化，需引起注意。

2. 男女同治

男女同治，分两种情况，较为常见的是在治疗女性不孕症方药的下面，会同时会列有男性应用的药物，多为补肾益精之品；另一种情况则是令男女同服一方，此种方剂多意在促孕。男女同时用药的方式应是会增加受孕的概率，在少部分明清时期的医籍中会见到。

四、 孕育之择人、择时与择机

孕育既涉及优生优育，又涉及助孕促孕。

1. 择人

除识别一般常见的生殖器畸形等问题外，会强调“好女”，大意应是容易多子之人。文献中常写为“相女”“择女”之法，这里有部分房中术的成分。参其大意，多是从外形特征参看其脏腑功能及精气是否充沛，是否适于孕育，如“恶女”是“槌项结喉，麦齿雄声，大口高鼻，目睛浑浊，口及颔有高毛似鬓发者，骨节高大，黄发少肉，阴毛大而且强”[2]，“好女”是“天性婉顺，气声濡行，丝发黑，弱肌细骨，不长不短，不大不少”[2]等，《医心方》中有记载，早期属于房中术的内容，晚期则转变为求嗣之择女法。惜文献中仅有择女之法的记载，而未查见择男之法。

2. 择时

择时是指男女的婚嫁年龄及开始有性生活的时间建议，不宜早亦不宜晚，如《褚氏遗书》：“合男女必当其年，男虽十六而精通，必三十而娶；女虽十四而天癸至，必二十而嫁，皆欲阴阳气完实而后交合，则交而孕，孕而育，育而为子，坚壮强寿。”[3] 文献记载《褚氏遗书》是从南齐褚澄的墓中发现的，但又有考据说此说不真，是托名“褚澄”所著。不管是否真为托名，之所以会托名褚澄与此人的特殊背景有关，他的母亲是宋武帝刘裕的第五女吴郡宣公主，妻子是宋文帝刘义隆之女庐江公主，他的家中女性地位较高，较为尊重女性。

3. 择机

择机指的是男女合和的时机，这里又分两种择机，一是求有利于孕育的时机，类似于今日之测排卵期，如《济阴纲目》载：“《丹经》云：一月止有一日，一日止有一时。凡妇人一月经行一度，必有一日絪缊之候，于一时辰间，气蒸而热，昏而闷，有欲交接不可忍之状，此的候也。于此时逆而取之则成丹（须得逆取之道，待之便是筑基，此先天气生时也），顺而施之则成胎矣。其曰三日月出庚，又曰温温铅鼎，光透帘帏，皆言其景象也。当其欲情浓动之时，子宫内有如莲花蕊者，不拘经净几日，自然挺出阴中，如莲蕊初开，内人洗下体，以手探之自知也，但含羞不肯言耳，男子预密告之，令其自言，一举即中矣。”[4] 二是优生优育之机，如《竹林女科证治》载：“男女交合，古法当避丙丁日及弦晦望日。然为艰嗣者计似可不拘。若大风大雨大雷大雾，产寒酷暑以及天地晦冥，日月薄蚀，虹霓地震之际，此天地之震怒四时不正之气，犯则损男百倍，令女得病。纵然有子，亦必癫痴顽愚、喑哑聋聩，挛跛盲眇，多病短寿，不孝不仁。”[5] 除此之外，古人尚有很多的交合避忌，如“新沐浴及醉饱、远行归还、大疲倦，并不可行房室之事，生病，切慎之”[6]，出自《云笈七签》，是从养生的角度来谈的。

第二章

古代不孕症方剂用药规律分析

不孕症作为常见的妇科疾病之一，也是全世界共同关注的疑难问题。不孕症指夫妇同居两年及以上，没有采取避孕措施而未怀孕。婚后两年从未受孕者称为原发性不孕；曾有过生育或流产，又连续两年以上不孕者，称为继发性不孕。不孕症的病因复杂，目前尚未有一种适用于全部患者的治疗方法。

中医药治疗不孕症的历史悠久，但其内容大多较为分散，对其用药的探索、整理、分析仍较为缺乏，故本研究运用“中医药多维趋势分析系统”软件对各朝代治疗不孕症的方剂进行深入分析，以探讨历代医家对不孕症的用药经验。

一、资料与方法

（一）方剂来源及筛选

参考“十三五”国家规划教材《中医妇科学》的中医妇科发展简史，选取各个历史时期与妇科相关的综合性医书及妇科代表性著作，借助中医古籍大型电子丛书《中华医典》，查找所需图书，若没有收载则挑选合适的纸质版本进行数据录入。

1. 纳入标准

①方剂主治中含有无子、绝子、绝孕、久不受胎、子脏闭、不子、绝产、断绪、全不产、不孕、断绝绪产、断产、久不受孕、子门闭、求嗣、求子。

②明确指出用于治疗女子不孕的方剂。

③内服方剂。

2. 排除标准

①方剂描述为“主治一切女子疾病”，不能明确是否治疗女性不孕的方剂。

②外用方，坐导药方。

③方剂主治、药物组成、剂量等与前代文献完全一致的方剂。

3. 文献朝代区分标准

考虑到在不同历史朝代中的药物功效有所差异，本研究根据方剂的分布情况及文献研究结果，将其分为三个时期：

①宋代以前（约为公元959年以前）。

②宋金元时期（约为公元960年—公元1367年）。

③明清时期（约为公元1368年—公元1911年）。

（二）文献数据录入及标准化

经纳入标准和排除标准筛选后，共收录291个方剂。

制作Excel表格，录入出处、朝代、原文、症状、机制、证型、方名、药物及剂量、药物煎服法等信息。参考2015版《中华人民共和国药典》《中药大辞典》对中药名进行规范。

（三）数据分析方法

数据分析采用上海道生医疗科技有限公司中医数据与算法研究部开发的“中医方药数据多维趋势分析”软件（2.0版）。该软件通过大数据统计分析的方法，将中医方剂中所蕴含的每一个信息单元进行拆解，而后转化为可量化分析的对象，以实现方剂的多维度统计分析，从而全面地展现方剂的本质特征和细节，自动寻找某一类方剂所隐含的内在的组方规律、药物构成等。

本数据分析包括药物频次、药物联用规律、方剂功效趋势及关联、方剂寒热趋势及方剂升降趋势五个方面的对比。

二、用药规律分析

（一）所用药物数量对比

各个历史时期用于不孕症治疗的方剂共有291个，汉唐时期共66方，宋金元时期共73方，明清时期共152方，结果如下：

汉唐时期所用药物数的中位数为14，均值15，最少1味，最多64味；宋金元时期中位数为16，均值15，最少2味，最多42味；明清时期中位数为9，均值9，最少1味，最多29味。

从结果看，随着时间变化，药物数逐渐减少，到明清时期，所用药味多为7～12味之间，不再应用大量中药组成药方。

（二）方剂功效趋势对比

汉唐时期的不孕症治疗方剂以温里散寒、通经除痹、荡积消癥为主，方中的补与泄，是以泄为主，以补为辅的。

宋金元时期的不孕症治疗方剂，整体上承自汉唐，但用药上渐趋于和缓，补的成份在加重，泄的力量在减轻。

明清时期治疗不孕症的方剂较前代发生了很大的变化，补益的部分大幅度增加，尤其是补益脾肾和填精补血，泄的部分非常重视理气活血，而不是破积消癥，也不再那么重视通经除痹。

不同的历史时期，医家对同一种疾病的病因病机认识有所不同，这就决定了他们在组方用药上的差异，有不同的侧重点和不同的组合规律，相互配合。如汉唐和宋金元时期治疗不孕症多会使用现在被归入“祛风湿药”的一些药物，功能是除痹，但这些药物多可通经脉，女子以冲任二脉为本，治疗过程中有此倾向或许与此有关。补脾一直是治疗不孕症组方的一个重要方向，其重要性可能重于补肾。在不同功效的关联规律中我们可以看到，通经除痹与温里散寒、补气与补脾、补脾与化湿、补肾与填精等，往往成对出现，这也提示了组方用药的组合规律。（表 2.1、表 2.2）

表 2.1 各个历史时期用于不孕症治疗的方剂整体功效趋势

汉唐	宋金元	明清
除痹	除痹	补脾
温里散寒	温里散寒	活血化瘀
破血消癥	破血消癥	补血
活血化瘀	活血化瘀	理气、除滞气
消积、荡滞	利水	补肾
消痈散结	消积、荡滞	填精、益精
利水	祛风	解郁、开郁结
补脾	消痈散结	温里散寒
通经、通顺血脉	补血	化湿利湿
养而安神魂	补脾	利水

表 2.2 各个历史时期用于不孕症治疗的方剂整体功效趋势关联

汉唐	宋金元	明清
除痹—温里散寒	除痹—温里散寒	补脾—化湿利湿
补脾—补气	活血化瘀—除痹	理气、除滞气—解郁、开郁结
通经、通顺血脉—除痹	补气—补脾	填精、益精—补肾
温里散寒—通经、通顺血脉	活血化瘀—补血	活血化瘀—补血
破血消癥—消积、荡滞	散寒解表—温经	补脾—补气
消积、荡滞—泻下	温经—温里散寒	活血化瘀—理气、除滞气
活血化瘀—补血	温里散寒—散寒解表	利水—补脾
活血化瘀—除痹	温里散寒—通经、通顺血脉	化湿利湿—利水
散寒解表—温经	通经、通顺血脉—除痹	解郁、开郁结—活血化瘀
温经—温里散寒	养而安神魂—补脾	补肾—补血

（三）代表方

基于方剂功效，在前8个功效点中有6个及以上重合的方剂如下：

1. 汉唐

常山、大黄、巴豆、附子、苦参、白薇、干姜、人参、细辛、鹤草芽、龙胆、沙参、玄参、丹参、芍药、附子、牛膝、茯苓、牡蒙、雚菌。

2. 宋金元

（1）重合点为7

花椒、细辛、芜荑、白石英、白薇、泽兰、人参、石斛、防风、牡蒙、白芷、桔梗、牛膝、大黄、甘草、白蔹、五味子、肉桂、黄芪、蛴螬、僵蚕、白术、玄参、桃仁、牡丹皮、沙参、卷柏、川芎、干姜、白芍、露蜂房、石钟乳、紫石英、干漆、附子、熟地黄、柏子仁、附子、当归、虻虫、茯苓、水蛭。

（2）重合点为6

①桃花、苏合香、安息香、木香、槟榔、芒硝、水蛭、虻虫、鳖甲、血竭、附子、柴胡、卷柏、当归、辛夷、白芷、紫石英、禹余粮、川芎、牡丹皮、细辛、麦冬、羌活、肉桂、肉豆蔻；

②泽兰、陈皮、龙骨、禹余粮、紫石英、远志、当归、川芎、蒲黄、桃仁、藁本、卷柏、白芷、覆盆子、菴闾子、麦冬、人参、肉桂、蛇床子、细辛、干姜、熟地黄、花椒、茯苓、石膏、车前子、白薇、赤石脂；

③白薇、柏子仁、白芍、当归、肉桂、附子、萆薢、白术、吴茱萸、木香、细辛、川芎、槟榔、熟地黄、牡丹皮、紫石英、人参、石斛、茯苓、泽兰、牛膝；

④白薇、细辛、防风、人参、秦艽、花椒、白蔹、肉桂、牛膝、干姜、芜荑、沙参、干漆、赤芍、五味子、川芎、卷柏、附子、山茱萸、水蛭、熟地黄、桃仁、虻虫、鼠妇、柏子仁、僵蚕、蛴螬、牡丹皮、白石脂、紫石英、石钟乳；

⑤禹余粮、僵蚕、乌贼骨、龙骨、肉桂、灶心土、石韦、干姜、滑石、

赤芍、半夏、代赭石。

3. 明清

①人参、白术、茯苓、川芎、当归、熟地黄、甘草、白芍、益母草；

②大黄、火麻仁、郁李仁、枳壳、山药、独活、山茱萸、槟榔、菟丝子、车前子、牛膝；

③熟地黄、山茱萸、山药、茯苓、牡丹皮、泽泻、香附、艾叶；

④熟地黄、山药、山茱萸、茯苓、牡丹皮、泽泻；

⑤鹿角霜、川芎、白芍、白术、茯苓、花椒、人参、当归、杜仲、甘草、菟丝子、生地黄。

（四）方剂整体寒热趋势对比

不论在哪个历史时期，治疗不孕大多数方剂大都偏温热，少数偏寒凉。

三个时期治疗不孕症方剂在寒热趋势上均趋于热，其中宋金元时期的方剂整体热性最为明显。（图 1～图 3，表 2.3）

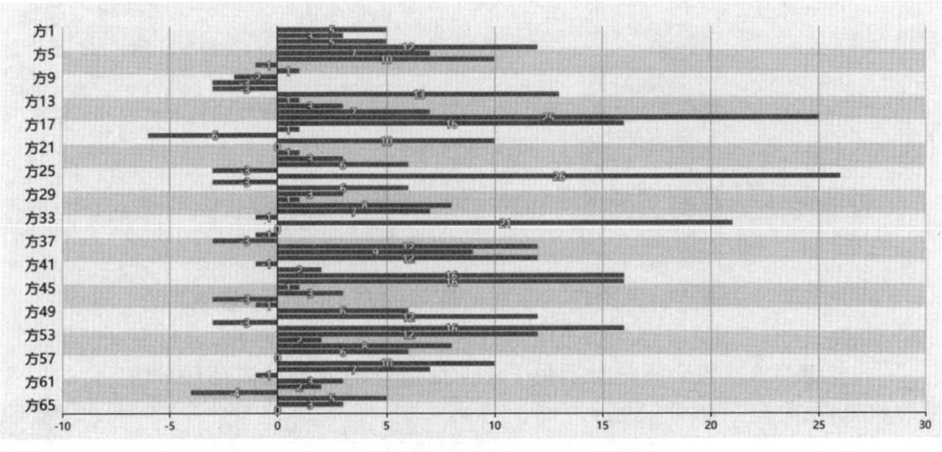

图 1 汉唐时期治疗不孕症所使用的方剂的整体寒热趋势

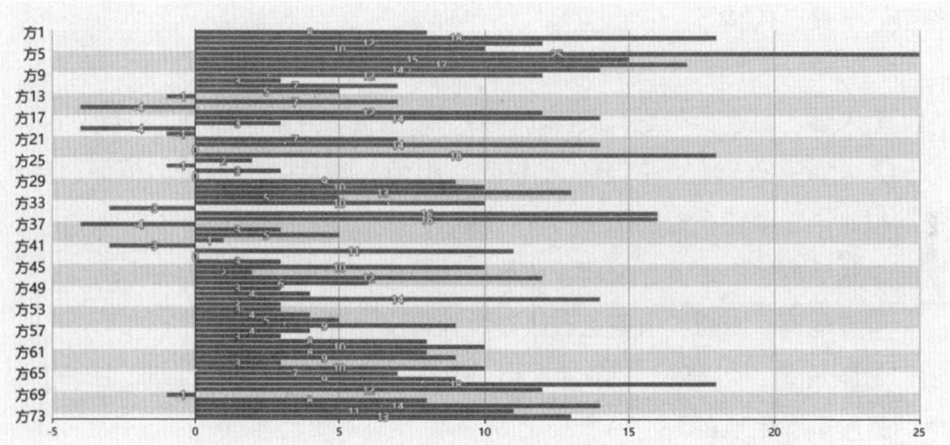

图 2　宋金元时期治疗不孕症所使用的方剂的整体寒热趋势

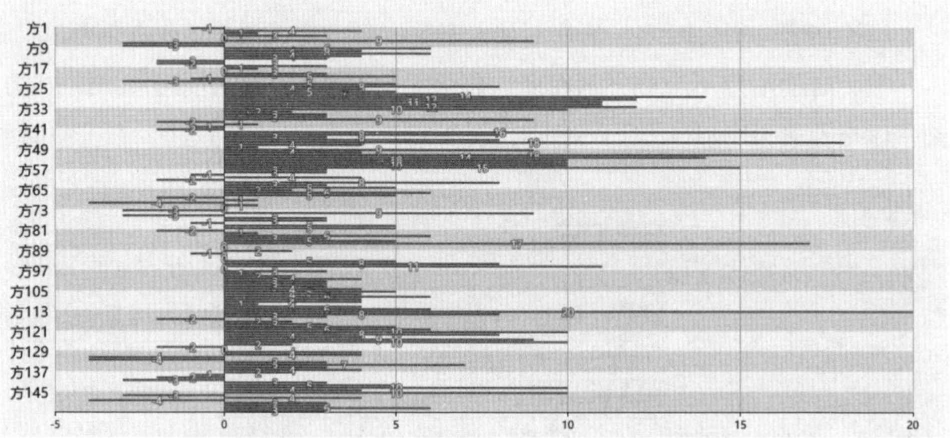

图 3　明清时期治疗不孕症所使用的方剂的整体寒热趋势

表 2.3　各个历史时期用于不孕症治疗的方剂整体寒热分值

时期	方剂数	中位数	均值	热性方剂数（百分数）	热性方剂平均值	寒性方剂数（百分数）	寒性方剂平均值	平性方剂数（百分数）
汉唐	66	3	4.92	46（69.7%）	7.91	16（24.2%）	−2.44	4（6.1%）
宋金元	73	7	7.23	61（83.6%）	9.02	9（12.3%）	−2.44	3（4.1%）
明清	152	3	3.96	115（75.6%）	5.79	28（18.4%）	−2.29	9（6.0%）

（五）方剂整体升降趋势对比

三个时期治疗不孕症所使用方剂在升降趋势上均偏于降，其中汉唐时期和宋金元时期偏于降的方剂百分比均超过半数。（图 4 ～ 图 6，表 2.4）

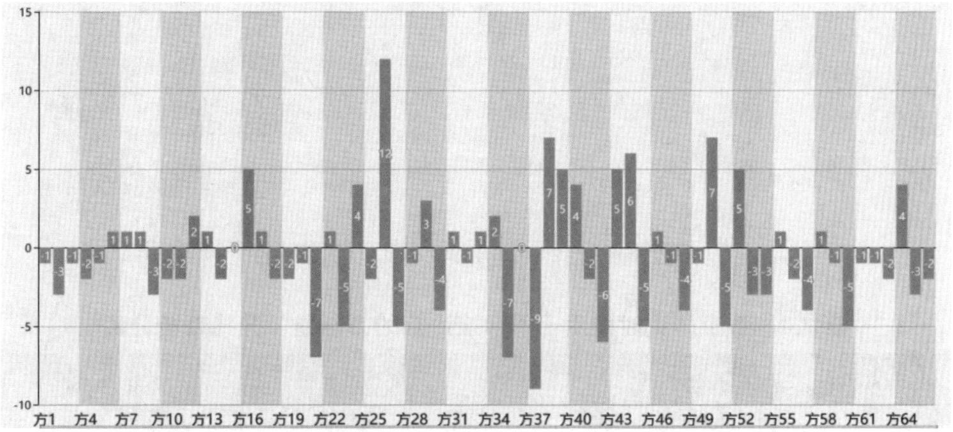

图 4 汉唐时期治疗不孕症所使用的方剂的整体升降趋势

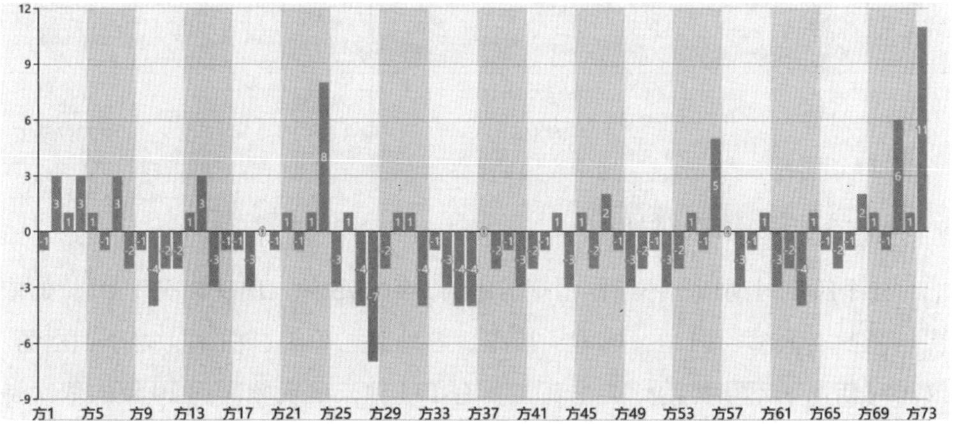

图 5 宋金元时期治疗不孕症所使用的方剂的整体升降趋势

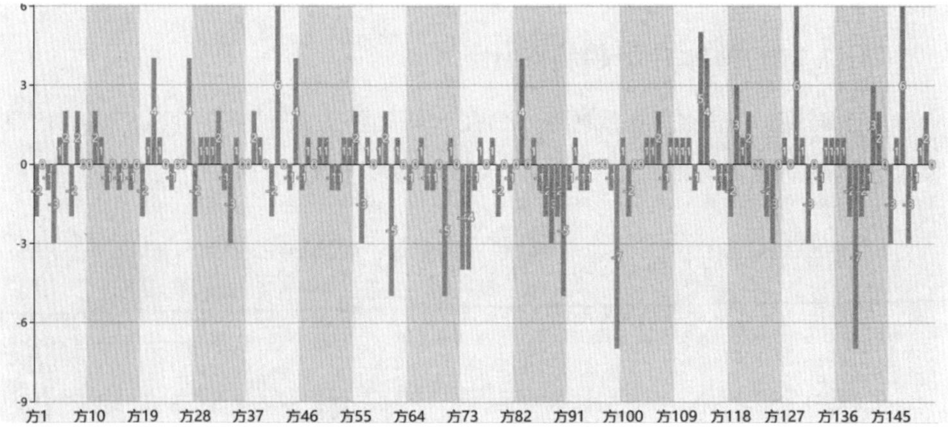

图 6　明清时期治疗不孕症所使用的方剂的整体升降趋势

表 2.4　各个历史时期用于不孕症治疗的方剂整体升降趋势分值

时期	方剂数	中位数	均值	偏于升的方剂数（百分数）	偏于升的方剂平均值	偏于降的方剂数（百分数）	偏于降的方剂平均值	无明显偏向的方剂数（百分数）
汉唐	66	–1	–0.48	25（37.9%）	3.28	39（59.1%）	–2.92	2（3.0%）
宋金元	73	–1	–0.53	25（34.2%）	2.44	45（61.7%）	–2.22	3（4.1%）
明清	152	0	–0.03	61（40.1%）	1.8	55（36.2%）	–2.07	36（23.7%）

（六）药物频次对比

各个历史时期用于不孕症治疗的中药共有 275 种，出现频次前 10 位的依次是当归、人参、肉桂、川芎、茯苓、熟地黄、干姜、白术、附子、白芍。汉唐时期用于不孕症治疗的中药主要有 175 种，出现频次前 10 位的依次是肉桂、干姜、人参、当归、细辛、附子、花椒、川芎、茯苓、甘草。宋金元时期用于不孕症治疗的中药主要有 166 种，出现频次前 10 位的依次是肉桂、当归、人参、川芎、牛膝、附子、干姜、熟地黄、细辛、甘草。明清时期用于不孕症治疗的中药主要有 174 种，出现频次前 10 位的依次是当归、茯苓、

川芎、熟地黄、白术、人参、白芍、香附、肉桂、牡丹皮。(表 2.5)

表 2.5 各个历史时期用于不孕症治疗的中药前 10 位

汉唐	频次(百分比)	宋金元	频次(百分比)	明清	频次(百分比)
肉桂	45(4.34%)	肉桂	50(4.39%)	当归	92(6.13%)
干姜	41(3.95%)	当归	45(3.95%)	茯苓	75(5.00%)
人参	36(3.47%)	人参	39(3.43%)	川芎	70(4.67%)
当归	31(2.99%)	川芎	34(2.99%)	熟地黄	69(4.60%)
细辛	29(2.79%)	牛膝	34(2.99%)	白术	66(4.40%)
附子	29(2.79%)	附子	34(2.99%)	人参	65(4.33%)
花椒	28(2.70%)	干姜	30(2.64%)	白芍	59(3.93%)
川芎	25(2.41%)	熟地黄	28(2.46%)	香附	56(3.73%)
茯苓	25(2.41%)	细辛	27(2.37%)	肉桂	42(2.80%)
甘草	21(2.02%)	甘草	24(2.11%)	牡丹皮	29(1.93%)
厚朴	19(1.83%)	厚朴	23(2.02%)	甘草	28(1.87%)
大黄	19(1.83%)	牡丹皮	23(2.02%)	杜仲	26(1.73%)
牛膝	18(1.73%)	白薇	23(2.02%)	陈皮	24(1.60%)
防风	18(1.73%)	花椒	23(2.02%)	半夏	23(1.53%)
干地黄	17(1.64%)	茯苓	22(1.93%)	山药	23(1.53%)

(七)药物联用规律对比

各个历史时期用于不孕症治疗的药物的两两关联规律、三三关联规律和四四关联规律如表 2.6、表 2.7、表 2.8。

表 2.6 各个历史时期用于不孕症治疗的药物的两两关联规律

汉唐	频次	宋金元	频次	明清	频次
干姜—肉桂	31	当归—肉桂	37	川芎—当归	62
当归—肉桂	29	人参—当归	32	当归—白芍	55
人参—肉桂	28	人参—肉桂	31	当归—熟地黄	54
人参—当归	26	川芎—当归	31	人参—茯苓	48
细辛—肉桂	26	川芎—肉桂	29	当归—茯苓	47
人参—干姜	25	牛膝—附子	29	川芎—白芍	45
干姜—花椒	25	牛膝—肉桂	28	川芎—香附	45
细辛—附子	25	肉桂—附子	28	当归—香附	45
人参—细辛	24	人参—川芎	27	白术—茯苓	45
当归—细辛	24	当归—牛膝	27	人参—白术	44

表 2.7 各个历史时期用于不孕症治疗的药物的三三关联规律

汉唐	频次	宋金元	频次	明清	频次
人参—当归—肉桂	24	川芎—当归—肉桂	27	川芎—当归—熟地黄	43
当归—细辛—肉桂	22	人参—当归—肉桂	26	川芎—当归—白芍	43
人参—干姜—肉桂	21	人参—川芎—当归	25	川芎—当归—香附	40
人参—当归—细辛	21	牛膝—肉桂—附子	25	川芎—当归—茯苓	36
人参—细辛—肉桂	21	人参—川芎—肉桂	23	川芎—当归—白术	35
细辛—肉桂—附子	21	当归—牛膝—肉桂	22	人参—当归—茯苓	33
川芎—当归—肉桂	20	当归—牛膝—附子	22	人参—白术—茯苓	33
干姜—当归—肉桂	20	人参—细辛—肉桂	21	当归—熟地黄—白芍	33
干姜—细辛—肉桂	20	川芎—当归—熟地黄	21	当归—白芍—香附	32
干姜—细辛—附子	20	川芎—熟地黄—肉桂	21	当归—白术—茯苓	31

表 2.8 各个历史时期用于不孕症治疗的药物的四四关联规律

汉唐	频次	宋金元	频次	明清	频次
人参—当归—细辛—肉桂	19	人参—川芎—当归—肉桂	21	川芎—当归—白芍—香附	29
人参—川芎—当归—肉桂	17	川芎—当归—熟地黄—肉桂	19	川芎—当归—熟地黄—白芍	28
人参—干姜—当归—肉桂	17	人参—当归—甘草—肉桂	18	川芎—当归—熟地黄—香附	28
人参—当归—肉桂—茯苓	17	人参—当归—细辛—肉桂	18	川芎—当归—熟地黄—茯苓	26
川芎—干姜—当归—肉桂	17	当归—牛膝—肉桂—附子	18	川芎—当归—白术—白芍	26
川芎—干姜—细辛—肉桂	17	人参—当归—牡丹皮—肉桂	17	川芎—当归—白术—茯苓	26
人参—川芎—干姜—肉桂	16	人参—牛膝—肉桂—附子	17	人参—川芎—当归—茯苓	25
人参—干姜—当归—细辛	16	人参—川芎—当归—熟地黄	16	人参—当归—白术—茯苓	23
人参—干姜—细辛—肉桂	16	人参—川芎—当归—甘草	16	川芎—当归—熟地黄—白术	23
人参—干姜—肉桂—花椒	16	人参—川芎—熟地黄—肉桂	16	川芎—当归—茯苓—香附	23

由于汉唐及宋金元时期所用的方剂中药物数过多（汉唐时期方剂中药物数最高的方剂含有 64 味药，宋金元时期药物数最高的方剂含有 42 味药），已超过软件的算力极限，故在此（表 2.9）仅列出明清时期药物的五五关联规律及六六关联规律。

表 2.9 明清时期药物联用规律（五五、六六）

五五关联规律	频次	六六关联规律	频次
人参—川芎—当归—白术—茯苓	20	人参—川芎—当归—白术—白芍—茯苓	14
人参—川芎—当归—熟地黄—茯苓	18	人参—川芎—当归—熟地黄—白术—茯苓	13
川芎—当归—熟地黄—白芍—香附	18	川芎—当归—白术—白芍—茯苓—香附	11
川芎—当归—白术—白芍—茯苓	18	川芎—当归—甘草—白术—白芍—茯苓	10
川芎—当归—白术—白芍—香附	17	人参—川芎—当归—熟地黄—白术—白芍	9

三、 总结

本次数据挖掘结果显示，从各个历史时期的用药功效上看，汉唐时期和宋金元时期应用了大量的温里散寒、破血消癥药物，可见当时对不孕症的主要病机认识在于寒和血瘀，而明清时期增加了大量的补脾利水、补肾填精、理气解郁的药物，提示此时的医家认为其病机以气、瘀、湿为主，用药也更趋于温和。

将高频用药与寒热趋势结合来看，各时期的高频用药均以温热药或平性药为主，其中汉唐时期和宋金元时期应用了大量的肉桂、干姜、附子、花椒等大热药物，而明清时期更倾向于使用温性或平性药物，从高频药物可明显看出四物汤的组合（当归、熟地黄、白芍、川芎）。

将高频用药与升降趋势结合来看，汉唐时期偏于降泻的药物共5个（肉桂、大黄、厚朴、牛膝、干地黄），宋金元时期偏于降泻的药物共4个（肉桂、牛膝、熟地黄、厚朴），明清时期偏于降泻的药物共3个（熟地黄、肉桂、半夏），结合各朝代方剂的百分比和均值，可以看出随着朝代变迁，偏于降的方剂占比明显下降，用药整体更倾向于无明显升降趋势。

而从药物联用规律结果上可见，汉唐与宋金元两个时期之间差异较小，均以人参、当归、肉桂等热性药物为药物组合的中心。汉唐时期用药更为注重干姜与其他药物的联用，从宋金元时期起，药物中川芎的应用大幅度提高，且肾经药物如牛膝、熟地黄等的应用也较多，而到了明清时期，医家更侧重于白芍、香附等理气药和茯苓、白术等补脾补气利水的药物，提示了随着时代的变化，医家们对不孕症病位病机的认识及用药倾向的变化。

汉唐时期《诸病源候论》中提到“然妇人挟疾无子，皆由劳伤血气，冷热不调，而受风寒，客于子宫，致使胞内生病，或月经涩闭，或崩血带下，致阴阳之气不和，经血之行乖候，故无子也”[7]，认为“劳伤血气”是病因之本，在治疗上倾向于治本——补脾补气、活血补血，治标——温里散寒、通经活血，用药整体偏于温热，这一认识也延续到了宋金元时期。而宋金元时期《圣济总录》中提到“论曰妇人所以无子者，冲任不足，肾气虚寒也”“妇人无子者，多由血少不能摄精”[8]。此时医家大多认为冲任不足，肾气虚寒，阴阳不和，从而导致不孕，故这一时期在药物联用组合中增加了牛膝、熟地黄等归属肾经的药物，减少了大黄这类降泻倾向较强的药物，方剂整体热性在三个时期中最高。明清时期《景岳全书》中提到“凡男女胎孕所由，总在血气”“妇人所重在血，血能构精，胎孕乃成”[9]，由此对“血气”的治疗不仅停留在补脾补气上，而且开始应用大量的理气解郁（肝）药，同时也更注重肾的补益（补肾填精）。

值得注意的是，汉唐至宋金元时期用了大量的肉桂、干姜、附子等大辛大热类药物，用药一派温热之象，故《景岳全书》中提到“所以凡种子丸散，切不可杂以散风、消导及败血、苦寒、峻利等药。盖凡宜久服而加以此类，则久而增气，未有不反伤气血，而难于孕者也”[9]。这个说法为明清时期药味数减少、用药趋于温和提供了理论依据。

附 古代不孕症治疗常用药物的现代应用

古代常用于治疗不孕症的药物在现代并不一定常用（如牡蒙），或已经不常用于不孕症的治疗（如细辛、附子）。现代常用于治疗不孕症的药物与古代未必相同。有鉴于此，由经验丰富的中医妇科医师撰写了古代不孕症治疗常用药物的现代应用，以飨读者。

1. 川芎

血分药，为血中气药，用于排卵障碍型不孕症的促排卵治疗的卵泡期和排卵期（排卵后患者可能妊娠，考虑到川芎具有行血动血之性，故排卵后少用），用于血水同病（如当归芍药散）所致的腹痛、癥瘕（如子宫腺肌病、子宫内膜异位症、子宫肌瘤、盆腔炎性疾病后遗症等），用于肝郁气滞的气血同治（如柴胡疏肝散），用于经行头痛（与天麻是对药），用于血虚诸症（如四物汤）。

2. 白术

健脾燥湿，用于脾虚湿盛所致的带下症（如完带汤）。白术重在健脾益气，用于脾虚湿困而偏于虚证者，另外“白术与黄芩为安胎圣药”，用于气血虚弱所致的胎漏、胎动不安（如胎元饮），脾胃虚弱所致的妊娠恶阻（如香砂六君子汤），配伍枳实，临床常用枳术丸加减以治疗宫缩乏力、子宫肌瘤等病。

3. 苍术

重在健脾燥湿，用于湿浊内阻而偏于实证者，如用于脾虚痰盛所致的肥胖型多囊卵巢综合征（如苍附导痰丸），用于湿滞中焦的胃炎、胃癌术后（如平胃散、柴平汤），用于湿热下注的痿证痹证（如二妙、三妙、四妙）。

4. 柴胡

妇科临床常用，用于少阳枢机不利出现的少阳证（如柴胡类方），用于肝失疏泄，气机郁滞所致的月经不调、痛经、围绝经期综合征、情志异常，如抑郁、焦虑不安、失眠等（如逍遥散、丹栀逍遥散、柴胡疏肝散），用于升阳举陷（如补中益气汤、升陷汤）。

5. 枳实

破气化痰，配伍白术，临床常用枳术丸加味以治疗宫缩乏力、子宫肌瘤等病。破气除痞，消积导滞，用于热结便秘（如大、小承气汤）。

6. 阿胶

既可补血，又可止血，妇科临床常用，单味药即可应用，临床可做食疗。治疗血虚血寒的崩漏（如胶艾汤）；滋肾阴以制心火，用于围绝经期综合征失眠（如黄连阿胶汤）。孕期宜用，用于安胎（基本方为寿胎丸），用于虚寒型妊娠腹痛（如胶艾汤）。

7. 芍药

白芍酸收，敛肝阴以养血（如四物汤），养血柔肝，缓急止痛（如逍遥散、芍药甘草汤），敛阴和营以调营卫（如桂枝汤）。赤芍清热凉血，活血化瘀止痛（如宫外孕Ⅰ号方、宫外孕Ⅱ号方）。

8. 大黄

用于瘀血阻滞所致的腹痛，与桃仁相须为用（如下瘀血汤）。活血逐瘀通经，用于月经后期，或崩漏下血，舌紫黯有大片瘀斑（如桃核承气汤）。泻下攻积功效较强，与芒硝相须为用，用于阳明腑实证（如大承气汤、调胃承气汤）。

9. 栀子

能泻三焦火邪，泻心火除烦，临床常用治疗失眠、精神神经症状，如紧张、焦虑不安（如栀子豉汤、栀子厚朴汤、丹栀逍遥散）。

10. 细辛

起始量为 10 g，先煎 30 分钟，用于过敏性鼻炎（如小青龙汤）。

11. 厚朴（浓朴）

燥湿消痰，下气宽中，用于七情郁结、痰气互阻的梅核气和慢性咽炎（如半夏厚朴汤）。有下气宽中、消积导滞的功效，用于热结便秘（如大、小承气汤）。有燥湿下气、除胀满的功效，用于湿阻中焦的胃炎和胃癌术后（如平胃散、柴平汤）。

12. 人参

大补元气，治疗气虚所致诸证（如四君子汤），用于脾虚型崩漏（如固本止崩汤、归脾汤），用于气阴两虚的围绝经期综合征（如生脉散）。既补气，又生津，用于气津两伤的消渴（如白虎加人参汤）。可安神益智，用于围绝经期综合征的记忆障碍（如不忘散）。

13. 黄芪

补气健脾，用于脾气虚证（如归脾汤、十全大补汤）。升阳举陷，用于子宫脱垂、胃下垂、脱肛（如补中益气汤、升陷汤）。益卫固表，用于围绝经期综合征的表虚自汗（如玉屏风散）。

14. 牡蛎

镇惊安神，用于心悸、失眠、易惊，与龙骨相须为用（如柴胡加龙骨牡蛎汤、桂枝加龙骨牡蛎汤、桂枝甘草龙骨牡蛎汤）。软坚散结，用于癥瘕积聚，如子宫内膜异位症、子宫腺肌病。

15. 吴茱萸

散寒止痛，用于厥阴头痛（如吴茱萸汤），用于虚寒型痛经（如《金匮》温经汤）。止痛疗效好，但口感差，患者不易耐受。

16. 茯苓

利水渗湿，利水而不伤正，用于妇科血水同病（如当归芍药散、桂枝茯苓丸）的腹痛、癥瘕，如子宫腺肌病、子宫内膜异位症、子宫肌瘤、盆腔炎性疾病后遗症等，苓桂剂（如苓桂术甘汤、五苓散）应用广泛。宜心脾，宁心安神，用于心脾两虚的心悸、失眠、健忘（如归脾汤），临床常用于治疗心悸（如小柴胡去黄芩加茯苓汤）。

17. 艾叶

温经止血，用于血虚血寒的崩漏（如胶艾汤）。温经脉，逐寒湿，止冷痛，用于寒客胞宫所致的月经不调、痛经、宫寒不孕（艾附暖宫丸）。外用，制成艾绒、艾条、艾炷，温灸特定穴位（如神阙、气海、关元、子宫穴）以调经止痛。外用，煮水泡脚以预防痛经。

18. 菟丝子

补肝肾安胎，用于肾虚的胎动不安、滑胎（如寿胎丸），治疗滑胎应量大（30 g），与党参（30 g）配伍疗效更好。补肾益精，用于男女不孕不育症（如五子衍宗丸），用于席汉综合征、卵巢功能减退、早发性卵巢功能不全（如四二五合方）。

19. 杜仲

补肝肾，强筋骨，用于产后感寒所致的腰痛、四肢关节冷重（如独活寄生汤）。有安胎功效，用于肾虚不固所致的胎漏、胎动不安、滑胎（如安奠二天汤、胎元饮）。

20. 香附

疏肝解郁，行气止痛，用于肝气郁结的胁肋胀痛（如柴胡疏肝散）。疏肝解郁，调经止痛，用于气滞血瘀型痛经、月经不调（如膈下逐瘀汤、乌药汤）。理气行滞调经，用于痰湿阻滞型月经不调（如苍附导痰丸）。

21. 芒硝（朴硝、马牙硝）

清热消肿，可外用，用于妇科手术后切口感染渗液，与大黄粉比例为5∶1，封包外敷可消炎消肿。用于乳腺炎，封包外敷，或者开水冲后纱布浸汁外敷，可避免手术切开引流。清热攻积，可内服，用于月经后期，或崩漏下血，舌紫黯有大片瘀斑（如桃核承气汤）。清热泻下攻积，与大黄相须为用，以增强泻下通便的作用，用于阳明腑实证（如大承气汤、调胃承气汤）。

22. 花椒

杀虫止痒，外用，熏洗坐浴，治疗外阴白斑、慢性外阴炎、湿疹所致的外阴瘙痒，单用即可取效。

23. 桃仁

活血化瘀力量较强，是破血药，用于瘀血阻滞所致的闭经、痛经，与红花相须为用（如桃红四物汤、血府逐瘀汤），用于产后瘀血阻滞所致的腹痛、恶露不尽（如生化汤），用于瘀血阻滞所致的癥瘕积聚（如桂枝茯苓丸），用于瘀血阻滞所致的腹痛，与大黄相须为用（如下瘀血汤）以及有润肠通便的功效，用于肠燥便秘者。

24. 水蛭

入血分，破血逐瘀力强，用于慢性病、病程长、“久病必有瘀，怪病必有瘀”者，临床用于闭经、慢性盆腔炎、癥瘕积聚（如抵当汤）及糖尿病病久有瘀者。

25. 泽泻

用于血水同病（如当归芍药散）所致的腹痛、癥瘕，如子宫腺肌病、子宫内膜异位症、子宫肌瘤、盆腔炎性疾病后遗症等，用于肾虚诸证（如金匮肾气丸、六味地黄丸）。

26. 砂仁

化湿醒脾，行气温中，为“醒脾调胃要药”，用于脾虚气滞，纳差便溏

（如香砂六君子汤，健脾丸）。有行气止呕安胎的功效，用于妊娠恶阻，也可用于胎动不安（如泰山磐石散）。临床常与熟地黄同用，以减轻或消除熟地黄的滋腻碍胃之性。

27. 丹参

活血祛瘀，善调月经，用于月经不调、多囊卵巢综合征。活血凉血消痈、祛瘀止痛疗效好，用于癥瘕积聚、腹痛（如宫外孕Ⅰ号方、宫外孕Ⅱ号方）。除烦安神，用于围绝经期综合征伴心悸、失眠（如天王补心丹）。

第三章

不孕症古代文献病因病机概述

不孕症的病因病机与人类孕育的机制是一体两面的，至今仍有许多模糊的地带。中国人对这一问题的研究非常早，在《黄帝内经》时期就有了较为完备的理论体系，后来又代有增益，可以说中医在不孕问题的认识和治疗上有非常独到的见解，为中华民族的繁衍生息做出了自己的贡献。它主要分为三个方面的内容：第一，与孕育有关的脏腑（包括奇恒之腑）、经脉（冲、任、督、带、手少阴、手太阳等）、物质基础（天癸、气、血等），它们的功能、相互作用和调节的机制；第二，人类发育、孕育的自然过程与特定时机，如女子七七之期，氤氲之时、的候等，以及每个不同阶段机体发生的变化；第三，影响上述脏腑、经脉、天癸、气血等发生改变，导致人的发育或孕育不能自然而然发生的原因和致病过程，即病机。在本文中我们着重论述第三部分的内容，因为“一”和“二”在丛书的其他篇章中已有论及，参见《基础论》。

下面按照时间顺序梳理相关理论。

一、先秦至汉唐

1.《黄帝内经》《难经》中的认知

《黄帝内经》《难经》对孕育的认识多责之冲、任、督三脉。

①督脉病则“不孕”。《素问·骨空论》：“此生病，从少腹上冲心而痛，不得前后，为冲疝。其女子不孕，癃痔遗溺嗌干。督脉生病治督脉，治在骨上，甚者在齐下营。”

②任脉病则“瘕聚”，而“癥瘕”是不孕的重要病因。《素问·骨空论》：“任脉为病，男子内结七疝，女子带下瘕聚。”《难经》：“任之为病，其内苦结，男子为七疝，女子为瘕聚。”

③冲任二脉并女子胞，天癸是最重要的物质基础，与不孕直接相关。《素问·上古天真论》："二七天癸至，任脉通，太冲脉盛，月事以时下，故有子……七七任脉虚，太冲脉衰少，天癸竭，地道不通，故形坏而无子耳。"《太素》注："天癸，精气也。任冲脉起于胞中下极者也，今天癸至，故任脉通也，伏冲之脉起于气街，又天癸至，故冲脉盛也。二脉并营子胞，故月事来以有子也""任冲二脉气血俱少，精气尽，子门闭，子宫坏，故无子"。《难经集注》："杨曰：任者、妊也，此是人之生养之本。"

2.《诸病源候论》中的认识

《诸病源候论》将心经与小肠经纳入了这个冲任调摄的系统，对后世影响较大。《诸病源候论》："冲脉、任脉为经络之海。任之为病，女子则带下。而手太阳为小肠之经也，手少阴心之经也，心为脏，主于里，小肠为腑，主于表。此二经之血，在于妇人，上为乳汁，下为月水，冲任之所统也。"

3."不孕"是多种妇科疾病的共同后果

此时，人们已经认识到"不孕"是多种妇科疾病的共同后果。唐代有关不孕症的文献散在于各种方书之中，论述比较简略，如《备急千金要方》在治疗不孕症的方药前，多没有详论病因病机，而是笼统地说为"治妇人下焦三十六疾，不孕绝产方""治带下百病无子"。《外台秘要》也有"妇人百病，断绝绪产"之语。

这一时期的文献中提及最多的是"癥瘕"及"产后"调摄不当导致不孕，但"产后"调摄不当又是"癥瘕"形成的原因之一，同时"产伤"导致的不孕会被单独提出。

①癥瘕与不孕症的关系。《备急千金要方》："治十二瘕癖及妇人带下，绝产无子""妇人血瘕，心腹积聚，产乳余疾绝生。"

②产后调摄不当与不孕症的关系。《外台秘要》："妇人因产冷入子脏，脏中不净，或闭塞不通，胞中瘀血冷滞，出流不尽，时时疼痛为患，或因此断产。"《备急千金要方》云"妇人产后十二癥病，带下无子，皆是冷风寒气，或产后未满百日，胞络恶血未尽，便利于悬圊上，及久坐，湿寒入胞里，结在小腹，牢痛为之积聚"，论述了产后虚损胞络、恶血未尽，又

遇风冷寒气是病因，寒湿入胞，形成积聚是病机演变过程，最终结果是“无子”。

③产伤与不孕的关系。《备急千金要方》：“胞中创，咳引阴痛，小便自出，子门不正，令人无子。”《千金翼方》：“产后半身枯悴，伤坠断绝，无子。”

④先天或后天原因导致妇人生殖系统形态发生改变，以致不孕，如“子门不正”“子脏偏僻”等，具体所指未详。

⑤其他，如“劳损”“风冷”“寒痹”“漏下”等皆可导致不孕。

⑥不孕之脉的论述。《备急千金要方》：“右手关后尺中阳绝者，无子户脉也。病苦足逆寒，绝产，带下，无子，阴中寒，刺足少阴经，治阴。”

4. “子脏冷”“胞受邪”在病机中占有重要地位

《诸病源候论》论述病机甚详，但最终的落脚点往往归于“子脏冷”，或风寒等邪气与血搏结，结于子脏。如“子脏冷无子者，由将摄失宜，饮食不节，乘风取冷，或劳伤过度，致风冷之气乘其经血，结于子脏，子脏则冷，故无子”“带下无子者，由劳伤于经血，经血受风邪则成带下。带下之病，白沃与血相兼带而下也。病在子脏，胞内受邪，故令无子也”。

在《备急千金要方》《外台秘要》等书中，对病因病机的论述都比较简略，但在治则治法与用药上，与“子脏冷”“胞受邪”是可对应的，如《外台秘要》“广济疗无子，令子宫内炙丸方”，《备急千金要方》“治妇人绝产，生来未产，荡涤腑脏，使玉门受子精方”。

故这一时期治疗不孕症的药物，辛温大热之品多，破血消积药亦常见，具体可参见《古代不孕症方剂用药规律分析》一章。

5. 关于不孕症的病位

在汉唐时期，人们认为不孕症的病位主要是子脏（胞宫）和经脉，除冲、任、督、带外，还提及心经、小肠经、肾经，余经余脏未见提及。

二、 宋金元时期

这一时期的文献关于不孕症病因病机论述与汉唐时期大体相似，上文所提到的癥瘕、产后、劳损、风寒等仍然被反复提及，病位也多定位于冲任、胞宫（子脏）等。需要指出的是对气与血的重视，在宋金元时期被提到了空前的高度，汉唐时期虽然亦有提及，但多为“阴气”“气积”“气壅”“劳伤气血”“旧血”“新血”“恶血”“搏与血”等语，作为整个病机中的一环、一个因素，但在宋金元时期，气血的异常成了一个简明、直接的病机，而不仅是一个因素而已。

另外，在汉唐时期，不孕症的病位除子脏（胞宫）外，所涉皆为经脉，未涉及具体的脏腑，但在宋金元时期，部分医家开始将病位归于“肾”。

下面所列宋金元时期对病因、病机的描述，文字基本出自文献原文，过于冗长者，笔者依文义进行了总结：

①子脏 / 子宫虚冷。

②子脏风冷。

③子脏风虚积冷。

④子脏久积风虚冷气。

⑤风虚积冷，邪气滞留子脏之内。

⑥风冷入于子脏，则令脏冷，致使无子。

⑦若风冷入于子脏，则令脏冷，致令无子。

⑧风冷之气，乘其经血，结于子脏，子脏则冷，故令久无子也。

⑨积聚起于冷气，结入子脏，故令无子。

⑩结积无子。

⑪子脏偏僻，冷结。

⑫冷热结血，搏于子脏而成病，致阴阳之气不和，故月水不通而无子也。

⑬胞胎寒冷。

⑭脏腑久冷。

⑮脏腑宿冷，恶血凝结。

⑯子宫风冷，积血滞于膀胱。

⑰腹脏久积风冷，血气凝涩，不能宣通。

⑱子脏积冷，血气不调。

⑲血弱，子脏风冷凝滞。

⑳禀受气弱，胎脏虚损，子宫冷惫，血寒痼冷。

㉑子宫虚弱，风寒客滞，因而断绪不成孕育。

㉒受气虚弱五劳七伤，脏腑积冷。

㉓气血劳伤，冲任脉虚。

㉔血气久虚。

㉕血虚气惫，阴阳不升降。

㉖血气为患，气滞则血瘀。

㉗气血不调，气倍于血，血不化来，气平血少，血少生热，血不化经。

㉘精气不固，血海久冷。

㉙血风劳气，血海虚冷。

㉚血海久积虚冷。

㉛血气久冷，冲任之脉虚损，胞中宿挟疾病。

㉜冲任之脉虚冷，胞内宿挟疾病。

㉝子脏挟疾。

㉞虚损。

㉟冲任虚损。

㊱阴寒。

㊲上热下冷。

㊳女人自少多病，服燥药无节，使天癸耗动且早，故终身无子。

㊴凡月水不止而合阴阳，则冷气上入于脏，令人身体、面目萎黄，亦令绝子不产也。

㊵若劳伤经脉，冲任气虚，故不能制其经血，令月水不断也。凡月水不止，而合阴阳，则冷气上入于脏，令人身体面目萎黄，亦令绝子不产也。

㊶有胎瘕。

㊷曾经损孕，瘀血停留。

㊸妇人所以无子者，冲任不足，肾气虚寒也。

㊹肾气虚寒，不通系胞，故令无子。

其中，出自《妇人大全良方》的天癸早耗的论述“女人自少多病，服燥药无节，使天癸耗动且早，故终身无子”，值得重视，尤其是在现代社会卵巢早衰患者增多的背景下。

三、 明清时期

明清时期对不孕症病因病机的认识与前代有很大不同，主要表现在：①病位上，肝、脾、肾被提到了空前的地位，经脉的位置退居其次；②重视情志因素与不孕的关系；③汉唐与宋金元时期，无论虚实皆多言寒、少言热，但在明清时期，出现了血热、骨髓热、冲任伏热等多种观点；④痰、痰湿、痰饮成为致病因素；⑤部分医家有一种思想倾向，认为“生育之机，纯由天赋”，药物能产生的作用有限；⑥又有医家提出了“种子之方本无定轨，因人而药，各有其宜”，显示了不孕相关问题的复杂性。

下面所列宋明清时期对病因、病机的描述，文字基本出自文献原文，过于冗长者，笔者依文义进行了总结：

①虚寒。

②冲任虚寒。

③冲任不足，肾气虚寒。

④冲任损伤。

⑤六淫七情之邪伤冲任。

⑥虚损。

⑦五脏虚损，子宫冷惫。

⑧血冷久冷。

⑨血海虚冷。

⑩血海虚寒。

⑪血海久冷。

⑫胞胎寒冷（胞冷）。

⑬风冷入于子脏，则胞脏冷。

⑭风冷寒气。

⑮风冷乘袭子宫。

⑯虚而风寒袭于子宫。

⑰子宫虚弱，风寒客滞。

⑱子脏风冷。

⑲子宫久寒。

⑳子宫虚冷。

㉑子宫虚寒冷闭，多气郁，全是内火煎熬，阴血津液枯涸，但宜滋阴养血。

㉒子宫干涩，无血不能摄受精气。

㉓内热多火，子宫血枯，不能凝精。

㉔冲任伏热。

㉕血中伏热。

㉖骨髓热（骨髓内热）。

㉗子宫太热。

㉘阴虚火旺不能摄精血。

㉙阴虚火旺。

㉚阴虚。

㉛血少，冲任伏热真阴不足。

㉜血少。

㉝血少不能摄精。

㉞血虚。

㉟血虚有热。

㊱血虚有寒。

㊲血气不足。

㊳血气两虚，脾胃并弱（气血两虚，脾胃虚弱）。

㊴血气两虚，脾胃并弱。

㊵血气俱虚，经脉不调。

㊶血气不充，冲任脉虚。

㊷血虚气惫，阴阳不升降。

㊸气血两虚（气血不足）。

㊹气血俱虚，经脉不调。

㊺气血本弱，不能摄元成孕。

㊻真阴既病，则阴血不足者，不能育胎；阴气不足者，不能摄胎。

㊼子宫不能摄受。

㊽精气衰少。

㊾精血不充。

㊿宫无血而精不聚。

(51)气旺血衰（气盛血衰，气多血少）。

(52)七情所伤，血衰气盛。

(53)血气不调。

(54)血不循经。

(55)气郁血滞，经脉不行。

(56)衰由伤于寒气，感于七情，气凝血滞，荣卫不和。

(57)郁怒伤肝，脾虚火动。

(58)肝气郁结，下克脾土。

⑤⑨肝气郁结。

⑥⓪情志郁结。

⑥①产育由于血气，血气由于情怀，情怀不畅则冲任不充，冲任不充则胎孕不受。

⑥②思郁伤心脾。

⑥③思虑过多，伤损脾气。

⑥④肝肾阴虚。

⑥⑤足三阴亏损。

⑥⑥脾肾阳虚。

⑥⑦脾肾两虚。

⑥⑧肾阳衰。

⑥⑨肾火衰，胞胎寒冷。

⑦⓪上热下冷（上热下寒）。

⑦①下元虚弱。

⑦②心肾二火之衰微。

⑦③心肾之火衰致脾胃虚寒。

⑦④脾胃虚寒。

⑦⑤脾胃虚损，不能荣养冲任。

⑦⑥脾胃气虚，带脉拘急。

⑦⑦脾虚湿盛。

⑦⑧膀胱之气不化。

⑦⑨膀胱气化不利，水湿渗入胞胎。

⑧⓪气虚水停。

⑧①胸中有实痰。

⑧②痰湿。

⑧③痰饮。

⑧④痰涎壅滞，血海之波不流，故有过期而经始行，或数月而经一行，及为浊为带为经闭，为无子之病者矣。

⑧5气虚痰盛，满溢子宫，不能受精。

⑧6经滞痰凝。

⑧7胞中实痰。

⑧8湿痰闭子宫。

⑧9痰滞血海，子宫虚冷，不能摄精。

⑨0积血。

⑨1胞中有积血。

⑨2血瘀。

⑨3子宫瘀血。

⑨4瘀浊积于胞中。

⑨5癥瘕痞块。

⑨6血瘕气痞。

⑨7妇人久癥宿痞，脾肾必亏，邪正相搏，牢固不动，气联子脏则不孕。

⑨8任督之脉虚，疝瘕之症起。

⑨9任督虚兼癥瘕。

⑩0督脉生病，女子不孕。（原文出自《黄帝内经》）

⑩1带脉拘急。

⑩2脂膜闭塞子宫（脂膜塞胞）。

⑩3脂满子宫而不纳精。

⑩4女人身体肥胖，子宫脂膜长满。

⑩5躯脂满溢，闭塞子宫。

⑩6女不可为母，得阴气之塞者也（先天）。

⑩7纵肆不节者多不育，以盗损胎元之气也。

⑩8宿疾淹留，传遗脏腑。

⑩9因六淫七情之邪，有伤冲任；或宿疾淹留，传遗脏腑；或子宫虚冷，或气旺血衰，或血中伏热；又有脾胃虚损，不能营养冲任。

综上，不孕症是一个非常复杂的问题，病因复杂，病机复杂，不同的历史时期，医家对此病的认识有共性也有区别，但可以看到其中的递进与演变关系。对所涉病位的认识，除子宫外，汉唐多责之经脉，宋金元开始提到肾，明清则以肝脾肾为主，经脉为次。病邪方面，早期多谈寒，明清始谈热与痰，瘀血的讨论最早，也最为重要。各种原因造成的虚损是病机的重要方面，无虚则邪不入，不传。

第四章

历史文献梳理

一、汉唐及以前不孕相关文献记载

（一）《针灸甲乙经》[10]

卷十二・妇人杂病第十

黄帝问曰：人有重身，九月而喑，此为何病？岐伯对曰：胞之络脉绝也。胞络者系于肾，少阴之脉，贯肾，系舌本，故不能言，无治也，当十月复。治法曰：无损不足，益有余，以成其辜（《素问》作疹）。所谓不足者，身羸瘦，无用镵石也。无益其有余者，腹中有形而泄之，泄之则精出而病独擅中，故曰成辜。曰：何以知怀子且生也？曰：身有病而无邪脉也。

诊女子，手少阴脉动甚者，妊子也。乳子而病热脉悬小，手足温则生，寒则死。乳子中风，病热喘渴（《素问》作鸣），肩息，脉急大，缓则生，急则死。

乳子下赤白，腰俞主之。女子绝子，阴挺出，不禁白沥，上窌主之。女子赤白沥，心下积胀，次窌主之。腰痛不可俯仰，次窌主之，先取缺盆，后取尾骶。女子赤淫时白，气癃，月事少，中窌主之。女子下苍汁，不禁赤沥，阴中痒痛，引少腹控胁，不可俯仰，下窌主之，刺腰尻交者，两胂上，以月生死为痏数，发针立已。肠鸣泄注，下窌主之。妇人乳余疾，肓门主之。乳痈，寒热短气，卧不安，膺窗主之。乳痈，凄索寒热，痛不可按，乳根主之。绝子，灸脐中，令人有子。女子手脚拘挛，腹满，疝，月水不通，乳余疾，绝子阴痒，阴交主之。腹满疝积，乳余疾，绝子阴痒（《千金》云：奔豚上腹坚痛，下引阴中，不得小便，刺阴交入八分），刺石门。女子绝子，衃血在内不下，关元主之（《千金》云：胞转不得尿，少腹满，石水痛，刺关元，亦宜炙）。女子禁中痒，腹热痛，乳余疾，绝子，内不足，子门不端，少腹苦寒，阴痒及痛，经闭不通，中极主之。妇人下赤白沃后，阴中干痛，恶合阴阳，少腹膜坚，小便闭，曲骨（《千金》作屈骨）主之。女子血不通，会阴主之。妇人子脏中有恶血逆满痛，石关主之。月水不通，奔豚泄气，上下引腰脊痛，气穴主之。女子赤淫，大赫主之。女子胞中痛，月水不以时休止，天枢主之（《千金》云：腹胀肠鸣，气上冲胸，刺天枢）。小腹胀满痛，引阴中，月水至则腰脊痛，胞中瘕，子门有寒，引髌髀，水道主之（《千金》云：大小便不通，刺水道）。女子阴中寒，归来主之。女子月水不利，或暴闭塞，腹胀满癃，淫泺身热，腹中绞痛，癞疝阴肿，及乳难，子抢心，若胞衣不出，众气尽乱，腹满不得反复，正偃卧，屈一膝，伸一膝，并气冲，针上入三寸，气至泻之。妇人无子，及少腹痛，刺气冲主之。妇人产余疾，食饮不下，胸胁榰满，眩目足寒，心切痛，善噫，闻酸臭，胀痹，腹满，少腹尤大，期门主之。妇人少腹坚痛，月水不通，带脉主之。妇人下赤白，里急瘛疭，五枢主之。妒乳（《千金》云：膺胸痛），太渊主之。绝子，商丘主之（穴在内踝前宛宛中）。女子疝瘕，按之如以汤沃其股内至膝，飧泄，灸刺曲泉。妇人阴中痛，少腹坚急痛，阴陵泉主之。妇人漏下，若血闭不通，逆气胀，血海主之。月事不利，见血而有身反败，阴寒，行间主之。乳痈，太冲及复溜主之。女子疝及少腹肿，溏泄，癃，遗溺，阴痛，面尘黑，目下眦痛，太冲主之。女子少腹大，乳难，嗌干，嗜饮，中封主之。女子漏血，太冲主之。女子侠脐疝，中封主之。大疝绝子，筑宾主之。女子疝，小腹肿，赤白淫，时多时少，蠡沟主之。女子疝瘕，按之如以汤沃两股中，少腹肿，阴挺出痛，经水来下，阴中肿，或痒，漉青汁若葵羹，血闭无子，不嗜食，曲泉主之。妇人绝产，若未曾生产，阴廉主之（刺入八分，羊矢下一寸是也）。妇人无子，涌泉主之。女子不字，阴暴出，经水漏，然谷主之。女子不下月水，照海主之（《千金》云：痹惊善悲不乐，如坠堕，汗不出，刺照海）。妇人阴挺出，四肢淫泺，身闷，照海主之。月水不来而多闭，心下痛，目䀮䀮不可远视，水泉主之。妇人漏血，腹胀满，不得息，小便黄，阴谷主之（《千金》云：漏血，少腹胀满如阻，体寒热，腹偏肿，刺阴谷）。乳痈有热，三里主之。乳痈惊痹，胫重，足跗不收，跟痛，巨虚下廉主之。月水不利，见血而有身则败，及乳肿，临泣主之。女子字难，若胞不出，昆仑主之。

（二）《小品方》[11]

卷第七・治女子众病诸方

古时妇人病易治者，嫁晚肾气立，少病不甚有伤故也。今时嫁早，肾根未立而产，伤肾故也。是以今世少妇有病，必难治也。早嫁早经产，虽无病者亦夭也。

妇人长血。

诸方说三十六疾者，十二瘕、九痛、七害、五伤、三痼不通是也。何谓十二瘕？是所下之物一曰状如膏；二曰如黑血；三曰如紫汁；四曰如赤肉；五曰如脓痂；六曰如豆汁；七曰如葵羹；八曰如凝血；九曰如清血，血似水；十曰如米泔；十一曰如月浣，乍前乍却；十二曰经度不应期也。何谓九痛？一曰阴中痛伤；二曰阴中淋沥痛；三曰小便即痛；四曰寒冷痛；五曰经来即腹中痛；六曰气满痛；七曰汁出阴中，如有虫啮痛；八曰胁下分痛；九曰腰胯痛。何谓七害？一曰穷孔痛，不利；二曰中寒热痛；三曰小腹急坚痛；四曰脏不仁；五曰子门不端，引背痛；六曰月浣乍多乍少；七曰害吐。何谓五伤？一曰两胁支满痛；二曰心痛引胁；三曰气结不通；四曰邪思泆利；五曰前后痼寒。何谓三痼？一曰羸瘦不生肌肤；二曰绝产乳；三曰经水闭塞。白垩丸，主妇人三十六疾，病各异同治之方。

白垩三分，龙骨三分，芍药二分，黄连三分，当归二分，茯苓三分，黄芩二分，瞿麦二分，白蔹二分，石韦二分，甘草二分，牡蛎二分，细辛二分，附子二分，禹余粮二分，白石脂二分，人参二分，乌贼骨二分，桂心四分，白芷四分，大黄二分。

二十一味，下筛，蜜丸如梧子，未食服十丸，日二，不知稍增，服药二十日知，三十日百病悉愈。

（三）《神农本草经》[12]

卷一·上经

紫石英

味甘，温。主心腹咳逆（《御览》引作呕逆），邪气，补不足，女子风寒在子宫，绝孕十年无子。久服温中、轻身、延年。生山谷。

《吴普》曰：紫石英，神农、扁鹊味甘，平；李氏大寒；雷公大温；岐伯：甘，无毒，生太山，或会稽，采无时，欲令如削，紫色达头如樗蒲者。又曰：青石英，形如白石英，青端赤后者是；赤石英，形如白石英，赤端白后者是，赤泽有光，味苦，补心气；黄石英，形如白石英，黄色如金，赤端者是；黑石英，形如白石英，黑泽有光（《御览》掌禹锡引此节文）。

《名医》曰：生太山，采无时。

青石、赤石、黄石、白石、黑石脂等

味甘，平。主黄疸，泄利，肠澼，脓血，阴蚀下血，赤白，邪气，痈肿，疽痔，恶创，头疡，疥瘙。久服补髓益气、肥健、不饥、轻身、延年。五石脂，各随五色，补五脏，生山谷中。

《吴普》曰：五色石脂，一名青、赤、黄、白、黑符。青符，神农：甘；雷公：酸，无毒；桐君：辛，无毒；李氏：小寒，生南山，或海涯，采无时。赤符，神农、雷公：甘；黄帝、扁鹊：无毒；李氏：小寒，或生少室，或生太山，色绛，滑如脂。黄符，李氏：小寒；雷公：苦，或生嵩山，色如豚脑、雁雏，采无时。白符，一名随髓，岐伯、雷公：酸，无毒；李氏：小寒；桐君：甘，无毒；扁鹊：辛，或生少室天娄山，或太山。黑符，一名石泥，桐君：甘，无毒，生洛西山空地。

《名医》曰：生南山之阳，一本作南阳。又云：黑石脂，一名石涅，一名石墨。

案：《吴普》引神农甘云云，五石脂各有条，后世合为一条也。《范子计然》云：赤石脂出河东，色赤者善。《列仙传》云：赤须子好食石脂。

芎䓖

味辛，温。主中风入脑，头痛，寒痹，筋挛缓急，金创，妇人血闭无子。生川谷。

《吴普》曰：芎䓖（《御览》引云：一名香果），神农、黄帝、岐伯、雷公：辛，无毒，扁鹊：酸，无毒，李氏：生温，熟寒，或生胡无桃山阴，或太山（《御览》作或斜谷西岭，或太山）。叶香细青黑，文赤如藁本，冬夏丛生，五月华赤，七月实黑，茎端两叶，三月采，根有节，似马衔状。

《名医》曰：一名胡䓖，一名香果。其叶名靡芜。生武功斜谷西岭，三月、四月采根，曝干。

案：《说文》云：营，营䓖，香草也。芎，司马相如说，或从弓；《春秋左传》云，有山鞠穷乎。杜预云：鞠穷所以御湿。《西山经》云：号山，其草多芎䓖。郭璞云：芎䓖，一名江蓠。《范子计然》云：芎䓖生始，无枯者善（有脱字）。《司马相如赋》有芎䓖。司马贞引司马彪云，芎䓖似藁本；郭璞云，今历阳呼为江离。

白胶

味甘，平。主伤中劳绝，腰痛，羸瘦，补中益气，女人血闭无子，止痛，安胎。久服轻身、延年。一名鹿角胶。

《名医》曰：生云中，煮鹿角作之。

案：《说文》云：胶，昵也，作之以皮。《考工记》云：鹿胶青白，牛胶火赤。郑云：皆谓煮，用其皮，或用角。

卷柏

味辛，温。生山谷。主五脏邪气，女子阴中寒热痛，癥瘕，血闭绝子。久服轻身，和颜色。一名万岁。生山谷石间。

《吴普》曰：卷柏，神农：辛；桐君、雷公：甘（《御览》引云：一名豹足，一名求股，一名万岁，一名神枝，时生山谷）。

《名医》曰：一名豹足，一名求股，一名交时，生常山，五月、七月采，阴干。

案:《范子计然》云:卷柏出三辅。

卷二·中经

阳起石

味咸,微温。主崩中漏下,破子脏中血,癥瘕结气,寒热,腹痛无子,阴痿不起(《御览》引作阴阳不合),补不足(《御览》引有句挛二字)。一名白石,生山谷。

《吴普》曰:阳起石,神农、扁鹊:酸,无毒;桐君、雷公、岐伯:咸,无毒;李氏:小寒,或生太山(《御览》引云:或阳起云,采无时)。

《名医》曰:一名石生,一名羊起石,云母根也,生齐山及琅邪,或云山、阳起山。采无时。

马先蒿

味平。主寒热,鬼疰,中风湿痹,女子带下病,无子。一名马屎蒿。生川泽。

《名医》曰:生南阳。

案:《说文》云:蔚,牡蒿也。《广雅》云:因尘,马先也。《尔雅》云:蔚,牡菣。郭璞云:无子者。《毛诗》云:匪莪伊蔚。《传》云:菣,牡菣也。陆玑云:三月始生;七月花,花似胡麻花而紫赤;八月为角,角似小豆,角锐而长。一名马新蒿。案:新、先声相近。

桑根白皮

味甘,寒。主伤中五劳六极羸瘦,崩中,脉绝,补虚益气。叶:主除寒热出汗。桑耳黑者:主女子漏下赤白汁,血病,癥瘕积聚,阴补阴阳,寒热,无子。五木耳名檽,益气不饥,轻身强志。生山谷。

《名医》曰:桑耳一名桑菌,一名木麦。生犍为。六月多雨时采,即暴干。

案:《说文》云:桑,蚕所食叶。木萸,木耳也。蕈,桑萸。《尔雅》云：桑瓣有葚栀。舍人云：桑树一半有葚，半无葚，名栀也。郭璞云：瓣，半也。又女桑，桋桑，郭璞云：今俗呼桑树小而条长者为女桑树。又檿山桑，郭璞云：似桑材中作弓及卓辕。又桑柳槐条，郭璞云：阿那垂条。

乌贼鱼骨

味咸，微温。主女子漏下赤白经汁，血闭，阴蚀肿痛，寒热癥瘕，无子。生池泽。

《名医》曰：生东海。取无时。

案：《说文》云：鲗，乌鲗，鱼名，或作鲫。《左思赋》有乌贼。刘逵注云：乌贼鱼腹中有墨。陶弘景云：此是鷃乌所化作，今其口脚具存，犹相似尔。

木虻

味苦，平。主目赤痛，眦伤泪出，瘀血血闭，寒热酸惭无子。一名魂常。生川泽。

《名医》曰：生汉中。五月收。

案：《说文》云：虻，啮人飞虫。《广雅》云：䖟蝱，虻也此省文。《淮南子·齐俗训》云：水虿，为蟌莣。高诱云：青蛉也。又《说文训》云：虻，散积血。

蜚廉

味咸，寒。主血瘀（《御览》引云：逐下血）癥坚，寒热，破积聚，喉咽痹，内寒无子。生川泽。

《吴普》曰：蜚廉虫，神农、黄帝云：治妇人寒热（《御览》）。

《名医》曰：生晋阳及人家屋间。立秋采。

案：《说文》云：蟹，卢，蟹也。蜚，臭虫，负蠜也。蠜，阜蠜也。《广雅》云：飞蟅，飞蠊也。《尔雅》云：蜚，蠦蟹。郭璞云：即负盘臭虫。《唐本》注云：汉中人食之下气，名曰石姜，一名卢蟹，一名负盘，旧作蠊。据邢昺疏引此作廉。

卷二·中经

当归

味甘，温。主咳逆上气，温疟寒热，洗在皮肤中（《大观本》，洗音癣），妇人漏下绝子，诸恶创疡金创。煮饮之。一名干归。生川谷。

《吴普》曰：当归，神农、黄帝、桐君、扁鹊：甘，无毒；岐伯、雷公：辛，无毒；李氏：小温。或生羌胡地。

《名医》曰：生陇西。二月、八月采根，阴干。

案：《广雅》云：山蕲，当归也。《尔雅》云：薜，山蕲。郭璞云：今似蕲而粗大。又薜，白蕲，郭璞云：即上山蕲。《范子计然》云：当归出陇西。无枯者善。

卷三·下经

水蛭

味咸，平。主逐恶血、瘀血，月闭（《御览》作水闭），破血瘕积聚，无子，利水道。生池泽。

《名医》曰：一名蚑，一名至掌。生雷泽。五月、六月采，暴干。

案：《说文》云：蛭，虮也；蝚，蛭蝚，至掌也。《尔雅》云：蛭、虮。郭璞云：今江东呼水中蛭虫入人肉者为虮。又蛭蝚、至掌，郭璞云：未详，据《名医》，即蛭也。

桃核仁

味苦，平。主瘀血、血闭、瘕邪，杀小虫。桃花：杀注恶鬼，令人好颜色。桃凫：微温。主杀百鬼精物（《初学记》引云：枭桃在树不落，杀百鬼）。桃毛：主下血瘕寒热，积寒无子。桃蠹：杀鬼邪恶不祥。生川谷。

《名医》曰：桃核，七月采，取仁，阴干；花三月三日采，阴干；桃凫，一名桃奴，一名枭景。是实著树不落。实中者正月采之；桃蠹，食桃树虫也，生太山。

案：《说文》云：桃，果也。《玉篇》云：桃，毛果也。《尔雅》云：桃李丑核。郭璞云：子中有核仁。孙炎云：桃李之实，类皆有核。

粉锡

味辛，寒。主伏尸毒蛊，杀三虫。一名解锡。锡镜鼻：主女子血闭癥瘕，伏肠绝孕。生山谷（旧作二种，今并）。

《名医》曰：生桂阳。

案：《说文》云：锡，银铅之间也。

（四）《金匮要略》[13]

卷下·妇人杂病脉证并治第二十二

问曰：妇人年五十所，病下利数十日不止，暮即发热，少腹里急，腹满，手掌烦热，唇口干燥，何也？师曰：此病属带下。何以故？曾经半产，瘀血在少腹不去。何以知之？其证唇口干燥，故知之。当以温经汤主之。

温经汤方：

吴茱萸三两，当归、川芎、芍药各二两，人参、桂枝、阿胶、牡丹皮（去心）、生姜、甘草各二两，半夏半升，麦门冬一升（去心）。

上十二味，以水一斗，煮取三升，分温三服。亦主妇人少腹寒，久不受胎；兼取崩中去血，或月水来过多，及至期不来。

（五）《脉经》[14]

卷二·平三关阴阳二十四气脉第一

右手关后尺中阳绝者，无子户脉也。苦足逆寒，绝产，带下，无子，阴中寒。刺足少阴经，治阴。

卷二·平奇经八脉病第四

脉来中央坚实，径至关者，冲脉也。动苦少腹痛，上抢心，有瘕疝，绝孕，遗矢、溺，胁支满烦也。

卷九·平带下绝产无子亡血居经证第四

妇人少腹冷，恶寒久，年少者得之，此为无子；年大者得之，绝产。

师曰：脉微弱而涩，年少得此为无子，中年得此为绝产。

师曰：少阴脉浮而紧，紧则疝瘕，腹中痛，半产而堕伤。浮则亡血，绝产，恶寒。

师曰：肥人脉细，胞有寒，故令少子。其色黄者，胸上有寒。

妇人少腹磈（音衮）磊（力罪切）转痛，而复自解，发作无常，经反断，膀胱中结坚急痛，下引阴中气冲者，久必两胁拘急。

问曰：妇人年五十所，病下利，数十日不止，暮则发热，少腹里急痛，腹满，手掌热。唇口干燥，何也？师曰：此病属带下，何以故？曾经半产，瘀血在少腹中不去，何以知之？其证唇口干燥，故知之。当与温经汤。

卷十·上足三阴脉

前部左右弹者，阳跷也。动，苦腰背痛，微涩为风痫。取阳跷。

前部左右弹者，阳跷也。动，苦腰痛，癫痫，恶风，偏枯，僵仆羊鸣，瘰痹，皮肤身体强（一作淫）痹。直取阳跷，在外踝上三寸，直绝骨是。中部左右弹者，带脉也。动，苦少腹痛引命门，女子月水不来，绝继复下止，阴辟寒，令人无子，男子苦少腹拘急，或失精也。后部左右弹者阴跷也。动，苦癫痫，寒热，皮肤强（一作淫）痹。后部左右弹者，阴跷也。动，苦少腹痛，里急，腰及髋窌下相连，阴中痛，男子阴疝，女子漏下不止。

（六）《褚氏遗书》[3]

精血

饮食五味，养髓、骨、肉、血、肌、肤、毛、发。男子为阳，阳中必有阴，阳之中数八，故一八而阳精升，二八而阳精溢。女子为阴，阴中必有阳，阳之中数七，故一七而阴血升，二七而阴血溢。阳精阴血，皆饮食五味之实秀也。方其升也，智虑开明，齿牙更始，发黄者黑，筋弱者强，暨其溢也。凡充身、肢体、手足、耳目之余，虽针芥之沥，无有不下，凡子形肖父母者，以其精血尝于父母之身无所不历也。是以父一肢废则子一肢不肖其父，母一目亏则子一目不肖其母，然雌鸟牝兽，无天癸而成胎者，何也？鸟兽精血，往来尾间也。精未通而御女，以通其精，则五体有不满之处，异日有难状之疾，阴已痿而思色，以降其精，则精不出，内败，小便道涩而为淋，精已耗而复竭之，则大小便道牵疼，愈疼则愈欲大小便，愈便则愈疼。女人天癸既至，逾十年无男子合则不调，未逾十年思男子合亦不调，不调则旧血不出，新血误行，或渍而入骨，或变而之肿，或虽合而难子。合男子多则沥枯虚人，产乳众则血枯杀人，观其精血，思过半矣。

问子

建平王妃姬等，皆丽而无子，择良家未笄女入御，又无子。问曰："求男有道乎？"澄对之曰："合男女必当其年，男虽十六而精通，必三十而娶；女虽十四而天癸至，必二十而嫁，皆欲阴阳气完实而后交合，则交而孕，孕而育，育而为子，坚壮强寿。今未笄之女，天癸始至，已近男色，阴气早泄，未完而伤，未实而动，是以交而不孕，孕而不育，育而子脆不寿，此王之所以无子也。然妇人有所产皆女者，有所产皆男者，大王诚能访求多男妇人谋置宫府，有男之道也。"王曰："善。"未再期生六男，夫老阳遇少阴，老阴遇少阳，亦有子之道也。

（七）《诸病源候论》[7]

卷之三十八·妇人杂病诸候二（凡一十九论）

积聚候（四十五）

积者，五脏所生；聚者，六腑所成。五脏之气积，名曰积；六腑之气聚，名曰聚也。积者，其痛不离其部；聚者，其痛无有常处。皆由阴阳不和，风冷搏于脏腑，而生积聚也。妇人病积，经久则令无子，亦令月水不通。所以然者，积聚起于冷气结，入子脏，故令无子；若冷气入于胞络，冷搏于血，血冷则涩结，故令月水不通。

癥痞候（四十八）

癥痞者，由冷热不调，饮食不节，积在腹内，或肠胃之间，与脏相结搏。其牢强，推之不移，名曰癥，言其病形癥可验也；气壅塞为痞，言其气痞涩不宣畅也。皆得冷则发动刺痛。癥痞之病，其形冷结，若冷气入于子脏，则使无子；若冷气入于胞络，搏于血气，血得冷则涩，令月水不通也。

八瘕候（四十九）

八瘕者，皆胞胎生产，月水往来，血脉精气不调之所生也。肾为阴，主开闭，左为胞门，右为子户，主定月水生子之道。胞门、子户，主子，精神气所出入，合于中黄门、玉门四边，主持关元，禁闭子精。脐下三寸，名曰关元，主藏魂魄，妇人之胞，三焦之腑，常所从止。然妇人经脉俞络合调，则月水以时来至，故能生子而无病。妇人荣卫经络断绝不通，邪气便得往入，合于子脏。若经血未尽，而合阴阳，即令妇人血脉挛急，小腹重急，支满，胸胁腰背相引，四肢酸痛，饮食不调。结牢恶血不除，月水不时，或月前月后，因生积聚，如怀胎状。邪气甚盛者，令人恍惚多梦，寒热，四肢不欲动，阴中生气，肿内生风，甚者害小便涩，涩而痛，淋沥，面黄黑，成病，则不复生子。

其八瘕者，黄瘕、青瘕、燥瘕、血瘕、脂瘕、狐瘕、蛇瘕、鳖瘕也。

黄瘕者，妇人月水始下，若新伤堕，血气未止，卧寤未定，五脏六腑虚羸，精神不治。因以当向大风便利，阴阳开阖，关节四边，中于风湿，气从下上入阴里，稽留不去，名为阴阳虚，则生黄瘕。瘕之聚，令人苦四肢寒热，身重淋露，不欲食，左胁下有血气结牢，不可得而抑，苦腰背相引痛，月水不利，令人不产。小腹急，下引阴中如刀刺，不得小便，时苦寒热，下赤黄汁，病苦如此，令人无子。

青瘕者，妇人新产，未满十日起行，以浣洗太早，阴阳虚，玉门四边皆解散，子户未安，骨肉皆痛，手臂不举，饮食未复，内脏吸吸。又当风卧，不自隐蔽，若居湿席，令人苦寒洒洒，入腹烦闷沉淖。恶血不除，结热不得前后，便化生青瘕。瘕聚左右胁，藏于背膂，上与髆，髀腰下挛，两足肿，面目黄，大小便难。其后月水为之不通利，或不复禁，状如崩中。此自其过所致，令人少子。

燥瘕者，妇人月水下，恶血未尽，其人虚惫，而以夏月热行疾走，若举重移轻，汗出交流，气力未平，而卒以急怒甚喜，致猥咽不泄，经脉挛急，内结不舒，烦满少气，上达胸膈背膂，小腹为急，月水与气俱不通，而反以饮清水快心，月水横流，衍入他脏不去，有热因生燥瘕之聚。大如半杯，上下腹中苦痛，还两胁下，上引心而烦，害饮食，欲吐，胸及腹中不得太息，腰背重，喜卧盗汗，足酸疼痛，久立而痛，小便失时，居然自出，若失精，月水闭塞，大便难。病如此者，其人少子。

血瘕病，妇人月水新下，未满日数而中止，饮食过度，五谷气盛，溢入他脏；若大饥寒，汲汲不足，呼吸未调而自劳动，血下未定，左右走肠胃之间，留络不去，内有寒热，与月水合会，为血瘕之聚。令人腰痛，不可以俯仰，横骨下有积气，牢如石，小腹里急苦痛，背膂疼，深达腰腹下挛，阴里若生风冷，子门擗，月水不时，乍来乍不来，此病令人无子。

脂瘕者，妇人月水新来，若生未满三十日，其人未复，以合阴阳，络脉分，胞门伤，子户失禁，关节散，五脏六腑津液流行，阴道瞤动，百脉关枢四解，外不见其形。子精与血气相遇，犯禁，子精化，不足成子，则为脂瘕之聚。令人支满里急痛，痹，引小腹重，腰背如刺状，四肢不举，饮食不甘，卧不安席，左右走腹中切痛，时瘥时甚，或时少气头眩，身体解堕，苦寒恶风，膀胱胀，月水乍来乍去，不如常度，大小便血不止。如此者，令人无子。

狐瘕者，妇人月水当月数来，而反悲哀忧恐，以远行逢暴风疾雨，雷电惊恐，衣被沉湿，疲倦少气，心中恍恍未定，四肢懈惰，振寒，脉气绝，精神游亡，邪气入于阴里不去，生狐瘕之聚。食人脏，令人月水闭不通，小腹瘀滞，胸胁腰背痛，阴中肿，小便难，胞门子户不受男精。五脏气盛，令嗜食欲呕，喜唾多所思，如有娠状，四肢不举。有此病者，终身无子。其瘕有手足成形者，杀人也，未成者可治。

蛇瘕者，妇人月水已下新止，适闭未复，胞门子户劳伤，阴阳未平复，荣卫分行，若其中风暴病羸劣，饮食未调；若已起当风行，及度泥涂，用清寒太早；若坐湿地，名阴阳乱。腹中虚，且未饮食，若远道之余，饮污井之水，不洁之食，吞蛇鼠之精，留络不去，因生蛇瘕之聚。上食心肝，长大其形若漆在脐上下，还疗左右胁不得吐气，两股胫间苦疼，小腹急，小便赤黄，膀胱引阴中挛急，腰背痛，难以动作，苦寒热，之后月水有多有少。有此病者，不复生子。其瘕手足成形者，杀人，未成者可治。

鳖瘕者，妇人月水新至，其人剧吐疲劳，衣服沉湿，不以时去；若当风睡，两足践湿地，恍惚觉悟，跖立未安，颜色未平，复见所好，心为开荡，魂魄感动，五内脱消；若以入水浣洗沐浴，不以时出，神不守，水精与邪气俱入，至三焦之中募，玉门先闭，津液妄行，留结不去，因生鳖瘕之聚。大如小盘，令人小腹切痛，恶气走上下，腹中苦痛，若存若亡，持之跃手，下引阴里，腰背亦痛，不可以息，月水喜败不通，面目黄黑，脱声少气。有此病者，令人绝子。其瘕有手足成形者杀人，未成者可治。

无子候（五十一）

妇人无子者，其事有三也。一者坟墓不祀，二者夫妇年命相克，三者夫病妇疹，皆使无子。其若是坟墓不祀，年命相克，此二者，非药能益。若夫病妇疹，须将药饵，故得有效也。然妇人挟疾无子，皆由劳伤血气，冷热不调，而受风寒，客于子宫，致使胞内生病，或月经涩闭，或崩血带下，致阴阳之气不和，经血之行乖候，故无子也。

诊其右手关后尺脉，浮则为阳，阳脉绝，无子也。又脉微涩，中年得此，为绝产也。少阴脉如浮紧则绝产。恶寒脉尺寸俱微弱，则绝嗣不产也。其汤熨针石，别有正方，补益吐纳，今附于后。

《养生方》云：吸月精，凡月初出时、月中时、月入时，向月正立，不息八通。仰头吸月光精，八咽之，令人阴气长。妇人吸之，阴气益盛，子道通。阴气长，益精髓脑。少小者妇人，至四十九以上，还生子。断绪者，即有子。久行不已，即成仙矣。

卷之三十九·妇人杂病诸候三（凡四十论）

月水不利无子候（五十二）

月水不利而无子者，由风寒邪气客于经血，则令月水痞涩，血结子脏，阴阳之气不能施化，所以无子也。

月水不通无子候（五十三）

月水不通而无子者，由风寒邪气客于经血。夫血得温则宣流，得寒则凝结，故月水不通。冷热血结，搏子脏而成病，致阴阳之气不调和，月水不通而无子也。

月水久不通，非止令无子，血结聚不消，则变为血瘕；经久盘结成块，亦作血癥。血水相并，津液壅涩，脾胃衰弱者，水气流溢，变为水肿。如此难可复治，多致毙人。

《养生方》云：少时，若新产后，急带举重，子阴挺出或倾邪，月水不泻，阴中激痛，下塞，令人无子。

子脏冷无子候（五十四）

子脏冷无子者，由将摄失宜，饮食不节，乘风取冷，或劳伤过度，致风冷之气乘其经血，结于子脏，子脏则冷，故无子。

带下无子候（五十五）

带下无子者，由劳伤于经血，经血受风邪则成带下。带下之病，白沃与血相兼带而下也。病在子脏，胞内受邪，故令无子也。

诊其右手关后尺中脉，浮为阳，阳绝者，无子户脉也。苦足逆冷，带下故也。

结积无子候（五十六）

五脏之气积，名曰积。脏积之生，皆因饮食不节，当风取冷过度。其子脏劳伤者，积气结搏于子脏，致阴阳血气不调和，故病结积而无子。

《养生方》云：月水未绝，以合阴阳，精气入内，令月水不节，内生积聚，令绝子，不复产乳。

卷之四十三·妇人产后病诸候上（凡三十论）

产后风冷虚劳候（二十）

产则血气劳伤，腑脏虚弱，而风冷客之，风冷搏血气，血气则不能自温于肌肤，使人虚乏疲顿，致羸损不平复，谓之风冷虚劳。若久不瘥，风冷乘虚而入腹，搏于血则痞涩；入肠则下痢不能养，或食不消；入子脏，并胞脏冷，亦使无子也。

（八）《备急千金要方》[15]

卷二·妇人方上·求子第一

（论六首 方一十五首 灸法六首 转女为男法三首）

论曰：夫妇人之别有方者，以其胎妊、生产、崩伤之异故也。是以妇人之病，比之男子，十倍难疗。经言：妇人者，众阴所集，常与湿居。十四以上，阴气浮溢，百想经心，内伤五脏，外损姿颜，月水去留，前后交互，瘀血停凝，中道断绝，其中伤堕，不可具论矣。然五脏虚实交错，恶血内漏，气脉损竭。或饮食无度，损伤非一；或疮痍未愈，便合阴阳；或便利于悬厕之上，风从下入，便成十二痼疾，所以妇人别立方也。若是四时节气为病，虚实冷热为患者，故与丈夫同也。惟怀胎妊而挟病者，避其毒药耳。其杂病与丈夫同，则散在诸卷中，可得而知也。然而女人嗜欲多于丈夫，感病倍于男子，加以慈恋爱憎、嫉妒忧恚，染着坚牢，情不自抑，所以为病根深，疗之难瘥。故养生之家，特须教子女学习此三卷妇人方，令其精晓，即于仓卒之秋，何忧畏也？夫四德者，女子立身之枢机；产育者，妇人性命之长务。

若不通明于此，则何以免于夭枉者哉。故傅母之徒，亦不可不学，常宜缮写一本，怀挟随身，以防不虞也。

论曰：人之情性皆愿贤己而疾不及人，至于学问，则随情逐物，堕于事业，讵肯专一推求至理，莫不虚弃光阴，没齿无益。夫婚姻养育者，人伦之本，王化之基，圣人设教，备论，厥旨，后生莫能精晓，临事之日，昏尔若愚，是则徒愿贤己而疾不及人之谬也，斯实不达贤己之趣，而妄徇虚声，以终无用。今具述求子之法，以贻后嗣，同志之士，或可览焉。

论曰：夫欲求子者，当先知夫妻本命、五行相生，及与德合，并本命不在子休废死墓中者，则求子必得；若其本命五行相克，及与刑杀冲破，并在子休废死墓中者，则求子了不可得，慎无措意。纵或得者，于后终亦累人。若其相生并遇福德者，仍须依法如方，避诸禁忌，则所诞儿子，尽善尽美，难以具陈。（禁忌法、受胎时日、推旺相、贵宿日法，在二十七卷中）

论曰：凡人无子，当为夫妻俱有五劳七伤，虚羸百病所致，故有绝嗣之殃。夫治之之法，男服七子散，女服紫石门冬丸及坐药荡胞汤，无不有子也。

朴硝荡胞汤

治妇人立身以来全不产，及断绪久不产三十年者方。

朴硝、牡丹、当归、大黄、桃仁（生用）各三铢，细辛、厚朴、桔梗、人参、赤芍药、茯苓、桂心、甘草、牛膝、橘皮各一铢，虻虫、水蛭各十枚，附子六铢。

上十八味，㕮咀，以清酒、水各五升合煮，取三升，日三夜一，分四服，每服相去三时，更服如常。覆被取少汗，汗不出，冬日著火笼之，必下积血，及冷赤脓如赤小豆汁，本为妇人子宫内有此恶物使然。或天阴脐下痛，或月水不调，为有冷血，不受胎。若斟酌下尽，气力弱，大困，不堪更服，亦可二三服即止。如大闷不堪，可服酢饭冷浆，一口即止。然恐去恶物不尽，不大得药力。若能忍服尽，大好。一日后，仍著导药。（《千金翼》不用桔梗、甘草）

治全不产及断绪，服前朴硝汤后，着坐导药方。

皂荚（炙）、山茱萸（《千金翼》作苦瓠）、当归各一两，细辛、五味子、干姜各二两，大黄（矾石烧）、戎盐（《千金翼》作葶苈三分）、蜀椒各半两。

上十味为末，以绢袋盛，大如指，长三寸，盛药令满。纳妇人阴中，坐卧任意，勿行走急，小便时去之，更安新者。一日一度，必下青黄冷汁，汁尽止，即可幸御，自有子。若未见病出，亦可至十日安之。一本别有葶苈、砒霜各半两。此药为服朴硝汤，恐去冷恶物出不尽，以导药下之。值天阴冷不疼，不须著导药。亦有著盐为导药者，然不如此药。其服朴硝汤后，即安导药，经一日外，乃服紫石门冬丸。

紫石门冬丸

治全不产及断绪方。

紫石英、天门冬各三两，当归、芎劳、紫葳、卷柏、桂心、乌头、干地黄、牡蒙（《千金翼》作牡荆，《外台》作牡蒙）、禹余粮、石斛、辛夷各二两，人参、桑寄生、续断、细辛、厚朴、干姜、食茱萸、牡丹、牛膝各二十铢，柏子仁一两，薯蓣、乌贼骨、甘草各一两半。

上二十六味为末，蜜和丸如梧子大，酒服十丸，日三，渐增至三十丸，以腹中热为度。不禁房室，夫行不在不可服。禁如药法。比来服者，不至尽剂即有娠。

白薇丸

主令妇人有子方。

白薇、细辛、防风、人参、秦椒、白蔹（一作白芷）、桂心、牛膝、秦艽、芜荑、沙参、芍药、五味子、白僵蚕、牡丹、蛴螬各一两，干漆、柏子仁、干姜、卷柏、附子、芎劳各二十铢，桃仁、紫石英各一两半，钟乳、干地黄、白石英各二两，鼠妇半两，水蛭、虻虫各十五枚，吴茱萸十八铢，麻布叩幞头一尺（烧）。

上三十二味为末，蜜和丸如梧子大，酒服十五丸，日再，稍加至三十丸。当有所去，小觉有异即停服。

又方

治妇人久无子或断绪，上热下冷，百病皆治之方。

白薇、干地黄、干姜、车前子、蜀椒各十八铢，紫石英、藁本、石膏、菴蕳子、卷柏各二十铢，赤石脂一两，泽兰、白龙骨、远志、麦门冬、茯苓、太乙余粮各二两，当归、芎䓖、蛇床子各一两，白芷、覆盆子、桃仁、人参各一两半，桂心、蒲黄各二两半，细辛三两，橘皮半两。

上二十八味为末，蜜和丸如梧子大，酒服十五丸，日再，渐增至四十丸，以知为度，亦可至五十丸。慎猪、鸡、生冷、酢滑、鱼、蒜、驴、马、牛肉等。觉有娠即停。三月正择食时，可食牛肝及心。至四月、五月不须，但不可故杀，令子短寿，遇得者大良。

金城太守白薇丸

治月水不利，闭塞，绝产十八年，服此药二十八日有子方。

白薇、细辛各三十铢，人参、杜蘅（《古今录验》用牡蛎）、牡蒙、厚朴、半夏、白僵蚕、当归、紫菀各十八铢，牛膝、沙参、干姜、秦艽各半两，蜀椒、附子、防风各一两半。

上十七味为末，蜜和丸如梧子大，先食服三丸，不知可增至四五丸。此药不可常服，觉有娠即止，用之大验。（崔氏有桔梗、丹参各十八铢）

论曰：古者求子，多用庆云散、承泽丸，今代人绝不用此。虽未试验，其法可重，故述之。

承泽丸

治妇人下焦三十六疾，不孕绝产方。

梅核仁、辛夷各一升，葛上亭长七枚，溲疏二两，藁本一两，泽兰子五合。

上六味为末，蜜丸如大豆，先食服二丸，日三，不知稍增之。若腹中无坚癖积聚者，去亭长，加通草一两。恶甘者，和药先以苦酒搜散，乃纳少蜜和为丸。

大黄丸

治带下百病无子。服药十日下血，二十日下长虫及青黄汁，三十日病除，五十日肥白方。

大黄（破如米豆，熬令黑）、柴胡、朴硝（熬）、干姜各一升，芎䓖五两，蜀椒二两，茯苓（如鸡子大）一枚。

上七味为末，蜜和丸，如梧桐子大，先食，服七丸，米饮下，加至十丸，以知为度，五日微下。

吉祥丸

治女人积年不孕方。

天麻、柳絮、牡丹、茯苓、干地黄、桂心各一两，五味子、桃花、白术、芎䓖各二两，覆盆子一升，桃仁一百枚，菟丝子、楮实子各一升。

上十四味为末，蜜和丸如豆大，每服空心，饮苦酒下五丸，日中一服，晚一服。

硝石大黄丸

治十二瘕癖及妇人带下，绝产无子，并服寒食药而腹中有癖者，当先服大丸下之，乃服寒食药耳。大丸不下水谷，但下病耳。不至令人虚极。方见十一卷中。

秦椒丸

妇人绝产，生来未产，荡涤腑脏，使玉门受子精方。

秦椒、天雄各十八铢，人参、元参、白蔹、鼠妇、白芷、黄芪、桔梗、露蜂房、白僵蚕、桃仁、蛴螬、白薇、细辛、芜荑各一两，牡蒙、沙参、防风、甘草、牡丹皮、牛膝、卷柏、五味子、芍药、桂心、大黄、石斛、白术各二十铢，柏子仁、茯苓、当归、干姜各一两半，泽兰、干地黄、芎䓖各一两十八铢，干漆、紫石英、白石英、附子各二两，钟乳二两半，水蛭七十枚，虻虫一百枚，麻布叩幞头七寸（烧）。

上四十四味为末，蜜和丸，如梧子大，酒服十丸，日再，稍加至二十丸。若有所去如豆汁、鼻涕，此是病出。觉有异即停。

灸法

妇人绝子，灸然谷五十壮。在内踝前直下一寸。

妇人绝嗣不生，胞门闭塞，灸关元三十壮，报之。

妇人妊子不成，若堕落，腹痛，漏见赤，灸胞门五十壮，在关元左边二寸是也。右边二寸名子户。

妇人绝嗣不生，灸气门穴，在关元旁三寸，各百壮。

妇人子脏闭塞，不受精，疼，灸胞门五十壮。

妇人绝嗣不生，漏赤白，灸泉门十壮，三报之，穴在横骨当阴上际。

论曰：阴阳调和，二气相感，阳施阴化，是以有娠，而三阴所会则多生女。但妊娠二月名曰始膏，精气成于胞里。至于三月名曰始胎，血脉不流，象形而变，未有定仪，见物而化。是时男女未分，故未满三月者，可服药、方术转之，令生男也。

卷三·妇人方中·中风第十二

羊肉汤

治产后中风，久绝不产，月水不利，乍赤乍白，及男子虚劳冷甚方。

羊肉二斤，成箨大蒜（去皮，切）、香豉各三升。

上三味，以水一斗三升，煮取五升，去滓，纳酥一升，更煮取三升，分温三服。

卷三·妇人方中·恶露第十四

治妇人血瘕，心腹积聚，产乳余疾，绝生，小腹坚满，贯脐中热，腰背痛，小便不利，大便难，不下食，有伏虫，胪胀，痈疽肿，久寒留热，胃脘有邪气方。

半夏一两六铢，石膏、藜芦、牡蒙、苁蓉各十八铢，桂心、干姜各一两，乌喙半两，巴豆六十铢（研如膏）。

上九味为末，蜜丸如小豆，服二丸，日三。及治男子疝病。

卷三·妇人方中·杂治第十七

治劳损产后无子，阴中冷溢出，子门闭，积年不瘥，身体寒冷方。

防风一两半，桔梗三十铢，人参一两，菖蒲、半夏、丹参、厚朴、干姜、紫菀、杜蘅各十八铢，秦艽、白蔹、牛膝、沙参各半两。

上十四味为末，白蜜和丸如小豆，食后服十五丸，日三服，不知，加至二十丸。有娠止，夫不在勿服之，服药后七日，方合阴阳。

卷四·妇人方下·补益第十八

柏子仁丸

治妇人五劳七伤，羸冷瘦削，面无颜色，饮食减少，貌失光泽，及产后断绪无子，能久服，令人肥白，补益方。

柏子仁、黄芪、干姜、白石英、钟乳各二两，川椒一两半，杜仲、当归、甘草、芎䓖各四十二铢，厚朴、桂心、桔梗、赤石脂、苁蓉、五味子、白术、细辛、独活、人参、石斛、白芷、芍药各一两，泽兰二两六铢，藁本、芜荑各十八铢，紫石英二两，干地黄、乌头（一方作牛膝）、防风各三十铢。

上三十味为末蜜和，酒服二十丸如梧子，不知，加至三十丸。

大泽兰丸

治妇人虚损，及中风余病，疝瘕，阴中冷痛；或头风入脑，寒痹，筋挛缓急，血闭无子，面上游风去来，目泪出，多涕唾，忽忽如醉；或胃中冷逆胸中，呕不止，及泄痢淋沥；或五脏六腑寒热不调，心下痞急，邪气咳逆；或漏下赤白，阴中肿痛，胸胁支满；或身体皮肤中涩如麻豆，苦痒，痰癖结气；或四肢拘挛，风行周身，骨节疼痛，目眩无所见；或上气，恶寒洒淅如疟；或喉痹，鼻齆，风痫癫疾；或月水不通，魂魄不定，饮食无味，并产后内衄，无所不治，服之令人有子方。

泽兰二两六铢，藁本、当归、甘草各一两十八铢，紫石英三两，川芎、干地黄、柏子仁、五味子各一两半，桂心、石斛、白术各一两六铢，白芷、苁蓉、厚朴、防风、薯蓣、茯苓、干姜、禹余粮、细辛、卷柏各一两，川椒、人参、杜仲、牛膝、蛇床子、续断、艾叶、芜荑各十八铢，赤石脂、石膏各二两。

上三十二味为末，蜜和丸如梧子大，酒服二十至四十丸。久赤白痢，去干地黄、石膏、麦门冬、柏子仁，加大麦蘖、陈曲、龙骨、阿胶、黄连各一两半，有钟乳加三两良。一方有枳实十八铢，麦冬一两半。

卷四·妇人方下·月水不通第十九

牡蒙丸

治妇人产后十二癥病，带下无子，皆是冷风寒气，或产后未满百日，胞络恶血未尽，便利于悬圊上及久坐，湿寒入胞里，结在小腹，牢痛为之积聚，小如鸡子，大者如拳，按之跳手隐隐然，或如虫啮，或如针刺，气时抢心，两胁支满，不能食饮，食不消化，上下通流，或守胃脘，痛连玉门、背膊，呕逆短气，汗出，少腹苦寒，胞中创，咳引阴痛，小便自出，子门不正，令人无子，腰胯疼痛，四肢沉重淫跃，一身尽肿，乍来乍去，大便不利，小便淋沥，或月经不通，或下如腐肉，青黄赤白黑等，如豆汁，梦想不祥方。（一名紫盖丸）

牡蒙、厚朴、硝石、前胡、干姜、䗪虫、牡丹、川椒、黄芩、桔梗、茯苓、细辛、葶苈、人参、川芎、吴茱萸、桂心各十八铢，大黄二两半，附子一两六铢，当归半两。

上二十味为末，蜜和，更捣万杵，丸如梧子大，空心酒服二丸，日三服，不知则加之至五六丸。下青白黄赤如鱼子者，病根出矣。

治月经不通，结成癥瘕如石，腹大骨立，宜此破血下癥方：

大黄、硝石各六两，巴豆、川椒各一两，代赭、柴胡（熬变色）、水蛭、丹参（熬令紫色）、土瓜根各三两，干漆、川芎、干姜、虻虫、茯苓各二两。

上十四味为末，巴豆别研，蜜和丸如梧子，空心酒服二丸，不知，加至五丸，日再服。

辽东都尉所上丸

治脐下坚癖，无所不治方。

恒山、大黄、巴豆各一分，天雄二枚，苦参、白薇、干姜、人参、细辛、狼牙、龙胆、沙参、玄参、丹参各三分，芍药、附子、牛膝、茯苓各五分，牡蒙四分，藋芦六分。

上二十味为末，蜜丸，宿勿食，服五丸，日三。大羸瘦，月水不调，当二十五日服之，下长虫，或下种种病；出二十五日，服中所苦悉愈，肌肤盛，五十日万病除，断绪者有子。

卷四·妇人方下·赤白带下崩中漏下第二十

赤石脂丸

治女人腹中十二疾，一曰经水不时，二曰经来如清水，三曰经水不通，四曰不周时，五曰生不乳，六曰绝无子，七曰阴阳减少，八曰腹苦痛如刺，九曰阴中冷，十曰子门相引痛，十一曰经来冻如葵汁状，十二曰腰急痛。凡此十二病，得之时，因与夫卧起，月经不去，或卧湿冷地，及以冷水洗浴，当时取快，而后生百病，或疮痍未瘥，便合阴阳，及起早作劳，衣单席薄，寒从下入方。

赤石脂、半夏各一两六铢，川椒、干姜、吴茱萸、当归、桂心、丹参、白蔹、防风各一两，藋芦半两。

上十一味为末，蜜和丸如梧子大，每日空心酒服十丸，日三，不知稍加，以知为度。

龙骨散

治淳下十二病绝产，一曰白带，二曰赤带，三曰经水不利，四曰阴胎，五曰子脏坚，六曰脏癖，七曰阴阳患痛，八曰内强，九曰腹寒，十曰脏闭，

十一曰五脏酸痛，十二曰梦与鬼交，宜服之。（淳下，一本作腹下）

龙骨三两，黄柏、半夏、灶中黄土、桂心、干姜各二两，石韦、滑石各一两，乌贼骨、代赭各四两，白僵蚕五枚。

上十一味，治下筛，酒服方寸匕，日三。白多者，加乌贼骨、僵蚕各二两，赤多者，加代赭五两；小腹冷，加黄柏二两；子脏坚，加干姜、桂心各二两。以上各随病增之。服药三月，有子即住药，药太过多，生两子。当审方取好药。寡妇、童女不可妄服。

治女子带下诸病方。

大黄（蒸三斗米下）、附子、茯苓、牡蒙、牡丹、桔梗、葶苈各三两，厚朴、川芎、人参、当归、虻虫、川椒、吴茱萸、柴胡、干姜、桂心各半两，细辛二两半。

上十八味为末，蜜和丸如梧子大。每日空心酒服二丸，不知加之，以腹中温温为度。（一本有麻子、泽兰，无川椒、葶苈）

治带下百病，无子，服药十四日下血，二十日下长虫及青黄汁出，三十日病除，五十日肥白方。

大黄（破如豆粒，熬令黑色）、柴胡、朴硝各一斤，川芎五两，干姜、川椒各一升，茯苓（如鸡子大）一枚。

上七味为末，蜜和丸如梧子大。先食米饮服七丸，不知，加至十丸，以知为度。

白垩丸

治女人三十六疾，胞中病，漏下不绝方。

邯郸白垩、禹余粮、白芷、白石脂、干姜、龙骨、桂心、瞿麦、大黄、石韦、白蔹、细辛、芍药、甘草、黄连、附子、当归、茯苓、钟乳、川椒、黄芩各半两，牡蛎、乌贼骨各十八铢。

上二十三味为末，蜜丸如梧子大，空心酒服五丸。日再服，不知，加至十丸。

治女人漏下，或瘥或剧，常漏不止，身体羸瘦，饮食减少，或赤或白或黄，使人无子者方。

牡蛎、伏龙肝、赤石脂、白龙骨、桂心、乌贼骨、禹余粮各等分。

上七味，治下筛，空心酒服方寸匕，日二。白多者，加牡蛎、龙骨、乌贼骨；赤多者，加赤石脂、禹余粮；黄多者，加伏龙肝、桂心，随病加之。（张文仲同，亦疗崩中；《肘后》无白龙骨，以粥饮服）

卷八·治诸风方·诸风第二

大续命散

治八风十二痹，偏枯不仁。手足拘急，疼痛不得伸屈，头眩不能自举，起止颠倒，或卧苦惊如堕地状，盗汗，临事不起，妇人带下无子，风入五脏，甚者恐怖，见鬼来收摄，或与鬼神交通，悲愁哭泣，忽忽欲走方。

麻黄、乌头、防风、桂心、甘草、蜀椒、杏仁、石膏、人参、芍药、当归、蔄茹（《翼方》作川芎）、黄芩、茯苓、干姜各一两。

上十五味，治下筛。以酒服方寸匕，日再，稍加，以知为度。

卷十一·肝脏·坚癥积聚第五

硝石大丸

治十二癥瘕，及妇人带下，绝产无子，并欲服寒食散，而腹中有癥瘕实者，当先服大丸下之，乃服寒食散。大丸不下水谷，但下病耳，不令人困，方：

硝石六两（朴硝亦得），大黄八两，人参、甘草各二两。

上四味，末之，以三年苦酒三升，置铜器中，以竹箸柱器中。一升作一刻，凡三升作三刻，以置火上，先纳大黄，常搅不息，使微沸尽一刻，乃纳余药，又尽一刻，有余一刻，极微火使可丸，如鸡子中黄。欲合药，当先斋戒一宿，勿令小儿、女人、奴婢等见之。欲下病者，用二丸。若不能服大丸者，可分作小丸，不可过四丸也。欲令大不欲令细，能不分为善。若人羸者可少食，强者不须食，二十日五度服。其和调半日乃下。若妇人服之下者，或如鸡肝，或如米汁，正赤黑，或一升，或三升。下后慎风冷，作一杯粥食之，然后作羹臛，自养如产妇法，六月则有子，禁生鱼、猪肉、辛菜。若寒食散者，自如药法，不与此同日一服。

卷十二·胆腑方·万病丸散第七

芫花散

治一切风冷痰饮癥癖痎疟，万医所不治者，皆治之。一名登仙酒。一名三建散。(《翼方》）名大排风散）

芫花、桔梗、紫菀、大戟、王不留行、乌头、附子、天雄、白术、五加皮、荛花、狼毒、莽草（俗名鱼药，又名鼠药）、栾荆、瓜蒌根、踯躅、麻黄、白芷、荆芥、茵芋各十分，车前子、石斛、人参、石南、石长生各七分，蛇床子、萆薢、牛膝、狗脊、菟丝子、苁蓉、秦艽各五分，藜芦、薯蓣、薏苡仁、巴戟天、细辛、当归、川芎、干地黄、食茱萸、杜仲、厚朴、黄芪、山茱萸、干姜、芍药、桂心、黄芩、吴茱萸、防己、远志、蜀椒、独活、五味子、牡丹、橘皮、通草、柴胡、柏子仁、藁本、菖蒲、茯苓、续断各二分。

上六十四味（《翼方》无白术、食茱萸，有麻花、半夏、赤车使者、高良姜、紫葳）并不治、不择、不炙、不熬，但振去尘土，捣，以粗罗下之，即与服。凡是猪、鸡、五辛、生冷、酢滑，任意食之，无所忌。惟诸豆皆杀药，不得食。

药散三两，细曲（末）二升，糯米三升，真酒五升。

先以三大斗水，煮米作粥，须极熟。冬月扬去火气，春月稍凉，夏月扬绝火气令极冷，秋稍温；次下曲末，搦使和柔相得；重下药末，搦使突突然好熟，乃下真酒，重搦使散；盛不津器中，以净杖搅散，经宿即饮。直以布盖，不须密封。

凡服药，平旦空心服之，以知为度。微觉发动流入四肢，头面习习然为定，勿更加之。如法服之，常常内消；非理加增，必大吐利。

服散者，细下筛，服一方寸匕，和水酒浆饮，无知稍增，以知为度，服丸者，细下筛，蜜丸如梧子，每服七丸。但此药或丸或散皆可，惟不得作汤。若欲得补，不令吐泻，但取内消，大益胜于五石，兼治诸病，功效一等，然作酒服佳于丸散，美而易服，流行迅疾。

若有患人抱病多时，积痼宿食，大块久气，癥瘕积聚，一切痼结者，即须一两度增，令吐下，泄去恶物尽后，少服内消便为补益。

凡服药，慎勿早食，早食触药，必当大吐，吐亦无损，须臾还定。但令人咽喉痛，三两日后始瘥，服者宜知之。平旦服药，至午时待药势定，宜先食冷饭菹，饮冷浆水，及午后药势一定，任意热食无忌。若药势未定，不得强起行，行即晕闷旋倒，眼花暗然迷绝，此是逐风所致，不须疑怪。风尽之后，纵令多服更佳，不然闷时但坐但卧，须臾醒然，不异于常。若其定后，任意所之。若必便，旋当策杖如厕，少觉烦乱，即须坐定，坐定即醒，醒乃可行。

病在膈上，久冷痰痼，积聚癥结疝瘕，宿食坚块，咳逆上气等一切痼结重病，终日吐唾，逆气上冲胸喉，此皆胃口积冷所致，三焦肠间宿冷，以成诸疾。如此例，便当吐却此等恶物，轻者一度下，转药令吐却；若重者，三五度下之令尽。其吐状法，初吐冷气沫，次吐酢水，须臾吐黄汁，大浓甚苦，似牛涎。病若更多者，当吐出紫痰，似紫草汁，非常齿齼，有此者，例入死道，不久定死。若有疰者吐血，陈久黑血，新者鲜血，吐罢永瘥，不发。下此吐药，当吐时大闷，须臾自定，即不虚惙，得冷饮食已，耳不虚聋，手足不痹。若胃口有前件等病势久成者，正当吐时，有一块物塞胸喉，吐复不出，咽复不入，当有异种大闷，更加一二合药酒重投，药下少时，即当吐出块物如拳大，真似鰕鸡子黄着地，以刀斫碎，重者十块，轻者三五枚。凡人有上件等病，若服药时不吐却者，当时虽得渐损，一二年后还发为此，故须下吐药。欲服取吐者，当以春三月服之，春宜吐故也。

凡膈上冷，小腹满，肠鸣，膀胱有气，冷利多者，须加利药于此酒内服之，便去恶物。利法，出泔淀如清水，如黄汁，如青泥。轻者一两度下利药，得利以尽病源；重者五度下利药，令使频得大利，以尽病根。利法，旦起服药，比至晡时可得两三行，即断后服。

凡长病人、瘦弱虚损、老人贵人，此等人但令少服，积日渐渐加增令多，内消，瘥。除久病，不加吐利也。药若伤多，吐利困极不止者，水服生大豆末方寸匕，即定，及蓝叶、乌豆叶嚼以咽之，登时即定。此据大困时用之，小困时不须也。

凡在世人有虚损阳衰，消瘦骨立者，服之非常补益。旬月之间，肌肤充悦，颜色光泽，髓溢精满，少壮一等，凡众疴万病皆除之。

治一切风病，疠节风，二十两，和酒五斗；贼风、热风、大风，上同；偏风、㾲退风、瘫缓风，十二两，和酒三斗。此七种，并带热，须加冷药，押使常数便利。贼风掣疭，八两，和酒二斗；湿风周痹，上同腰脚挛痛，十二两，和酒三斗；筋节挛急，八两，和酒二斗。重病后汗不流，初觉三服，一服一盏，年久服一升。食热食如锥刀刺者，八两，和酒二斗。口㖞面戾，一眼不合者，初得四两，和酒一斗，年久十二两，和酒三斗。头面风似虫行，又似毛发在面上者，八两，和酒二斗。起即头旋，良久始定者，四两，和酒一斗。心闷呕逆，项强者，风在心脏，欲风欲雨，便即先发者，八两，和酒二斗。因疮得风，口强，脊脉急者，五服即定，一服一盏。

治一切冷病，积冷癖。瘦者，四两，和酒一斗；强者，六两，和酒一斗半。痰饮疝瘕，上同。宿食呕吐，四两，和酒一斗。癥瘕肠鸣，噫，八两，和酒二斗。久疰及久劳上同。癫痔块坚，冷嗽上气，二十两，和酒五斗。奔豚冷气，六两，和酒一斗半。噎及冷痢上同。卒中恶注忤，心腹胀，气急欲死者，三服定，一服一盏；大吐出鲜血，瘴气，上同。蛊毒，五服定，一服一盏。温疟、痎疟并上同，五服永瘥。

治妇人诸风、诸病等，并依前件。带下，十二两，和酒三斗。崩中，六两，和酒一斗半。月闭不通及冷病不产并上同。断绪不产，八两，和酒二斗。月水前后不调，乍多乍少，亦令人绝产，四两，和酒一斗。产后风冷不产，六两，和酒二斗；若重者，八两，和酒二斗；甚者十六两，和酒三斗；大重者，子宫下垂，十六两，和酒四斗。

论曰：远览前古，莫睹此方。有高人李孝隆者，自云隋初受之于定州山僧惠通道人，此后用之大有效验，秘而不传。但得其药，其方不可得而闻。始吾得之于静智道人，将三纪于兹矣。时俗名医未之许也，然比行之，极有神验。其用药殊不伦次，将服节度大不近人情，至于救急，其验特异，方知神物效灵，不拘常制，至理关感，智不能知，亦犹龙吟云起，虎啸风生，此其不知所以然而然，虽圣人莫之辨也。故述之篇末，以贻后世好学君子详之，非止救物兼深，亦庶几于博见也已。

耆婆万病丸

治七种痞块，五种癫病，十种疰忤，七种飞尸，十二种蛊毒，五种黄病，十二时疟疾，十种水病，八种大风，十二种瘴痹，并风入头眼暗漠漠，及上气咳嗽，喉中如水鸡声，不得眠卧，饮食不作肌肤，五脏滞气，积聚不消，壅闭不通，心腹胀满，及连胸背，鼓气坚结，流入四肢，或复叉心膈气满，时定时发，十年、二十年不瘥。五种下痢，疳虫、寸白诸虫，上下冷热，久积痰饮，令人多睡，消瘦无力，荫入骨髓，便成滞患，身体气肿，饮食呕逆，腰脚酸痛，四肢沉重，行立不能久，妇人因产，冷入子脏，脏中不净，或闭塞不通，胞中瘀血冷滞，出流不尽，时时疼痛为患，或因此断产，并小儿赤白下痢，及胡臭、耳聋、鼻塞等病。此药以三丸为一剂，服药不过三剂，万病悉除，说无穷尽，故称万病丸。

牛黄、麝香、犀角、桑白皮、茯苓、干姜、桂心、当归、川芎、芍药、甘遂、黄芩、蜀椒、细辛、桔梗、巴豆、前胡、紫菀、蒲黄、葶苈、防风、人参、朱砂、雄黄、黄连、大戟、禹余粮、芫花各二分，蜈蚣六节，石蜥蜴一寸，芫青十四枚。

上三十一味（崔氏无黄芩、桑白皮、桔梗、防风，为二十七味），并令精细，牛黄、麝香、犀角、朱砂、雄黄、禹余粮、巴豆别研，余者合捣，重绢下筛，以白蜜和，更捣三千杵，密封之。破除日平旦，空腹酒服三丸，如梧子大，取微下三升恶水为良。若卒暴病，不拘平旦早晚皆可服，但以吐利为度；若不吐利，更加一丸，或至三丸、五丸，须吐利为度，不得限以丸数，病强药少即不吐利，更非他故。若其发迟，以热饮汁投之；若吐利不止，即以酢饭两三口止之。服药忌陈臭、生冷、酢滑、粘食、大蒜、猪鸡鱼狗马驴肉、白酒，行房七日外始得。一日服，二日补之，得食新米，韭菜汁作羹粥臛饮食之，三四顿大良，亦不得全饱。产妇勿服。吐利以后，常须闭口少语，于无风处温床暖室将息。若旅行卒暴，无饮，以小便送之为佳。若一岁以下小儿有疾者，令乳母服两小豆，亦以吐利为度。近病及卒病皆用多，积久病即少服，常取微溏利为度。

卒病欲死，服三丸如小豆，取吐利即瘥。

卒得中恶口噤，服二丸如小豆，暖水一合灌口令下，微利即瘥。

诸有痰饮者，服三丸如小豆。

五疰，鬼刺客忤，服二丸如小豆，不瘥，间日更服三丸。

男女邪病，歌哭无时，腹大如妊娠，服二丸如小豆，日三夜一，间食服之。

大痢，服一丸如小豆，日三。

猫鬼病，服三丸如小豆，未瘥更服。

蛊毒吐血，腹痛如刺，服二丸如小豆，不瘥更服。

疟病，未发前服一丸如小豆，不瘥，后日更服。

冷癖，服三丸如小豆，日三，皆间食，服之常令微溏利。

宿食不消，服二丸如小豆，取利。

癥瘕积聚，服二丸如小豆，日三，皆间食服之，以利瘥止。

水病，服三丸如小豆，日二，皆间食服之，瘥止，人弱隔日服之。

拘急，心腹胀满，心痛，服二丸如小豆，不瘥更服。

上气喘逆，胸满，不得卧，服二丸如小豆，不瘥更服。

痈湿，以一丸如杏仁大，和酢二合灌下部，亦服二丸如小豆。

鼻衄，服二丸如小豆，即瘥。

头痛恶寒，服二丸如小豆，日三，覆取汗。

伤寒时行，服二丸如小豆，日三，间食服之。

小便不通，服二丸如小豆，不瘥，明日更服。

大便不通，服三丸如小豆，又纳一丸下部中即通。

耳聋聤耳，以绵裹一丸如小枣核大，塞之，瘥。

痈肿疔肿，破肿，纳一丸如麻子大，日一敷，其根自出，瘥。

凡疔肿血出，以猪脂和敷。有孔纳孔中，瘥止。

胸背腰胁肿，以酢和敷肿上，日一易，又服二丸如小豆。

癞疮，先以酢泔洗后，取药和猪脂敷之。

瘘疮有孔，以一丸如小豆，纳孔中，兼和猪脂敷之。

痔疮，取药涂绵箸上，纳孔中，日别易，瘥止。

瘰疬，以酢和敷上，瘥。

恶刺，以一丸纳疮孔中，即瘥。

诸冷疮，积年不瘥者，以酢和涂疮上，作饼贴之，瘥。

疮癣，先以布揩汁出后，取酢和敷上，日别一易，立瘥。

蝎螫，以少许敷螫处。

蜂螫，以少许敷螫处。

蝮蛇螫，取少许纳螫处。若毒入腹，心闷欲绝者，服三丸如小豆。

妇人诸疾，胞衣不下，服二丸如小豆，取吐利即出。

小儿客忤，服二丸如米粒，和乳汁敷乳头，令嗍之。

小儿惊痫，服二丸如米粒，涂乳头，令嗍之，随儿大小量与。

小儿乳不消，心腹胀满，服二丸如米粒，涂乳头，令嗍之，不瘥更服。

治一切蛊毒，妖邪鬼疰，有进有退，积聚坚结，心痛如咬，不得坐卧，及时行恶气，温病风热，瘴气相染灭门，或时热痃疟，咽肿塞，不下饮食，或烦满气短，面目时赤，或目中赤黄，或干呕，或吐逆，或下赤白痢，或热气如云，或欲狂走自杀，或如见鬼，或手足清冷，或热饮冷水而不知足，或使手掇空，或面目痈肿生疮，或耳聋目暗、头项背脊强、不得屈伸，或手足卒痒，或百鬼恶疰狐魅走入皮肤，痛无常处方。

麝香、丹砂、特生礜石、马目毒公（即鬼臼）、雄黄各一两，巴豆九十粒，青野葛三两（一本不用），马齿矾一两（生成起棱者）。

上八味为末，别捣巴豆如膏，合捣五千杵，纳蜜，更捣一万杵，丸如小豆大。强者服二丸，弱者一丸。入腹，云行四布，通彻表里，从头下行，周遍五脏六腑，魂魄静定，情性得安。病在膈上吐，膈下利，或蛇虫诸毒下五色热水，或不吐下，便微渐除瘥。万虫妖精，狐狸鬼魅，久痼癖块，皆消散。在表汗出，在里直下。忌名其药，故此方无名也。

卷十五·脾脏方·冷痢第八

椒艾丸

治三十年下痢，所食之物皆不消化，或青或黄，四肢沉重，起即眩倒，骨肉消尽，两足逆冷，腹中热，苦筋转，起止须扶，阴冷无子方。

蜀椒三百枚，乌梅一百枚，熟艾一升，干姜三两，赤石脂二两。

上五味，椒、姜、艾下筛，梅著一斗米下蒸，令饭熟，去核，纳姜、椒末，合捣三千杵，蜜和丸如梧子，服十丸，日三服。不瘥，至二十丸，加黄连一升。

卷二十·膀胱腑方·膀胱腑脉论第一

右手关后尺中阳绝者，无子户脉也。病苦足逆寒，绝产，带下无子，阴中寒，刺足少阴经治阴。

卷二十四·解毒杂治方·蛊毒第四论

北地太守酒

治万病蛊毒风气寒热方。

乌头、甘草、芎䓖、黄芩、桂心、藜芦、附子各四两，白蔹、桔梗、半夏、前胡、麦门冬、柏子仁各六两。

上十三味，㕮咀，以曲十斤，秫米一斛，如酝酒法，药以绢囊盛之，沉于瓮底，酒熟去糟，还取药滓，以青布袋盛，沉着酒底，泥封，秋七日，冬十日，夏五日。空腹服一合，日三，以知为度。因药有毒，故以青布盛之。服勿中止，二十日大有病出，其状如漆。五十日即悉愈。妇人年五十，被病连年，腹中积聚，冷热不调，时时切痛，绕脐绞急，上气胸满，二十余年。服药二七日所，下四五升即愈。又有女人病偏枯绝产，服二十日，吐黑物大如刀带，长三尺许，即愈，其年生子。又有女人小得癫病，服十八日，出血二升半愈。有人被杖，崩血内瘀，卧着九年，服药十三日，出黑血二三升愈。有人耳聋十七年，服药三十五日，鼻中出血三升，耳中出黄水五升而愈。右方云熹平二年北地太守臣光上。然此偏主蛊毒，有人中蛊毒者，服无不愈。极难瘥者，不过二七日，所有效莫不备出。曾有一女人年四十余，偏枯羸瘦不能起，长卧床枕，耳聋一无所闻，两手不收已经三载。余为合之，遂得平复如旧。有人中蛊毒而先患风，服茵芋酒伤多，吐出蛊数十枚遂愈。何况此酒而不下蛊也，嘉其功效有异常方，故具述焉。

卷二十六·食治方·鸟兽第五

乌贼鱼骨

味咸，微温，无毒，主女子漏下赤白经汁、血闭、阴蚀肿痛、寒热、癥瘕，无子；惊气入腹，腹痛环脐，丈夫阴中痛而肿，令人有子。肉：味酸，平，无毒，益气强志。

狐阴茎

味甘，平，有小毒，主女子绝产，阴中痒，小儿阴癞，卵肿。肉并五脏及肠肚：味苦，微寒，有毒，主蛊毒寒热，五脏痼冷；小儿惊痫；大人狂病见鬼。黄帝云：麝肉共鹄肉食之，作癥瘕。

卷三十·针灸下·妇人病第八

女子疝瘕，按之如以汤沃两股中，小腹肿，阴挺出痛，经水来下，阴中肿或痒，漉青汁如葵羹，血闭无子，不嗜食，刺曲泉，在膝内辅骨下大筋上、小筋下陷中，屈膝乃得之。刺入六分，灸三壮。

女子不字，阴暴出，经漏，刺然谷入三分，灸三壮，在足内踝前起大骨下陷中。

绝子，疟寒热，阴挺出不禁，白沥，痓脊反折，刺上髎入二寸，留七呼，灸三壮，在第一空，腰髁下一寸挟脊。

拘挛，腹满，疝，月事不下，乳余疾，绝子阴痒，奔豚上䐜，腹坚痛，下引阴中，不得小便，刺阴交入八分，灸五壮，在脐下一寸。

腹满疝积，乳余疾，绝子阴痒，奔豚上䐜，小腹坚痛，下引阴中，不得小便，刺石门入五分，在脐下二寸，忌灸，绝孕。

绝子，衃血在内不下，胞转不得尿，小腹满，石水痛，刺关元入二寸，灸七壮，在脐下三寸。又主引胁下胀，头痛，身背热，奔豚，寒，小便数，泄不止。

子门不端，小腹苦寒，阴痒及痛，奔豚抢心，饥不能食，腹胀，经闭不通，小便不利，乳余疾，绝子，内不足，刺中极入二寸，留十呼，灸三壮，在脐下四寸。

女子无子，咳而短气，刺涌泉入三分，灸三壮，在足心陷者中。

乳难，子上冲心，阴疝，刺冲门入七分，灸五壮，在府舍下，上去大横五寸。

四满，主子脏中有恶血，内逆满痛，疝。

中极，主拘挛腹疝，月水不下，乳余疾，绝子阴痒。

气冲，主无子，小腹痛。

筑宾，主大疝绝子。

阴廉，主绝产若未曾产。

（九）《新修本草》[16]

卷第十五・兽下

狐阴茎

味甘，有毒。主女子绝产，阴痒，小儿阴㿗，卵肿；五脏及肠，味苦，微寒，有毒，主蛊毒寒热，小儿惊痫；雄狐屎，烧之辟恶，在木石上者是。

江东无狐，皆出北方及益州间，形似狸而黄，亦善能为魅也。

谨案：狐肉及肠，作臛食之，主疥疮久不瘥者。肠，主牛疫，烧灰和水灌之，乃胜獭。狐鼻尖似小狗，唯尾大，全不似狸。

（十）《千金翼方》[17]

卷第二・本草上・玉石部上品

紫石英

味甘辛，温，无毒。主心腹咳逆邪气，补不足，女子风寒在子宫，绝孕，十年无子。疗上气，心腹痛，寒热结气邪气，补心气不足，定惊悸，安魂魄，填下焦，止消渴，除胃中久寒，散痈肿，令人悦泽。久服温中，轻身延年，生太山山谷，采无时。

卷第二·本草上·玉石部中品

阳起石

味咸，微温，无毒。主崩中漏下，破子脏中血，癥瘕结气，寒热腹痛，无子，阴痿不起，补不足。疗男子茎头寒，阴下湿痒，去臭汗，消水肿。久服不饥，令人有子。一名白石，一名石生，一名羊起石，云母根也。生齐山山谷及琅邪或云山、阳起山，采无时。

玄石

味咸，温，无毒。主大人小儿惊痫，女子绝孕，小腹冷痛，少精身重，服之令人有子。一名玄水石，一名处石。生太山之阳，山阴有铜，铜者雌，玄者雄。

卷第二·本草上·玉石部下品

白垩

味苦、辛，温，无毒。主女子寒热，癥瘕，月闭，积聚，阴肿痛，漏下，无子，泻痢。不可久服，伤五脏，令人羸瘦。一名白善。生邯郸山谷，采无时。

锡铜镜鼻

主女子血闭，癥瘕伏肠，绝孕，及伏尸邪气，生桂阳山谷。

卷第二·本草上·草部上品之上

卷柏

味辛、甘，温，平，微寒，无毒。主五脏邪气，女子阴中寒热痛，癥瘕，血闭，绝子。止咳逆，治脱肛，散淋结，头中风眩，痿蹶，强阴益精。

久服轻身，和颜色，令人好容体。一名万岁，一名豹足，一名求股，一名交时。生常山山谷石间，五月、七月采，阴干。

卷第二·本草上·草部上品之下

芎䓖

味辛，温，无毒。主中风入脑，头痛寒痹，筋挛缓急，金疮，妇人血闭，无子，除脑中冷动，面上游风去来，目泪出，多涕唾，忽忽如醉，诸寒冷气，心腹坚痛，中恶，卒急肿痛，胁风痛，温中内寒。一名胡穷，一名香果。其叶名蘼芜。生武功川谷斜谷西岭，三月、四月采根，曝干。

卷第二·本草上·草部中品之上

当归

味甘、辛，温，大温，无毒。主咳逆上气，温疟，寒热洗洗在皮肤中，妇人漏下绝子，诸恶疮疡，金疮，煮饮之。温中止痛，除客血内塞，中风，痓，汗不出，湿痹，中恶，客气虚冷。补五脏，生肌肉。一名干归，生陇西川谷，二月、八月采根，阴干。

卷第二·本草上·草部中品之下

马先蒿

味苦，平，无毒。主寒热鬼疰，中风湿痹，女子带下病，无子。一名马屎蒿，生南阳川泽。

卷第三·本草中·木部中品

桑耳

味甘，有毒。黑者，主女子漏下，赤白汁，血病，癥瘕积聚，阴痛，阴阳寒热无子。疗月水不调。其黄熟陈白者，止久泄，益气不饥；其金色者，治癖饮积聚，腹痛金疮。一名桑菌，一名木麦。五木耳名檽，益气不饥，轻身强志。生犍为山谷，六月多雨时采，即曝干。

卷第三・本草中・人兽部

白胶

味甘，平，温，无毒。主伤中劳绝，腰痛羸瘦，补中益气，妇人血闭，无子，止痛安胎。疗吐血下血，崩中不止，四肢酸疼，多汗淋露，折跌伤损。久服轻身延年。一名鹿角胶。生云中。煮鹿角为之，得火良。

狐阴茎

味甘，有毒。主女子绝产，阴痒，小儿阴癞卵肿。

卷第四・本草下・虫鱼部

木虻

味苦，平，有毒。主目赤痛，眦伤泪出，瘀血血闭，寒热酸嘶，无子。一名魂常。生汉中川泽。五月取。

蜚蠊

味咸，寒，有毒。主血瘀，癥坚寒热，破积聚，喉咽痹，内寒无子，通利血脉。生晋阳川泽及人家屋间，立秋采。

水蛭

味咸苦，平，微寒，有毒。主逐恶血，瘀血月闭，破血瘕，积聚，无子，利水道及堕胎。一名蚑，一名至掌。生雷泽池泽，五月、六月采，曝干。

乌贼鱼骨

味咸，微温，无毒。主女子漏下赤白经汁，血闭，阴蚀肿痛，寒热癥瘕，无子，惊气入腹，腹痛环脐，阴中寒肿，令人有子。又止疮多脓汁不燥。

卷第四・本草下・果部

桃毛

主下血瘕，寒热积聚，无子，带下诸疾，破坚闭，刮取毛用之。

卷第四·本草下·有名未用

青玉

味甘，平，无毒。主妇人无子，轻身，不老长年。一名谷玉。生蓝田。

白玉髓

味甘，平，无毒。主妇人无子，不老延年，生蓝田玉石间。

天社虫

味甘，无毒。主绝孕，益气。如蜂大腰，食草木叶，三月采。

卷第四·本草下·唐本退

占斯

味苦，温，无毒。主邪气湿痹，寒热疽疮，除水坚血癥，月闭无子，小儿躄不能行，诸恶疮痈肿，止腹痛，令女人有子。一名炭皮。生太山山谷，采无时。

卷第五·妇人一·妇人求子第一

荡胞汤

主妇人断绪二三十年，及生来无子并数数失子，服此皆有子长命无病方。

朴硝、桃仁（去皮、尖、两仁者，熬）、茯苓、牡丹皮、大黄各三两，人参、桂心、芍药、厚朴（炙）、细辛、牛膝、当归、橘皮各二两，附子一两半（炮，去皮），虻虫（去翅、足，熬）、水蛭各六十枚（熬）。

上一十六味，㕮咀，以酒五升，水六升，合渍一宿，煮取三升。分四服，日三，夜一服，每服相去三时辰，少时更服如常。覆被少取汗，汗不出，冬月著火笼。必下积血及冷赤脓如赤小豆汁，本为妇人子宫内有此恶物令然，或天阴脐下痛，或月水不调，为有冷血不受胎。若斟酌下尽，气力弱，大困，不堪更服，亦一日二三服即止；如大闷不堪。可食酢饭冷浆，一口即止，然恐去恶物不尽，不大得药力，若能忍服尽大好，一日后仍著导

药。(《千金》更有桔梗、甘草各二两)

坐导药方

皂荚一两(炙，去皮、子)，五味子、干姜、细辛各三两，葶苈子(熬)、苦瓠各三分(《千金》作山茱萸)，矾石(烧半日)、大黄、戎盐、蜀椒(汗)、当归各二两。

上一十一味，捣筛，纳轻绢袋子中，如指许大，长三寸，盛药令满，纳子门中。坐卧任意，勿行走急，小便时即去之，仍易新者。一日当下青黄冷汁，汁尽止，即可幸御，自有子。若未见病出，亦可至十日安之。(《千金》无葶苈，一本又有砒霜三分)

著药后一日，乃服紫石天门冬丸。

紫石天门冬丸

紫石英(七日研之)、乌头(炮，去皮)、天门冬(去心)各三两，乌贼鱼骨、牛膝各一两半，人参、牡丹皮、桑寄生、干姜、细辛、厚朴(炙)、食茱萸、续断各五分，薯蓣一两半，柏子仁一两，牡荆子(《千金》作牡蒙)、禹余粮、紫葳、石斛、辛夷心、卷柏、当归、芎䓖、桂心、干地黄、甘草(炙)各二两。

上二十六味捣筛为末，炼蜜和丸，如梧桐子，酒服十丸，日三，稍加至三十丸，慎如药法。

白薇丸

主久无子或断绪，上热下冷，百病皆疗方。

白薇、车前子各三分，泽兰、太一余粮、赤石脂、细辛、人参、桃仁(去皮、尖，熬)、覆盆子、麦门冬(去心)、白芷各一两半，紫石英、石膏(研)、藁本、菴蔺子、卷柏各五分，蒲黄、桂心各二两半，当归、芎䓖、蛇床子各一两，干姜、蜀椒(汗)、干地黄各三两，茯苓、远志(去心)、白龙骨各二两，橘皮半两。

上二十八味，捣筛为末，炼蜜和丸如梧桐子。酒服十五丸，日再，增至四十丸，以知为度，亦可增至五十丸。慎猪、鸡、蒜、生冷、醋滑、驴、马等肉，觉有娠则止。秘之，勿妄传也。

庆云散

主丈夫阳气不足，不能施化，施化无成方。

覆盆子、五味子各二升，菟丝子一升，白术（熬令色变）、石斛各三两，天雄一两（炮，去皮），天门冬九两（去心），紫石英二两，桑寄生四两。

上九味，捣筛为散。先食酒服方寸匕，日三。素不耐冷者，去寄生，加细辛四两；阳气不少而无子者，去石斛，加槟榔十五枚，良。

承泽丸

主妇人下焦三十六疾，不孕绝产方。

梅核仁、辛夷各一升，葛上亭长七枚，泽兰子五合，溲疏、藁本各一两。

上六味，捣筛为末，炼蜜和丸如大豆。先食酒服二丸，日三，不知，稍增之。若腹中无积坚者，去亭长，加通草一两；恶甘者，和药先以苦酒搜散，乃纳少蜜，和为丸。

卷第七・妇人三・虚乏第一

柏子仁丸

主妇人五劳七伤，羸弱瘦削，面无颜色，饮食减少，貌失光泽，及产后半身枯悴，伤坠断绝，无子，令人肥白。能久服，夫妇不相识，神方。

柏子仁、白石英、钟乳、干姜、黄芪各二两，泽兰九分（取叶熬），藁本、芜荑各三两，芎䓖二两半，防风五分，蜀椒一两半（去目及闭口者，汗），人参、紫石英、石斛、赤石脂、干地黄、芍药、五味子、秦艽、肉苁蓉、厚朴（炙）、龙骨、防葵、细辛、独活、杜仲（炙）、白芷、茯苓、桔梗、白术、桂心各一两，当归、甘草（炙）各七分。

上三十三味，捣筛为末，炼蜜和丸如梧子，空肚暖酒服十丸，不知，稍增至三十丸，以知为度，禁食生鱼、肥猪肉、生冷。（《千金》有乌头，无秦艽、龙骨、防葵、茯苓）

卷第八・妇人四・崩中第一

小牛角䚡散

治妇人带下五贲，一曰热病下血；二曰寒热下血；三曰月经未断为房室，即漏血；四曰经来举重伤妊脉，下血；五曰产后脏开经利。五贲之病，外实内虚，小牛角䚡散方。

小牛角䚡五枚（烧令赤），龙骨一两，禹余粮、干姜、当归各二两，阿胶（炙）、续断各三两。

上七味，捣筛为散。空腹酒服方寸匕，日三服。(《千金》有赤小豆、鹿茸、乌贼鱼骨，为十味）

龙骨散

治妇人缦下十二病绝产，一曰白带，二曰赤带，三曰经水不利，四曰阴胎，五曰子脏坚，六曰子脏僻，七曰阴阳患痛，八曰腹强（一作内强），九曰腹寒，十曰五脏闭，十一曰五脏酸痛，十二曰梦与鬼为夫妇。龙骨散方。(“缦下”,《千金》作“淳下”)

龙骨三两，白僵蚕五枚，乌贼鱼骨、代赭各四两，半夏（洗）、桂心、伏龙肝、干姜、黄柏各二两，石韦（去毛）、滑石各一两。

上一十一味，捣筛为散。温酒服方寸匕，日三服。多白，加乌贼鱼骨、白僵蚕各二两；多赤，加代赭五两；小腹寒，加黄柏二两；子脏坚，加姜桂各二两。各随疾增之。服药三月，有子住药。药太过多，生两子。当审方取药。寡妇童女，不可妄服。

卷第十二・养性・养性服饵第二

第五方

暖牛乳一升，和方寸匕服之，日一服。主女人绝产无子，发白更黑。

卷第十五・补益・叙虚损论第一

论曰：凡人不终眉寿或致夭殁者，皆由不自爱惜，竭情尽意，邀名射利，聚毒攻神，内伤骨髓，外败筋肉。血气将亡，经络便壅。皮里空疏，惟招蠹疾。正气日衰，邪气日盛。不异举沧波以注爝火，颓华岳而断涓流，语其易也，又甚于此。然疾之所起，生自五劳，五劳既用，二脏先损，心肾受邪，腑脏俱病。故彭祖论别床异被之戒，李耳陈黄精钩吻之谈，斯言至矣。洪济实多，今具录来由，并贯病状，庶智者之察微，防未萌之疾也。五劳者，一曰志劳，二曰思劳，三曰心劳，四曰忧劳，五曰疲劳。即生六极，一曰气极。气极令人内虚，五脏不足，外受邪气，多寒湿痹，烦满吐逆，惊恐头痛。二曰血极。血极令人无色泽，恍惚喜忘，善惊少气，舌强喉干，寒热，不嗜食，苦睡，眩冒喜瞋。三曰筋极。筋极令人不能久立，喜倦拘挛，腹胀，四肢筋骨疼痛。四曰骨极。骨极令人酸削，齿不坚劳，不能动作，厥逆，黄疸，消渴，痈肿疽发，膝重疼痛，浮肿如水状。五曰精极。精极令人无发，发肤枯落，悲伤喜忘，意气不行。六曰肉极。令人发疰，如得击，不复得言，甚者致死。复生七伤者，一曰阴寒，二曰阴痿，三曰里急，四曰精连连而不绝，五曰精少囊下湿，六曰精清，七曰小便苦数，临事不卒，名曰七伤。七伤为病，令人邪气多，正气少，忽忽喜忘而悲伤不乐，夺色黧黑，饮食不生肌肤，色无润泽，发白枯槁，牙齿不坚，目黄泪出，远视䀮䀮，见风泪下，咽焦消渴，鼻衄唾血，喉中介介不利，胸中噎塞，食饮不下。身寒汗出，肌肉酸痟，四肢沉重，不欲动作。膝胫苦寒，不能远行，上重下轻，久立腰背苦痛，难以俯仰，绕脐急痛。饥则心下虚悬，唇干口燥，腹里雷鸣，胸背相引痛，或时呕逆不食，或时变吐，小便赤热，乍数时难，或时伤多，或如针刺，大便坚涩，时泄下血。身体瘙痒，阴下常湿，黄汗自出。阴痿消小，临事不起，精清而少，连连独泄，阴端寒冷，茎中疼痛，小便余沥，卵肿而大，缩入腹中。四肢浮肿，虚热烦疼，乍热乍寒，卧不安席。心如杵舂，惊悸失脉，呼吸乏短。时时恶梦，梦与死人共食入冢，此由年少早娶，用心过差，接会汗出，脏皆浮满，当风卧湿，久醉不醒，及坠车落马僵仆所致也。故变生七气，积聚坚牢，如杯留在腹内，心痛烦冤，不能饮食，时来时去，发作无常。寒气为病，则吐逆心满。热气为病，则恍惚闷乱，长如眩冒。又复失精，喜气为病，则不能疾行，不能久立。怒气为病，则上气不可当，热痛上冲心，短气欲死，不能喘息。忧气为病，则不能苦作，卧不安席。恚气为病，则聚在心下，不能饮食。愁气为病，则平居而忘，置物还取，不记处所，四肢浮肿，不能举止。五劳六极，力乏气蓄，变成寒热气疰，发作有时，受邪为病。凡有十二种风，风入头则耳聋。风入目则远视䀮䀮。风入肌肤则身体瘾疹筋急。风入脉则动，上下无常。风入心则心痛烦满悸动，喜腹䐜胀。风入肺则咳逆短气。风入肝则眼视不明，目赤泪出，发作有时。风入脾则脾不磨，肠鸣胁满。风入肾则耳鸣而聋，脚疼痛，腰尻不随，甚者不能饮食。入胆则眉间疼痛。大小便不利，令人疼痹。五劳六极七伤，七气积聚变为病者，甚则令人得大风缓急，湿痹不仁，偏枯筋缩，四肢拘挛，关节隔塞，经脉不通，便生百病。羸瘦短气，令人无子。病欲及人，便即夭逝。劳伤血气，心气不足所致也。若或触劳风气，则令人角弓反张，举身皆动，或眉须顿落。恶气肿起，魂气不足，梦与鬼交通，或悲哀不止，恍惚恐惧。不能饮食，或进或退，痛无常处，至此为疗，不亦难乎？（十二种风元不足）

卷第十五·补益·补五脏第四

和胃丸

主胃痛，悁烦噫逆，胸中气满，腹胁下邪气，寒壮积聚，大小便乍难。调六腑，安五脏，导达肠胃，令人能食，并主女人绝产方。

大黄、细辛、黄连、蜀椒（去目、闭口者，汗）、皂荚（炙，去皮、子）、当归、桂心各一分，杏仁（去皮、尖、双仁，熬）、黄芩各一两半，葶苈（熬）、阿胶（炙）、芒硝各半两，厚朴二分（炙），甘遂一两，半夏五分（洗）。

上一十五味，捣筛为末，炼蜜和丸如梧子，空腹酒服五丸，日三，稍加至十丸。

卷第十六·中风上·诸膏第三

苍梧道士陈元膏

主风百病方。

当归、丹砂（研）各三两，细辛、芎䓖二两，附子（去皮）二十二铢，桂心一两二铢，天雄（去皮）三两二铢，干姜三两七铢，乌头（去皮）三两七铢，雄黄三两二铢（研），松脂半斤，大醋二升，白芷一两，猪肪脂十斤，生地黄二斤（取汁）。

上一十五味，切，以地黄汁、大醋渍药一宿，猪肪中合煎之十五沸，膏成去滓，纳丹砂等末，熟搅。无令小儿、妇人、六畜见之，合药切须禁之。

有人苦胸胁背痛，服之七日，所出如鸡子汁者二升，即愈。

有人胁下积气如杯，摩药，十五日愈。

有人苦脐旁气如手，摩之，去如瓜中黄穰一升许，愈。

有人患腹切痛，时引胁痛数年，摩膏，下如虫三十枚，愈。

有女人苦月经内塞，无子数年，膏摩少腹，并服如杏子大一枚，十日下崩血二升，愈，其年有子。

有患风瘙肿起，累累如大豆，摩之五日愈。

有患膝冷痛，摩之五日，亦愈。

有患头项寒热瘰疬，摩之皆愈。

有患面目黧黑消瘦，是心腹中疾，服药下如酒糟者二升，愈。

卷第十七·中风下·中风第一

大续命散

主八风十二痹，偏枯不仁，手足拘急疼痛，不得伸屈，头眩不能自举，起止颠倒，或卧忽惊如堕树状，盗汗，临事不兴，妇人带下无子，风入五脏，甚者恐怖鬼来收录，或与鬼神交通，悲啼哭泣，忽忽欲走方。

乌头（炮，去皮）、防风、麻黄（去节）、人参、杏仁（去皮、尖、两仁，熬）、芍药、石膏（研）、干姜、芎䓖、茯苓、黄芩、桂心、蜀椒（去目、闭口者，汗）、甘草（炙）各一两，当归二两。

上一十五味，捣筛为散，酒服方寸匕，日二，稍增，以知为度。

卷第十九·杂病中·水肿第三

治百病诸荒邪狂走，气痞冷病，历年黄黑，大腹水肿，小儿丁奚，疟疾经年，霍乱中恶，蜚尸及暴疾，皆悉主之方。

芫青、巴豆（去心、皮，熬）、斑蝥（去翅、足，熬）各三十枚，天雄（炮，去皮）、干姜各半两，乌头（炮，去皮）、细辛、蜀椒（汗，去目、闭口者）、附子（炮，去皮）、踯躅、黄芩、桂心各一两。

上一十二味，细切，以绢袋中盛酒一斗，渍十日，去滓，服半合，日三，以知为度。暴滓作散，酒服半钱匕，日三，强人一钱，伤寒、中温、湿冷、头痛、拘急、寒热、疟发、头风，皆须服一钱匕，厚覆取汗。初服当吐清汁三四升许；又主心疝，妇人无子。服之烦闷不堪者，饮冷水一升即解。

卷第十九·杂病中·杂疗第八

白牛悬蹄，主妇人崩中，漏下赤白。屎，主霍乱。屎中豆，主小儿痫，妇人产难。特牛茎，主妇人漏下赤白无子。

卷第二十一·万病·总疗万病第一

论曰：后生志学者少，但知爱富，不知爱学，临事之日，方知学为可贵，自恨孤陋寡闻。所以悯其如此，忘寝与食，讨幽探微，辑缀成部，以贻未悟，有能善斯一卷，足为大医。凡膈上冷、少腹满、肠鸣、膀胱有气、冷利者，当加利药。服讫当利出泔淀青黄水青泥，轻者一两度，加利药去病即止；重者五六度，加利药得日三频大利，方得尽其根源，病乃永愈。其利法至巳时以来两行、三行即定，亦自如旧，终不成利病也。凡病在上膈，久冷、痰癖、积聚、疝瘕、癥结、宿食、坚块、咳逆上气等痼病，终日吐唾、逆气上冲胸胁及咽喉者，此皆胃口积冷所致，当吐尽乃瘥。轻者一二度，重者五六度方愈。其吐状，初唾冷沫酸水，次黄汁，重者出赤紫汁。若先患注人，当出黑血，下吐药大吐，吐时令人大闷，须臾自定，不令人虚惙，得冷饮食已，耳不虚聋，手足不痹。亦有人当吐时，咽中有一块物塞喉，不能得出者，饮一二合药酒，须臾即吐出一物如拳许大，似段鸡子中黄，重者十块，轻者五六枚。

上件等疾状，病之根本，若今日不出此根本之疾，虽得名医与一二剂汤药押定，于后食触，其病还发。善医者当服此药，一出根本，即终身无疾矣。

吐利出疾法：

凡长病人、虚羸人、老人、贵人，此等人当少服，积日不已，病当内消也，不须加吐利药。

凡加吐利药，伤多，吐利若不止者，水服大豆屑方寸匕即定。卒无豆屑，嚼蓝叶及乌豆叶亦得定。丈夫五劳七伤、阳气衰损、羸瘦骨立者，服之即瘥。旬月之间，肌肤充悦，脑满精溢，仍加补药，加法在后章中。

疗风方，用药多少法：

历节风，二十两，酒五斗；贼风、热风、大风，用药与历节同；偏风、猥退、瘫痪风，十二两，酒三斗。

上以上风，皆带热，须加冷药，仍须利药，得利佳也。

贼风掣纵，八两，酒二斗；湿风周痹，八两，酒二斗；脚腰挛痛，十二两，酒三斗；筋节拘急，八两，酒二斗；食热如针刺，八两，酒二斗；热病后汗不出，初觉三服，一服一盏，年久服一升；口喎面戾一目不合，四两，酒一斗，年久十二两，酒三斗；起即头眩，四两，酒一斗；头面风似虫行，八两，酒二斗；心闷欲呕吐，项强，欲阴雨即发者，八两，酒二斗；因疮得风，口噤，脊背反张如角弓，五服，一服一盏。

疗冷病方：

积冷痰癖，瘦者四两，酒一斗，强者六两，酒一斗半；痰饮疝瘕，六两，酒一斗半；宿食吐逆，四两，酒一斗；癥癖肠鸣噫，八两，酒二斗；癞痔、癖块、咳嗽上气，二十两，酒五斗；奔豚冷气，六两，酒一斗半；噎哕呕痢，六两，酒一斗半；久疰，八两，酒二斗；卒中恶忤，心腹胀满，气急垂死，三服，一服一盏，当大吐，吐出血；瘴气，三服；蛊毒，五服；温疟，五服；痎疟，五服；冷痢，六两，酒二斗半；久劳，八两，酒二斗。

疗妇人方（其风冷等准前）：

带下，十二两，酒三斗；崩中，六两，酒一斗半；月水不通，六两，酒一斗半；冷病绝产，六两，酒一斗半；断绪，八两，酒二斗；产后诸疾，八两，酒二斗；月水不调，月前月后，乍多乍少，四两，酒一斗；落身后病，六两，酒一斗半；重者子宫下垂，十二两，酒三斗。

大排风散

主一切风冷等万病方。

芫花、狼毒、栾荆、天雄（去皮）、五加皮、麻花、白芷、紫菀、乌头（去皮）、附子（去皮）、莽草、茵芋、瓜蒌、荆芥、踯躅、荛花、大戟、王不留行、赤车使者、麻黄各二十分，石斛、半夏、石南、薯蓣、长生各十四分，藜芦七分，狗脊、人参、牛膝、苁蓉、蛇床子、菟丝子、萆薢、车前子、秦艽各七分，薏苡、五味子、独活、藁本、柴胡、牡丹、柏子仁、芎䓖、芍药、吴茱萸、桔梗、杜仲、桂心、橘皮、续断、茯苓、细辛、干姜、厚朴、茯神、山茱萸、防己、黄芪、蜀椒、巴戟天、高良姜、紫葳、黄芩、当归、菖蒲、干地黄、通草各四分。

上六十七味，勿熬炼，直置振去尘土，即捣粗筛，下药三两，黍米三升，曲末二升，上酒一斗五升，净淘米，以水五升煮米极熟，停如人肌，下曲末，熟搦，次下散，搦如前，次下酒搅之百遍，贮不津器中，以布片盖之一宿，旦以一净杖子搅三十匝，空腹五更温一盏服之。以四肢头面习习为度，勿辄加减，非理造次，必大吐利。欲服散者，以绢筛下之，一服方寸匕，只一服，勿再也。水饮、浆、酒，皆得服之。丸服者，蜜和服，如梧子七丸。唯不得汤服也。须补者，药少服令内消，即是补也。（《千金方》有白术、食茱萸，无麻花、半夏、赤车使者、高良姜、紫葳，止六十四味，名芫花散，一名登仙酒，又名三建散。按：后加减法中有远志，而此方中无，疑此脱远志也）

凡服此药，法先多服，令人大吐下利三五度后，乃少服，方可得益也。其加增药法如下：

麻花、乌头、王不留行、赤车使者、麻黄、踯躅、茵芋、芫花、五加皮、白芷、莽草、附子、瓜蒌、荆芥、天雄、芎䓖、藁本、薯蓣、巴戟天、细辛、独活、当归、黄芪、干姜、厚朴、防己、山茱萸、大戟、萆薢、桔梗、牡丹、柏子仁、狗脊、薏苡、秦艽、菖蒲。

上三十六味，并主风多者，患之者，准冷热加减之。

苁蓉、芎藭、续断、蛇床子、王不留行、桔梗、芫花、天雄、附子、踯躅、茵芋、当归、秦艽、芍药、干姜、狗脊、萆薢、石南、蜀椒、干地黄、菖蒲、薯蓣、石斛、牛膝、细辛、柴胡、车前子、桂心、柏子仁、五加皮、杜仲、薏苡。

上三十二味，主湿痹腰脊，患之者，准冷热加减之。

秦艽、藁本、狗脊、萆薢、通草、石南、芎藭、续断、牛膝、干地黄、石斛、薏苡、菟丝子、杜仲、天雄（去皮）、附子（去皮）。

上十六味，主挛急亸曳，患之者，准冷热加减之。

莽草、防己、藜芦。

上三味，主身痒疥瘙，患之者，准冷热加减之。

紫菀、牡丹、茯苓、茯神、柏子仁、荛花、人参、远志、细辛。

上九味，主惊痫，患之者，准冷热加减之。

蜀椒、长生、踯躅。

上三味，主鬼魅，患之者，准冷热加减之。

紫菀、芫花、藜芦。

上三味，主蛊毒，患之者，准冷热加减之。

高良姜、桔梗、芫花、山茱萸、茯苓、人参、柴胡、牡丹、荛花、苁蓉、巴戟天、芍药、干姜、附子、乌头（去皮）、麻黄、莽草。

上一十七味，主癥冷积聚，腹痛坚实，患之者，准冷热加减之。

厚朴、橘皮、桔梗、大戟、藜芦、半夏、干姜、藁本、人参、吴茱萸。

上一十味，主腹痛胀满吐逆，患之者，准冷热加减之。

茯苓、厚朴、芫花、半夏、细辛、乌头、黄芩、柴胡、山茱萸。

上九味，主痰实，患之者，准冷热加减之。

厚朴、干姜、紫菀、茯苓、桔梗、荛花、乌头、人参、细辛、柴胡。

上一十味，主胸满痛，患之者，准冷热加减之。

紫菀、薯蓣、石斛、细辛、巴戟天、牡丹、当归、人参、菖蒲、五味子、桔梗、柏子仁、吴茱萸、山茱萸、干地黄。

上一十五味，主补五脏虚损，患之者，准冷热加减之。

柏子、续断、黄芪、薯蓣、芍药、巴戟天、五味子。

上七味，主益气，患之者，准冷热加减之。

肉苁蓉、蛇床子、五味子、附子、天雄、萆薢、瓜蒌、薯蓣、远志、巴戟天、菟丝子、牛膝、柴胡、车前子、细辛、茯苓、杜仲、五加皮、石斛。

上一十九味，主益精髓，患之者，准冷热加减之。

干地黄、菟丝子、天雄、附子。

上四味，主补骨髓，患之者，准冷热加减之。

当归、藁本、白芷、干地黄、五加皮、石斛、菟丝子、薯蓣、五味子、厚朴。

上一十味，主长肌肉，患之者，准冷热加减之。

五加皮、杜仲、续断。

上三味，主阴下湿痒，患之者，准冷热加减之。

茯苓、人参、瓜蒌。

上三味，主消渴，患之者，准冷热加减之。

瓜蒌、茯苓、芍药、橘皮、秦艽、山茱萸、车前子。

上七味，主利小便，患之者，准冷热加减之。

菖蒲、瓜蒌、山茱萸。

上三味，止小便利，患之者，准冷热加减之。

人参、细辛、菟丝子、狗脊。

上四味，生明目，患之者，准冷热加减之。

芎䓖、白芷。

上二味，主止泪，患之者，准冷热加减之。

细辛（益肝气）、远志、人参（补心气）。

上三味，补益气，患之者，准冷热加减之。

石楠、萆薢、狗脊、车前子、石斛。

上五味，补养肾气，患之者，准冷热加减之。

蜀椒、当归、麻黄、桂心、吴茱萸、紫菀、荛花、藜芦、附子、半夏、乌头、菖蒲、远志、细辛、芫花、五味子。

上一十六味，主咳嗽上气，患之者，准冷热加减之。

蛇床子、石斛、细辛、薯蓣、橘皮。

上五味，主下气，患之者，准冷热加减之。

附子、干姜、人参、桂心、橘皮、厚朴。

上六味，主霍乱，患之者，准冷热加减之。

黄芪、通草（主漏）、厚朴、山茱萸、莽草（主三虫）、紫菀、当归、白芷（主崩中带下）、黄芩、蛇床子（主寒热漏）、芎䓖、牛膝、瓜蒌、紫葳。

上一十四味，主月闭，患之者，准冷热加减之。

麻黄、瓜蒌、柴胡、桂心、芍药（主伤寒）、通草、菖蒲、远志、人参（主健忘）、附子、黄芩、干姜、蜀椒（主下痢）、紫菀、茯苓、芎䓖。

上一十六味，主唾稠如胶，患之者，准冷热加减之。

论曰：所加之药，非但此方所须，普通诸方，学者详而用之。

卷第二十一·万病·蹋曲疗冷第四

盐曲

内酿法，主妇人绝产及冷结气，宿食不消，男子五劳方。

生地黄五升（细切，以水洗，漉干，捣取汁），曲末二升。

上二味，合和，纳小瓮子中，密塞口勿泄，春夏秋三十日，冬埋入地三尺，四十九日出之。曝干，捣筛，以糯米作粥一升，以散二方寸匕和服之，日三，任意服之，不限时节，便以为常，食取饱足而已，更不得余食也。服尽以来，其病并瘥，七日后任如常食。

卷第二十六·针灸上·妇人第二法（四十五首）

绝子，灸然谷五十壮，穴在内踝前直下一寸。

胞门闭塞绝子，灸关元三十壮，报之。

妊胎不成，若堕胎腹痛，漏胞见赤，灸胞门五十壮，关元左边二寸是也。右边名子户。

又灸气门穴，在关元旁三寸，各五十壮（《千金》云百壮）。

子脏闭塞不受精，灸胞门五十壮。

绝嗣不生，漏下赤白，灸泉门十壮，三报之。穴在横骨当阴上际。石门穴在气海下一寸，针入一分，留三呼，得气即泻，主妇人气痛坚硬，产后恶露不止，遂成结块，崩中断绪，日灸二七至一百止。

关元在石门下一寸，主断绪产道冷，针入八分，留三呼，泻五吸。灸亦佳，但不及针，日灸一百止。

崩中带下，因产恶露不止。中极穴在关元下一寸，妇人断绪最要穴，四度针即有子。若未有，更针入八分，留十呼，得气即泻。灸亦佳，但不及针，日灸三七至三百止。

妊不成，数堕落，灸玉泉五十壮，三报之（中极是）。

灸夹丹田两边相去各一寸，名四满，主月水不利，贲血上下并无子。灸三十壮，丹田在脐下二寸。

（十一）《外台秘要》[18]

卷第四·温病劳复方四首

又大黄丸方：

大黄一两（蒸之二斗米下），巴豆五十枚（去心、皮，熬），硝石三分（熬，无者以芒硝代之），桂心二分，干姜二分（炮）。

上五味，捣筛四味，别捣巴豆令如泥，合和以蜜，更捣二千杵，丸如梧子。一丸，汤服之。但热在膈上当吐，在膈下当利，预作粥如服他吐下丸法。服药两食顷不吐下，以热饮动之。若不得吐下，可更服一丸半，能药壮人可二丸。此药优于他下药丸，故宜大小。下多，冷粥解之。若有疮，绵挺如指，蜜和一丸，涂挺头，且纳疮中，隅出之，不瘥更作。温病不得大便，服之得下，佳。宿食不消亦服之。飞尸遁尸浆服半丸，日一，应须臾止。心腹胀满痛，服一丸。疟者，依发日先宿勿食，清晨服一丸，丁壮人服二丸，得吐下，忍饥过发时乃食。妇人产后血结中，奔走起上下，或绝产无子，或月经不调，面目青黄，服半丸。小儿淋沥寒热，胪胀大腹，不欲食，食不生肌，三四岁者如麻子服一丸，日一；六七岁儿服二丸，比三十日心腹诸病瘥，儿小半之愈，大良。忌野猪肉、芦笋、生葱。（出第三卷中）

卷第十二·癥癖等一切病方四首

又温白丸，疗癥癖块等一切病方。

紫菀三分，吴茱萸三分，菖蒲二分，柴胡二分，厚朴二分（炙），桔梗二分，皂荚三分（去皮、子，炙），乌头十分（熬），茯苓二分，桂心二分，干姜二分，黄连二分，蜀椒二分（汗），巴豆一分（熬），人参二分。

上十五味，合捣下筛，和以白蜜，更捣二千杵，丸如梧子，一服二丸，不知稍增至五丸，以知为度。心腹积聚，久癥癖，块大如杯碗，黄疸宿食，朝起呕变，支满上气，时时腹胀，心下坚结，上来抢心，旁攻两胁，彻背连胸，痛无常处，绕脐绞痛，状如虫咬；又疗十种水病，八种痞塞，反胃吐逆，饮食噎塞，或五淋五痔，或九种心痛，积年食不消化，或妇人不产，或断绪多年，带下淋沥，或痎疟连年不瘥；又疗一切诸风，身体顽痹，不知痛痒，或半身疼痛，或眉发堕落；又疗七十二种风，亦疗三十六种遁注，或癫或痫，或妇人五邪，梦与鬼交通，四肢沉重，不能饮食，昏昏默默，只欲取死，终日忧愁，情中不乐，或恐或惧，或悲或啼，饮食无味，月水不调，真似怀孕，连年累月，羸瘦困弊，遂至于死，或歌或哭，为鬼所乱，莫之知也。但服此药者，莫不除愈。臣知方验，便合药与妇人服之，十日下出癥癖，虫长二尺五寸，三十余枚，下脓三升，黑血一斗，青黄汁五升，所苦悉除，当月有子。臣兄堕马被伤，腹中有积血，天阴即发，羸瘦异常，久着在床，命在旦夕，臣与药服之，下如鸡肝黑血手大一百片，白脓二升，赤黄水一升许，其病即瘥。臣知方验，谨上。禁生冷、饧、醋、猪羊鱼鸡犬牛马鹅肉、五辛、葱、面、油腻、豆及糯米、粘滑、郁臭之属。（出第二卷中）

卷第十七·素女经四季补益方七首

黄帝问高阳负曰：吾知素女明知经脉脏腑虚盈，男子五劳七伤，妇人阴阳隔闭，漏下赤白，或绝产无子。男子受气，阴阳同等，其病缘由，因何而起，故欲问之，请为具说。对曰：深哉问也。男子五劳六极七伤病，皆有元本由状。帝曰：善哉！七伤之病，幸愿悉说，对曰：一曰阴汗，二曰阴衰，三曰精清，四曰精少，五曰阴下湿痒，六曰小便数少，七曰阴痿，行事不遂，病形如是，此谓七伤。黄帝曰：七伤如是，疗之奈何？对曰：有四时神药，名曰茯苓，春秋冬夏，疗随病形，冷加热药，温以冷浆，风加风药，色脉诊评，随病加药，悉如本经。春三月，宜以更生丸（更生者，茯苓也），疗男子五劳七伤，阴衰消小，囊下生疮，腰背疼痛，不得俯仰，两膝膑冷，时时热痒，或时浮肿，难以行步，目风泪出，远视䀮䀮，咳逆上气，身体萎黄，绕脐弦急，痛及膀胱，小便尿血，茎痛损伤，时有遗沥，汗衣赤黄，或梦惊恐，口干舌强，渴欲饮水，得食不常，或气力不足，时时气逆，坐犯七忌，以成劳伤，此药主之甚验方。

茯苓四分（若不消食，三分加一），菖蒲四分（若耳聋，三分加一），山茱萸四分（若身痒，三分加一），瓜蒌根四分（若热渴，三分加一），菟丝子四分（若痿泄，二分加一），牛膝四分（若机关不利，加一倍），赤石脂四分（若内伤，三分加一），干地黄七分（若烦热，三分加一），细辛四分（若目䀮䀮，三分加一），防风四分（若风邪，三分加一），薯蓣四分（若阴湿痒，三分加一），续断四分（若有痔，加一倍），蛇床子四分（若少气，三分加一），柏实四分（若少力，加一倍），巴戟天四分（若痿弱，三分加一），天雄四分（炮，若有风，三分加一），远志皮四分（惊恐不安，三分加一），石斛四分（若体疼，加一倍），杜仲四分（若绝阳腰痛，三分加一），苁蓉四分（若冷痿，加一倍）。

上二十味，捣筛，蜜和丸如梧桐子，先食服三丸，日三，不知渐增，以知为度。亦可散服，以清粥饮服方寸匕，七日知，十日愈，三十日余气平，长服老而更少。忌猪羊肉、饧、冷水、生菜、芜荑等物。

卷第十七·五劳六极七伤方一十首

《古今录验》淮南八公石斛万病散，疗五劳七伤，大风缓急，湿痹不仁，甚则偏枯，筋缩拘挛，胸胁支满，引身强直，或颈项腰背疼痛，四肢酸烦，阴痿，临事不起，痒湿，卧便盗汗，心腹满急，小便茎中疼痛，或时便血，咽干口燥，饮食不消，往来寒热，羸瘦短气，肌肉损减，或无子，若生男女，才欲及人便死。此皆极劳，伤血气，心神不足所致，药悉主之，令人康健多子方。

牛膝二分，远志二分（去心），续断二分，蛇床子三分，菟丝子三两（酒渍），苁蓉二分，茯苓二分，杜仲二分，桂心二分，干姜一分，蜀椒一分（汗），细辛二分，附子二分（炮），天雄二分（炮），防风二分，干地黄二分，白术二分，萆薢二分，石斛二分，云母粉二分，菊花二分，菖蒲二分。

上二十二味，随病倍其分，捣筛为散，先食以酒服方寸匕，日三，以知为度，神良。忌猪羊肉、冷水、桃李、雀肉、生葱、生菜、大酢、饧等。（《千金》有人参、山芋、巴戟天、五味子、山茱萸，为二十七味）

卷第十七·杂疗五劳七伤方三首

又大薯蓣丸，疗男子五劳七伤，晨夜气喘急，内冷身重，骨节烦疼，腰背强痛引腹内，羸瘦不得饮食，妇人绝孕，疝瘕诸病，服此药令人肥白，补虚益气方。

薯蓣五分，大黄六分，前胡三分，茯苓二分，人参二分，杏仁三分（熬，去皮、尖），当归十分，桔梗二分，防风二分，黄芩八分，麦门冬八分，甘草五分（炙加二分），五味子四分，干地黄十分，枣一百颗，芍药四分，石膏四分（研），泽泻八分，阿胶四分（炙），白术二分，干姜四分，桂心四分，干漆三分，黄芪五分。

上二十四味，捣筛，蜜和丸如梧桐子，空腹以酒下三十丸，日再。忌猪肉、冷水、桃李、雀肉、海藻、菘菜、生葱、芜荑。（《千金》无防风、麦门冬、茯苓、黄芪，有天门冬、大豆卷、白蔹、附子。张仲景方有大豆黄卷、曲、柴胡、白蔹、芎䓖，无附子、黄芩、石膏、黄芪、前胡，为二十一味）

卷第十七·肾虚腰痛方七首

又疗腰痛少气，阴弱寒冷，小便清冷沥滴，阴下湿痒，少腹急，无子息方。

甘草十四分（炙），续断三分，麦门冬三分，薯蓣三分，附子三分（炮），干姜二分，棘刺四分。

上七味，捣筛，酒服方寸匕，日三。忌猪肉、冷水、海藻、菘菜。（《必效》同。并出第五卷中。一方无干姜）

卷第十七·补益虚损方七首

又枸杞子煎方，是西河女子神秘有验，千金不传，又名神丹煎，服者去万病，通知神理，安五脏，延年长生，并主妇人久无子、冷病，有能常服大益人，好颜色，年如十五时方。

枸杞子三升，杏仁一升（去皮、尖，研），生地黄（研，取汁）三升，人参十分，茯苓十分，天门冬半斤（捣汁，干者末亦得），白蜜五升，牛髓一具（无亦得），酥五升。

上九味，各别依法料理，先煎汁等如稀饧，纳诸药煎，候如神膏，入水不散即成，一服两匙，酒和服之。忌鲤鱼、酢物。当合之时，净洁向善，即得延年强记，益心力，用王相日合，虽此日复须天晴明无风雨，成满日大良。文仲云：此药性非冷非热，除风理气，镇心填骨髓，更于方内加白术，令人能食，时节既热，又非好日，且可五分中合二，分多合恐酢坏，服觉安稳，续合不迟。忌桃李、雀肉等。（张文仲处。出第二卷中）

卷第十七·虚劳羸瘦方五首

《病源》夫血气者，所以荣养其身也。虚劳之人，精髓萎竭，血气虚弱，不能充盛肌肤，故羸瘦也。其汤熨针石，别有正方，补养宣导，令附于后。

《养生方》云：朝朝服玉泉，使人丁壮，有颜色，去虫而牢齿也（玉泉者，口中唾也）。朝未起，早漱令满口，乃吞之，辄琢齿二七遍，如此者三，乃止，名曰练精。又云：咽之三过，乃止。补养虚劳，令人强壮。（出第三卷中）

崔氏地黄酒，疗虚羸，令人充悦，益气力，轻身明目方。（雍州高长史得效）

生地黄（肥大者，一石二斗，捣，以生布绞取汁）四斗四升，杏仁一斗（去尖、皮、双仁，熬，捣末），大麻子一斗（熬，捣末），糯米一石（曝干），上曲一斗五升（曝干，细锉）。

上五味，先以地黄汁四斗四升，浸曲候发，炊米二斗作饭，冷暖如人肌，酘曲汁中和之。候饭消，更炊米一斗作饭，酘如前法。又取杏仁、麻子末各一升二合半，和饭搅之，酘曲汁中，待饭消，依前炊米饭一斗，以杏仁、麻子末各一升二合半，一如前法酘之。凡如此可八酘讫，待酒发定封泥之，二七日压取清，每温饮一升，渐加至二升，日再服。令人能食，久饮之，去万病，妇人服之更佳。无子者，令人有子。忌芜荑。

卷第二十五・数十年痢方一十一首

又疗三十年下痢，所食之物皆不消化，或青或黄，四肢沉重，起即眩倒，骨肉消尽，两足逆冷，腹中热，苦转筋，起止须人扶，阴冷无子，椒艾丸方。

赤石脂二两（别末），熟艾一升，干姜三两，蜀椒三百枚（汗），乌梅三百枚（醋浸，剥取肉）。

上五味，先捣筛，姜、椒为末，将熟艾、梅肉著一斛酒饭下蒸，令饭熟，内干姜、椒末、赤石脂末，合捣三千杵，蜜和丸如梧子，饮服十丸，日三，不瘥至二十丸，加黄连一升，艾一斤。忌猪肉、冷水等物。

卷第三十一・古今诸家膏方四首

崔氏陈元膏。会稽太守思翊昧死再拜上书：

皇帝陛下，思幸得典郡，视事六年，处地下湿，身病苦痹，饮食衰少，医疗不瘥，命在旦暮，苍梧道士陈元卖药于市，思取药摩之，日至再，十五日平复。思男尝堕马，苦为腰痛，天阴雨转发，思取元膏摩之，复愈。思妻年四十五，苦心腹积聚，得病三年，思复从元取膏摩之，六日下宿食即愈。思铨下郭少，苦头眩，思取膏摩三日，鼻中下水二升，所病即愈，思知元药验，谨取元本方奉上。

当归三两（一方陇西者），生地黄二斤（捣取汁），附子三两，细辛二两，桂心一两，天雄三两（去皮），干姜二两，丹砂一两（研），芎䓖二两，雄黄二两半（研），乌头三两，苦酒三升，白芷一两，松脂半斤，不中水猪脂十斤（炼，去滓）。

上十五味，㕮咀，以地黄汁、苦酒渍一宿，取猪脂，纳诸药，微火煎之，令十五沸，膏成，去滓，纳朱砂等末，熟搅，勿令妇人、鸡犬、孝子、恶疾、不具足人、小儿等见。有人若胸胁背痛，服之七日，所下状如鸡子汁者二升，即愈。久有人苦胁下积聚如杯，摩药十五日即愈。又有人苦脐旁气如手，药摩之，去瓜中黄穰者升许，即愈。有人患腹切痛，时引背痛数年，以膏摩之，下如虫者三十枚，即愈。又有妇人若月经内塞，无子数年，膏摩少腹，并服如杏子一枚，十日下崩血二升，即愈，其年便有子。又疗风瘙肿起累累如大豆，以膏摩之，五日即愈。老少患脚膝冷痛，摩之五日便愈。又有人苦头项痛，寒热瘰疬，摩头及病上，即愈。又有人患面目黧黑，消瘦，是心腹中病，服药下如酒糟者一升余，即愈。内外诸风及腹中积聚可服之，百病无不愈，所疗人无数，不可悉记。

卷第三十一·古今诸家丸方一十八首

《广济》疗传尸骨蒸殗殜，肺痿疰忤鬼气，猝心痛，霍乱吐痢，时气鬼魅瘴疟，赤白暴痢，瘀血月闭，痃癖，疔肿，惊痫，鬼忤中，小儿吐乳，大人狐狸等病，吃力伽丸方。

吃力伽（白术是也）、光明砂、诃黎勒皮、麝香（当门子）、香附子、丁子香、沉香、荜茇、檀香、青木香、安息香、犀角（屑）各二两，薰陆香、苏合香、龙脑各半两。

上十五味，捣筛，白蜜和为丸，每朝取井花水服如梧子四丸，于净器中研破服之，老小一丸。以蜡裹一丸如弹丸，绯绢袋盛，当心带之，一切邪鬼不敢近。千金不传。冷水、暖水临时量之。忌五辛、生血物，以腊月合神前藏之密器中，勿令泄药气，神验。

《千金》耆婆万病丸，疗七种癖块，五种癫病，十种注忤，七种飞尸，十二种蛊毒，五种黄病，十二时疟疾，十种水病，八种大风，十二种痛痹，并风入头，眼暗膜膜，及上气咳嗽，喉中如水鸡声，不得卧，饮食不作肌肤，五脏滞气，积聚不消，拥闭不通，心腹胀满，连及胸背，鼓胀气坚结，流入四肢，或复又心膈气满，时定时发，十年、二十年不瘥，五种下痢，疳虫、蛔虫、寸白虫诸虫，上下冷热，久积痰饮，令人多睡眠，消瘦无力，荫入骨髓，便成滞疾，身体气肿，饮食呕逆，腰脚酸疼，四肢沉重，不能久行久立，妇人因产冷入子脏，脏中不净，或闭塞不通，胞中瘀血冷滞，出流不尽，时时疼痛为患，或因此断产，并小儿赤白下痢，及胡臭、耳聋、鼻塞等病。服此药以三丸为一剂，服药不过三剂，万病悉除，说无穷尽，故称万病丸；以其牛黄为主，故一名牛黄丸；以耆婆良医，故名耆婆丸方。

牛黄、麝香、犀角、朱砂、雄黄并研，芫青（去头、翅、足，熬，本方七枚），黄连、人参、禹余粮、大戟（炙）、芫花（熬）、茯苓、干姜、桂心、桑白皮、当归、芎䓖、芍药、甘遂（熬）、黄芩、蜀椒（汗）、细辛、巴豆（去皮、心，别熬，捣）、前胡、桔梗、紫菀、蒲黄、葶苈子（熬）、防风各一分，蜈蚣三节（炙），石蜥蜴一寸（炙）。

上三十一味，并令精细，上牛黄、麝香、犀角、朱砂、雄黄、禹余粮、巴豆别研，余者合捣筛之，以白蜜和，更捣三千杵，极熟，密封之。除破日平旦，空腹以酒服三丸如梧子，微下三五升恶物为良。若猝暴病，不要待平旦，无问早晚即服，以吐利为度。若不吐利，更加一丸，或至三丸、五丸，须吐利为度，不得限以丸数。病强药少即不利吐，若其发迟，以热稀粥一杯发之。若吐利不止，即以酸饭两三口止之。服药忌陈臭、生冷、酢滑、粘食、大蒜、猪鱼鸡狗马驴肉、白酒、行房，七日外始得。一日服，二日补之，得食新米、韭菜汁作羹粥臛饮，食之三四顿，大良，亦不得全饱。产妇勿服之。吐利以后，常须闭口少语，于无风处温床暖室将息。若旅行猝暴无饮，以小便送之。若一岁以下小儿有疾者，令乳母服两小豆，亦以吐利为度。近病及猝病皆用多，积久疾病即少服，常取微溏利为度。（崔氏无黄芩、桑白皮、桔梗、防风）

猝病欲死，服三丸如小豆，取吐利即瘥。

猝得中恶口噤，服二丸如小豆，和暖水一合，灌入口令下，令微利即瘥。

五注鬼刺客忤，服二丸如小豆，不瘥后日更服二丸。

男女邪病，歌哭，腹大如妊身，服二丸如小豆，日三夜一服，间食服之。

猫鬼病，服小豆三丸，不瘥更服。

蛊毒吐血，腹痛如刺，服小豆二丸，不瘥更服，以瘥止。

疟病，未发前服三丸，未瘥更服。

诸痰饮者，服三丸如小豆，不瘥更服。

冷癖，服三丸如小豆，日三服，皆间食，常令微溏利为度。

宿食不消，服二丸如小豆，取利。

癥瘕积聚，服二丸如小豆，日三服，皆间食，以利瘥止。

拘急心腹胀满，心痛，服三丸如小豆，未瘥更服。

上气呕逆，胸中满，不得卧，服二丸，不瘥更服。

大痢，服小豆一丸，日三。

疳湿，以一丸如杏仁，和酢二合，灌下部中，服小豆二丸，瘥。

水病，服三丸如小豆，日再，间食服之，瘥止。人弱隔日服。

头痛恶寒，服小豆二丸，覆取汗。

伤寒天行病，服二丸小豆大，日三，间食服。

小便不通，服小豆二丸，不瘥明日更服之。

大便不通，服三丸如小豆大，又纳一丸下部中则通。

耳聋聤耳，以绵裹如枣核，塞耳中，瘥。

鼻衄，服二丸如小豆，无不瘥。

痈肿、疔肿，破肿，纳一丸如麻子，日一敷之，根自出，亦服二丸，瘥。

犯疔肿血出，以猪脂和涂，有孔纳孔中，瘥止。

疠疮，以酢泔洗讫，取药和猪脂涂之。

漏疮有孔，以一丸如小麦纳孔中，和猪脂敷。

痔疮，以药涂绵，纳孔中，别易，瘥止。

瘰疬，以酢和涂上，瘥。

癣疮，以布揩令汁出，以酢和涂上，日一易，瘥止。

胸背腰胁肿，以酢和敷肿上，日一易之，服二丸如小豆。

诸冷疮积年不瘥者，以酢和涂之，亦饼贴之。

恶刺，以一丸纳疮孔中，即瘥。

蝮蛇螫，以少许内螫处，若毒入腹心，烦闷欲绝者，服三丸如小豆大。

蝎螫，以少许涂之。

蜂螫，以少许敷之，瘥。

妇人诸疾，胞衣不下，服二丸如小豆大。

小儿惊痫，服一丸如米许，以涂乳，令嗍之，看儿大小量之。

小儿客忤，服一丸如米，和涂乳头，与嗍之，以意量之。

小儿乳不消，心腹胀满，服一丸如米许，涂乳头令嗍之，取瘥。

又大麝香丸，疗鬼注飞尸等，万病皆疗之方。

麝香三分，牛黄、珍珠（并研）、附子（炮）、鬼臼、莽草（炙）、犀角（屑）、矾石（熬令汁尽）、细辛、桂心、獭肝（炙）、藜芦各二分，蜈蚣（炙）、蜥蜴（炙）各一枚，地胆（熬）、斑蝥（熬）、芫青（熬）、亭长（熬）各七枚（并去足、翅），巴豆（去心、皮，熬）、杏仁（去尖、皮，熬）各五十枚，丹砂二两（研），雄黄一两（研），礜石八分（泥裹，烧半日）。

上二十三味，合捣，别捣巴豆、杏仁如泥，蜜和，更捣三千杵，丸如小豆，每有病以饮服一丸，日再，渐至三丸尤妙。毒虫所螫，摩之，以知为度。若欲入毒疫疠乡、死丧家，及鬼神庙冢墓处，以绛囊盛之，男左女右，肘后系之，又以少许涂人中，卧不魇魅，神验。忌如常法。

又小麝香丸，主疗与大麝香丸同方。

麝香三分，雄黄（研）、丹砂（研）各四分，细辛、干姜、桂心、芍药各五分，莽草（炙）、犀角（屑）、栀子仁各三分，附子（炮）、乌头（炮，去皮）各五枚，巴豆五十枚（去心、皮，熬），蜈蚣一枚（去头、足，炙）。

上十四味，并捣筛，蜜和，更捣一千杵，丸如小豆，每服三丸至五丸，日三。一切尸注心痛皆主之。忌生血物、生葱、生菜、芦笋、猪肉、冷水。神验。（一方有当归一两）

崔氏温白丸，疗癥癖块等一切病，并治之方。

紫菀、吴茱萸、菖蒲、柴胡、厚朴（炙）、桔梗、皂荚（去皮，炙）、茯苓、桂心、干姜、黄连、蜀椒（汗）、巴豆（去心、皮，熬）、人参各三分（本方各二分），乌头十分（炮）。

上十五味，合捣筛，以白蜜和，更捣二千杵，丸如梧子大，有病服一丸至二丸，不知稍增至三丸、五丸，以知为度。主心腹积聚，久癥癖块大如杯碗，黄疸宿食，朝起呕吐，支满上气，时时腹胀，心下坚结，上来抢心，旁攻两胁，彻背连胸，痛无常处，绕脐搅痛，状如虫咬；又疗十种水病，八种痞塞，反胃吐逆，饮食噎塞，五淋，九种心痛，积年食不消化；或妇人诸疾，断绪不生，带下淋沥；或痃疟连年不瘥；又疗一切诸风，身体顽痹，不知痛痒，或半身不遂，或疼痛，或眉发堕落；又疗七十二种风，三十六种遁尸注，或癫痫，或妇人五邪失心，梦与鬼神交通，四肢沉重，不能食饮，昏昏默默，只欲取死，终日忧愁，情中不乐，或恐惧悲啼，饮食无味，月水不调，真似怀孕，连年累月，羸瘦困弊，遂至于死，或歌或哭，为鬼所乱，莫之知也。但服此药者，莫不除愈。臣知方验，便合药与妇人服之，十日下出癥癖，虫长二尺五寸，三十枚，下脓二升，黑血一升，青黄汁五升，所苦悉除，当月有子。臣兄堕马被伤，腹内有积血，天阴即发，羸瘦着床，命在旦夕，与药服，下如鸡肝黑血如手者二百余片，白脓二升，赤黄水一升，其病即除。臣知方验，敢不献上。忌生冷酢滑、猪鸡鱼犬牛马鹅肉、五辛、油、面、豆、糯米、陈臭等物。

卷第三十三·求子法及方一十二首

推贵宿日法：

正月一日、六日、九日、十日、十一日、十二日、十四日、二十一日、二十四日、二十九日。

二月四日、七日、八日、九日、十日、十二日、十四日、十九日、二十二日、二十七日。

三月一日、六日、七日、八日、十日、十七日、二十日、二十五日。

四月三日、四日、五日、六日、八日、十日、十五日、十八日、二十二日、二十八日。

五月一日、二日、三日、四日、五日、六日、十二日、十三日、十五日、十六日、二十日、二十五日、二十八日、二十九日、三十日。

六月一日、三日、十日、十三日、十八日、二十三日、二十六日、二十七日、二十八日、二十九日。

七月一日、十一日、十六日、二十一日、二十四日、二十五日、二十六日、二十七日、二十九日。

八月五日、八日、十三日、十八日、二十一日、二十二日、二十三日、二十四日、二十五日、二十六日。

九月三日、六日、十一日、十六日、十九日、二十日、二十一日、二十二日、二十四日。

十月一日、四日、九日、十四日、十七日、十八日、十九日、二十日、二十二日、二十九日。

十一月一日、六日、十一日、十四日、十五日、十六日、十七日、十九日、二十六日、二十九日。

十二月四日、九日、十二日、十三日、十四日、十五日、十七日、二十四日、二十七日。

若春合甲寅乙卯，夏合丙午丁巳，秋合庚申辛酉，冬合壬子癸亥，与上件月宿日合者尤佳。（出第二卷中）

《千金翼》论曰：夫求子者，服药须有次第，不得不知，其次第谓男服七子散，女服荡胞汤及坐药，并服紫石门冬丸，则无不得效矣。不知此者，得力鲜焉。（出第五卷中，其七子散、荡胞汤、紫石门冬丸在次下《千金》并《翼》方中）

《广济》疗无子，令子宫暖，内炙丸方。

麝香二分（研），皂荚十分（涂酥炙，削去黑皮、子），蜀椒六分（汗）。

上三味，捣筛，蜜丸酸枣仁大，以绵裹纳产宫中，留少绵线出，觉憎寒不净下多，即抽线，线出却丸药，一日一度换之，无问昼夜皆纳。无所忌。

又方：

蛇床子、石盐、细辛、干姜、土瓜根各四两。

上五味，捣散，取如枣核大，以绵裹纳子宫中，以指进之，依前法。中间病未可，必不得近丈夫，余无所忌。（并出第三卷中）

又疗妇人百病，断绝绪产，白薇丸方。

白薇、细辛、厚朴（炙）、椒（汗）、桔梗、鳖甲（炙）各五分，防风、大黄、附子（炮）、石硫黄（研）各六分，牡蒙二分，人参、桑上寄生各四分，半夏（洗）、白僵蚕、续断、秦艽、紫菀、杜仲、牛膝、虻虫（去翅、足，熬）、水蛭各二分，紫石英（研）、朴硝、桂心、钟乳、当归各八分。

上二十七味，捣筛，蜜丸，空腹温酒服如梧桐子十五丸，日二，渐加至三十丸，不吐不利。忌生冷、油腻、饧、生血物、人苋、生葱、生菜、猪肉、冷水、粘食、陈臭。（出第二卷中）

《千金》七子散，疗丈夫风虚目暗，精气衰少无子，补不足方。

五味子、牡荆子、菟丝子、车前子、干地黄、薯蓣、石斛、杜仲、鹿茸（炙）、远志（去心）、菥蓂子各八分，附子（炮）、蛇床子、芎䓖各六分，山茱萸、天雄（炮）、黄芪、人参、茯苓、牛膝各五分，桂心十分，巴戟天十二分，苁蓉七分，钟乳三分。

上二十四味，捣筛为散，酒服方寸匕，日二服，不知，增至二匕，以知为度。忌生冷酢滑、猪、鸡、鱼、蒜、油腻。不能酒者，蜜和丸服亦佳。行房法，一依《素女经》，女人月信断一日为男，二日为女，三日为男，四日为女，以外无子。仍每日午时前、半夜后阳时为男，下精欲得去玉门入半寸，不尔过子宫。一方加覆盆子八分。忌芜荑、生葱。（《经心录》并《翼》同）

又朴硝荡胞汤，疗妇人立身以来全不生，及断绪久不产三十年者方。

朴硝、牡丹、当归、大黄、桃仁（去皮、尖，生用）各三两，细辛、厚朴（炙）、桔梗、芍药、人参、茯苓、桂心、甘草（炙）、牛膝、橘皮各二两，虻虫（去翅、足，微熬）、水蛭（炙）各六十枚，附子一两半（炮）。

上十八味，切，以清酒五升、水六升合，煮取三升，分四服，日三夜一，每服相去三辰，少时更服如常。覆被取少汗，汗不出，冬日著火笼，必下积血及冷赤脓，如赤小豆汁，本为妇人子宫内有此恶物令然，或天阴脐下痛，或月水不调，为有冷血不受胎。若斟酌下尽，气力弱人困不堪，更服亦可，二三服即止。如大闷不堪，可食酢饭冷浆一口即止，然恐去恶物不尽，不大得药力，若能忍服尽大好。一日后仍著导药。(《翼方》无桔梗、甘草。并出第二卷中)

《千金翼》坐导药方。

皂荚一两（炙，去皮、子），大黄、戎盐、矾石（烧）、当归各二两，五味子、干姜各三两，细辛三两，蜀椒（汗）二两，葶苈子、苦瓠(《千金》作山茱萸)各三分。

上十一味，捣筛，纳轻绢袋子，如中指许大，长三寸，盛之令满，纳子门中，坐任意，勿行走急，小便时即出之，仍易新者，一日当下青黄冷汁，汁尽止，即可幸御，自有子。若未见病出，亦可至十日安之。《千金》无葶苈。一方又有砒霜三分(《广济》同)，著药后一日，乃服紫石门冬丸，其方如下。

紫石英（七日研之）、天门冬（去心）各三两，紫葳、甘草（炙）、桂心、牡荆子(《千金》作牡蒙)、乌头（炮）、干地黄、辛夷仁、石斛、卷柏、禹余粮、当归、芎䓖各三两，乌贼鱼骨、牛膝、薯蓣各六分，桑寄生、人参、牡丹皮、干姜、厚朴（炙）、续断、食茱萸、细辛各五分，柏子仁一两。

上二十六味，捣筛，蜜和，酒服十丸如梧桐子，日三，稍加至三十丸。慎如药法。(《经心录》同。并出第五卷中)

《延年》疗妇人子脏偏僻，冷结无子，坐药方。

蛇床子三两，芫花三两。

上二味，捣筛，取枣大，纱袋盛，纳产门中，令没指，袋少长，便时须去，任意卧着，慎风冷。(出第四卷中)

卷第三十三·久无子方五首

《广济》疗久无子，白薇丸方。

白薇、牡蒙、藁本各五分，当归、干地黄各七分，芎䓖、人参、柏子仁、石斛、桂心、附子（炮）、五味子、防风、吴茱萸、甘草（炙）、牛膝、桑寄生各六分，姜黄七分，禹余粮八分，秦椒二分（汗）。

上二十味，捣筛，蜜丸如梧桐子，空腹酒下二十丸，加至三十丸，日再服，不利。忌生葱、生菜、热面、荞麦、猪肉、葵菜、芜荑、菘菜、海藻、粘食、陈臭物等。

又疗久无子断绪，少腹冷疼，气不调，地黄汤方。

干地黄、牛膝、当归各八两，芎䓖、卷柏、防风各六分，桂心、牵牛子末各三分。

上八味，切，以水六升，煮取二升三合，去滓，分三服，服别和一分牵牛子末服，如人行四五里更进一服，以快利止。忌热面、荞麦、炙肉、生葱、芜荑、蒜、粘食等物。（出第三卷中）

《千金》疗月水不利，关塞绝产十八年，服此药二十八日有子，金城太守白薇丸方。

白薇、细辛各五分，人参、杜蘅、厚朴（炙）、牡蒙、半夏（洗）、白僵蚕、秦艽、当归、紫菀各二分，牛膝、沙参、干姜各三分，蜀椒（汗）、附子（炮）、防风各六分。（《古今录验》不用杜蘅，用牡蛎三分，熬）

上十七味，末之，蜜和丸，先食服如梧桐子三丸，不知稍增至四五丸。此药不可将服，觉有身则止，用大验。忌饧、猪羊肉、冷水、生葱、生菜。（崔氏《延年》同）有桔梗、丹参各三分。（出第二卷中）

《千金翼》白薇丸，主久无子或断绪，上热下冷，百病皆疗之方。

白薇、车前子各三分，当归、芎䓖、蛇床子各四分，紫石英、菴蕳子、石膏、藁本、卷柏各五分，泽兰、太一禹余粮、覆盆子、桃仁（熬）、白芷、麦门冬（去心）、人参各六分，桂心、蒲黄各十分，细辛、干姜、干地黄、椒（汗）各十二分，茯苓、赤石脂、远志（去心）、白龙骨各八分，橘皮二分。

上二十八味，捣筛为末，蜜和，酒服十五丸如梧桐子，日再，增至四十丸，以知为度，亦可至五十丸。慎猪、鸡、鱼、蒜、生冷、酢滑、生葱、生菜、芜荑、驴马等肉。觉有身则止药。秘之，勿妄传也。（出第五卷中）

《经心录》茱萸丸，疗妇人阴寒，十年无子方。

吴茱萸一升，蜀椒一升（去目，汗，末）。

上二味，蜜丸如弹子丸，绵裹导子肠中，日再易。无所下，但开子脏，令阴温，即有子也。（出第六卷中）

卷第三十四·八瘕方一十二首

《素女经》论妇人八瘕积聚，无子，断绝不产，令有子受胎养法，并曾伤落，依月服药法；及阴闭生息肉，阴痒生疮，阴痒䘌疮，带下阴子脏不正，阴门挺出，阴肿坚隐疾方。

黄帝问于素女曰：吾闻天下妇人产乳有子而病者，未曾生子而病者，又产乳后而中绝不复产者，何也？诸病作生而令妇人腹中有积聚，胸胁腰背挛而痛，久而生八瘕之聚。病深可畏，不在肠胃，疗之或已复作，其状宁可得闻之乎？对曰：妇人之病，皆由于月病、生产所致，又从胞胎所起，其病不同，针灸、食药不得其方也。

黄帝曰：安心其要易，闻之为宝，受之良久，详思念其事。曰：善哉！疗将奈何？素女曰：诚为主说，妇人胞胎之数，皆在阴里，万物皆从生渊深，血脉精气所从行，肾为阴，阴主开闭。左为胞门，右为子户，主定月水，生子之道，胞门生于子精，精神气所出入，合于中黄门、玉门四边，主持关元，禁闭子精。脐下三寸名曰关元，主藏魂魄，妇人之胞，三焦之腑，常所从上，然妇人经脉、俞络合调，则月水如时来至，故能生子而无病。妇人营卫经络断绝不通，其人思惟邪气便得往来，入合于子脏，若生后恶露未已，合阴阳，即令妇人经脉挛急，令人少腹里急支满，胸胁腰背相引痛，苦四肢酸削，饮食不调，结牢恶血不除，月水不如时，或在前，或在后，乍久不止，因生积聚，如怀胎状，邪气盛甚，令人恍惚多梦，寒热，四肢不欲时动，阴中生气，肿肉生风，甚者小便不利，苦痛如淋状，面目黄黑，岁月病即不复生子。黄帝曰：吾深所忧也，疗之奈何，可得愈病，令人有子，愿拜受，非其人不敢妄传，何以神良耳。素女曰：今详面图。

一曰黄瘕。黄瘕者，妇人月水始下，若新伤坠，血气未止，卧寝未定，五脏六腑虚羸，精神不定，因向大风便利，阴阳开闭，关节四远中于风湿，气从下上入于阴中，稽留不去，名为阴虚，则生黄瘕之聚，令人病苦四肢寒热，身重淋露，卧不欲食，左胁下有气结牢，不可得抑，苦病腰背相引痛，月水不利，则善令人不产，少腹急，下引阴中如刺，不得小便，或时寒热，下赤黄汁。病苦如此，令人无子。疗当刺关元、气冲，行以毒药，有法疗治，瘕当下即愈矣。

又疗黄瘕皂荚散导之方：

皂荚一两（炙，去皮、子），蜀椒一两（汗），细辛六分。

上三味，捣散，以三角囊大如指长二寸贮之，取纳阴中，闷则出之，已则复纳之，恶血毕出，乃洗以温汤，三日勿近男子。忌生菜等。

二曰青瘕。青瘕者，妇人新生未满十日，起行以汤浣洗太早，阴阳虚，玉门四边皆解散，子户未安定，骨肉皆痛，手臂不举，饮食未复，内脏吸吸，又当风卧，不自隐障，若居湿地及湿席，令人苦寒洒洒入腹中，心腹烦闷，沉淖，恶血不除，结热不得散，则生青瘕之聚，在左右胁下，藏于背膂，上与肩甲腰下，挛急两足，腹下有气起，喜唾，不可多食，四肢不欲动摇，恍惚善梦，手足肿，面目黄，大小便难，其候月水不通利，或不复禁，状如崩中。此自过所致，令人少子，疗之当刺胃管，行以毒药有法，瘕当下，即愈矣。

又疗青瘕导药方：

戎盐一升，皂荚半两（去皮、子，炙），细辛一两六铢。

上三味，捣散，以三角囊大如指长三寸贮之，纳阴中，但卧。瘕当下青如葵汁，养之如产法。

三曰燥瘕。燥瘕者，妇人月水下，恶血未尽，其人虚惫，而以夏月热行疾步，若举重移轻，汗出交流，气力未平，而卒以恚怒，致腹中猥咽不泄，经脉挛急，内结不舒，烦满少力，气上达膈中、背膂。少腹壅急，月水与气俱不通利，而反以饮清水快心，月水横流，溢入他脏不去有热，则生燥瘕之聚，大如半杯，上下腹中苦痛，在两胁下，上引心而烦，害饮食，食欲呕吐，胸及腹中不得太息，腰背重，喜卧盗汗，足酸削，久立而痛，小便失时，忽然自出若失精，月水闭塞，大便涩难。有此病者，令人少子，疗之以长针，按而刺之法度，行以毒药，瘕当下，即愈矣。

又疗燥瘕方：

大黄如鸡子许，干姜二两，鸡膍胵中黄膜一枚（炙），黄连二两，桂心一尺，䗪虫三枚（熬），厚朴十铢（炙），郁李仁一两（去皮、尖，熬）。

上八味，捣散，早朝空腹，以温酒一盏和三钱匕，顿服，瘕当下，下毕，养之如产妇法，三月无子者当有子，三日勿合阴阳。

四曰血瘕。血瘕者，妇人月水新下，未满日数而中止，因饮食过度，五谷气盛，溢入他脏，若大饥寒，吸吸不足，呼吸未调，而自劳动，血下走肠胃之间，流落不去，内有寒热与月水合会，则生血瘕之聚，令人腰痛不可以俯仰，横胁下有积气牢如石，少腹里急苦痛，背膂疼，腰股下痛，阴里若生子风冷，子门僻，月水不时，乍来乍去。有此病者，令人无子。疗之瘕当下，即愈矣。（方缺）

崔氏疗妇人血瘕痛方：

干姜、乌贼鱼骨各一两（炙），桃仁一两（去皮、尖，熬）。

上三味捣散，酒服二方寸匕，日二。

又方，取古铁秤锤，或大斧头，或铁杵，以炭火烧令赤，投好酒三升中，稍稍饮之。

又方，桂末，温酒服方寸匕佳，日二。（并出第十下卷中）

《古今录验》疗妇人血瘕，攻刺腹胁时痛，导药方。

大黄、当归各半分，山茱萸一两，皂荚一两（去皮、子，炙），细辛、戎盐各六铢。

上六味，捣，以香脂丸如指大，每以绵裹纳阴中，正坐良久，瘕当下，养如乳妇之法。

五曰脂瘕。脂瘕者，妇人月水新下，若生未满三十日，其人未复，以合阴阳，络脉分，胞门伤，子户失禁，关节散，五脏六腑津液流行，阴道瞤动，百脉关枢四解，外不见其形，子精与血气相遇犯禁，子精化，不足成子，则生脂瘕之聚，令人支满里急痛痹，引少腹重，腰背如刺，四肢不举，饮食不甘，卧不安席，左右走腹中切痛，时瘥时甚，或时少气，头眩，身体疼解，苦寒恶风，膀胱胀，月水乍来乍去，不如常度，大小便血不止。有此病者，令人无子，疗之当刺以长针，行以毒药，瘕当下即愈矣。

又疗脂瘕方：

皂荚十八铢（去皮、尖），矾石六铢（烧），五味子、蜀椒（汗）、细辛、干姜各半两。

上六味捣散，以香脂和如大豆，着男子阴头，以合阴阳。不三行，其瘕乃愈。

又疗妇人绝不复生，及未曾生，皆以脂瘕腹中有块，以汤煎自下，尚不受子，导散方。

皂荚（炙，去子、皮）、吴茱萸、当归各一两，蜀椒（汗）各二两，细辛（熬）、矾石（烧）、五味子各三分，大黄、戎盐各二两，干姜二两。

上十味捣散，以轻绢袋，如指大，长三寸，盛药令满，纳阴中，坐卧随意，勿行走，小便时去之，别换新者。

六曰狐瘕。狐瘕者，妇人月水当日数来，而反悲哀自恐，若以远行，逢暴风疾雨，电雷惊恐，被湿，罢（音疲）倦少气，心中恍惚未定，四肢懈堕，振寒；若寤寐脉气绝，精神游亡，邪气入于阴里不去，则生狐瘕之聚，食人子脏，令人月水闭不通。少腹瘀滞，胸胁腰背痛，阴中肿，小便难，胞门子户不受男精，五脏气盛。令人嗜食，欲呕喜唾，多所思，如有身状，四肢不举。有此病者，终身无子，其瘕有手足卒成形者杀人，未者可疗，以长针急持刺之，行以毒药有法，瘕当下，即愈矣。

又疗狐瘕方：

取新死鼠一枚，裹以新絮，涂以黄土，穿地坎足没鼠形，置其中，桑薪灼其上，一日一夜出，分去絮，纳桂心末六铢，酒服二方寸匕，病当下，甚者不过再服，瘥止。

七曰蛇瘕。蛇瘕者，妇人月水已下新止，适闭未复，胞门子户劳动，阴阳未平，营卫分行，若其中风暴病羸劣，饮食未调，若起行当风，及度泥涂，因冲寒大早，若坐湿地，名曰阴阳乱，腹中虚，若远行道路，伏饮污井之水，不洁之食，通吞蛇鼠之精，流落不去，则生蛇瘕之聚，上食人之肝心，苦病长大，条条在脐下上，还绞左右胁，不得吐气，两股胫间苦疼，少腹多热，小便赤黄，膀胱引阴中挛急，腰背俱痛，难以动作，喜发寒热，月水或多或少有此病者，不复生子，其瘕手足成形者杀人，未者可治之，疗有法度，行以毒药，瘕当下，即愈矣。

又疗蛇瘕方：

大黄、黄芩、芒硝各半两，甘草大如指一尺（炙），乌贼鱼骨二枚，皂荚六枚（去皮、子、尖）。

上六味，捣，以水六升，煮之三沸，下绞去滓，下硝，适寒温服之，十日一剂，空腹服之，当下。

八曰鳖瘕。鳖瘕者，妇人月水新至，其人剧作，罢（音疲）劳汗出。衣服润湿，不以时去之，若当风睡，足践湿地，恍惚觉悟，蹠立未安，颜色未平，复见所好，心为开荡，魂魄感动，五内脱消，若入水浣洗沐浴，不以时出，而神不守，水气与邪气俱入至三焦之中，又暮出入，玉门先闭，津液妄行，留落不去，则生鳖瘕之聚。大如小杯，令人少腹内切痛，恶气左右走，上下腹中苦痛，若存若亡，持之跃手，下引阴里，腰背亦痛，不可以息，月水不通，面目黄黑，脱声少气。有此病者，令人绝子，其瘕有手足，成形者杀人，未者可治之，疗有法度，以长针按疗之，行以毒药，瘕当下，即愈矣。

又疗鳖瘕方：

大黄六分，干姜、侧子各半分，附子、人参各九铢，䗪虫一寸匕（熬），桂心一两六铢，细辛、土鉏各十八铢，白术一两。

上十味捣散，以酒服方寸匕，日三。（以上八般瘕疾，出《古今录验》第三十卷中）

卷第三十四·妇人崩中方一十一首

文仲疗妇人崩中漏下，去青黄赤白，使人无子方。

禹余粮（研）、赤石脂（研）、牡蛎（熬，研）、桂心、乌贼鱼骨、灶下黄土各等分。

上六味，为散，以清酒服方寸匕，日二服。忌生葱。

卷第三十七·周处温授叚侍郎炼白石英粉丸饵法并论紫石白石英体性及酒法五首

其四色英今不复用，谨按白石英所在皆有，今泽州、号州、洛州山中俱出。号州者，乃大径三寸，长五六寸者。今通以泽州所出为胜，采之妙。

又《经》云：紫石英味甘辛，温，无毒。主心腹咳逆邪气，补不足，女子风寒在子宫，绝孕十年无子，疗上气心腹痛，寒热邪气结气，补心气不足，定惊悸，安魂魄，填下焦，止消渴，除胃中久寒，散痈肿，令人悦泽。久服温中，轻身延年。生太山山谷，采无时，长石为之使。得茯苓、人参、芍药，共疗心中结气；得天雄、菖蒲，共疗霍乱；畏扁青、附子，不欲鮀甲、黄连、麦勾姜。今第一用太山石，色重澈，下有根；次出雹零山亦好。又有南城石，无根；又有青绵石，色亦重黑不明澈；又有林邑石，腹里心有一物如眼；吴兴石，四面才有紫色，无光泽；会稽诸暨石，形色如石榴子，先时并杂用，今散家采择唯太山最，余处可作丸酒耳。《仙经》不正用，而为俗法所重也，采时依此。

卷第三十九·孔穴主对法

阴廉

在羊矢下，去气冲二寸动脉。主妇人绝产，若未曾产。灸三壮。（甄权、《千金》、杨操同）

涌泉

一名地冲，在足心陷者，中屈足卷趾宛宛中，灸三壮。主腰痛，大便难，少腹中痛，小便不利。甄权云：在脚心底宛宛中，白肉际。主热中少气厥寒，灸之热去。头痛，烦心，心痛，不嗜食，咳而短气，喉痹，热痛，脊胁相引，忽忽善忘，足厥，喘逆，足下清至膝，阴痹腹胀，头项痛，眼眩，男子如蛊，女子如阻，身体腰背如解，不欲食，丈夫㿗疝，阴跳，痛篡中，不得溺，腹胁下支满，闭癃，阴痿，后时少泄，四肢不举，实则身头痛，汗不出，目䀮䀮然无可见，怒欲杀人，暴痛引腰下节，时有热气，筋挛膝痛，不可屈伸，狂如新发，衄，不食，喘呼，少腹痛引嗌，足厥痛，肩背颈痛，时眩，妇人无子，咽中痛，不可内食，转筋，风入腹中，侠脐，胸胁支满，下之五趾端尽痛，足不得践地，癫疾，喑不能言。

商丘

在内踝微前陷者中，灸三壮。主癫疾，狂，多食，善笑不休，发于外，烦心中渴，疟寒，肠中痛，已汗出，腹满响响，不便，心下有寒痛，阴股内痛，气逆，狐疝走上下腹痛，脾虚令人病寒不乐，好太息，喉痹，寒热善呕，骨痹烦满，痫瘛，手足扰，癫疾，目昏，口噤，溺黄，筋挛痛；病善厌梦者绝子，厥头痛，面肿起，咳而泄，不欲食，痔疾，骨疽蚀。

筑宾

足内踝上腨分中，灸五壮。主大疝，绝子，狂，癫疾，呕吐。

脐中

神阙穴也，一名气舍，灸三壮。主水腹大脐平，腹无理不治。绝子，灸令人有子，脐疝绕脐痛，冲胸不得息。甄权云：主水肿臌胀，肠鸣状如雷声，时上冲心，日灸七壮至四百壮。

阴交

一名少关，一名横户，在脐下一寸，任脉、冲脉、少阴之会，灸五壮。主水胀，水气行皮中。甄权云：穴在阴茎下，附底宛宛中。主惊不得眠，善断水气、上下五脏游气也。阴疝引睾，女子手脚拘挛，腹满，疝，月水不下，乳余疾，绝子，阴痒，奔豚，上膜腹坚，痛引阴中，不得小便，两丸骞。孕妇不可灸。

石门

一名利机，一名精露，一名丹田，一名命门，在脐下二寸，任脉气所发，灸三壮，女子禁不可灸。主脐疝，绕脐痛，三焦胀，水腹大，及水气行皮中，心腹中卒痛而汗出，气癃，小便黄，气满，虚则遗溺，身寒热，吐逆，溺难，腹满疝积，乳余疾，绝子，阴痒，奔豚，上膜腹痛，口强不能言，茎肿先引腰，后引少腹，腰髋少腹坚痛，下引阴中，不得小便，两丸謇。甄权云：主妇人因产恶露不止。

关元

一名次门，在脐下三寸，任脉、足三阴之会，灸七壮。主寒热，石水，痛引胁下胀，头眩痛，身尽热，气癃尿黄。甄权云：主小便处痛，状如散火，转胞不得尿，少腹满，引胁下胀，头眩痛，身尽热，奔豚，寒热入少腹，时欲呕，伤中溺血，小便数，腰背脐痛，下引阴，腹中窘急欲凑，后泄不止，癫，暴疝痛，少腹大热，身所伤血出多，反中风寒，若有所坠堕，四肢解㑊不收，名曰体解，女子绝子，衃血在内不下。

中极

一名气原，一名玉泉，在脐下四寸，任脉、足三阴之会，灸三壮。女子禁中央，腹热痛，妇人子门不端，少腹苦寒，阴痒及痛，经闭不通，乳余疾，绝子，内不足，奔豚上抢心，甚则不能息，忽忽少气，尸厥，心烦痛，饥不能食，善寒中，腹胀引胁而痛，少腹与脊相控暴痛，时窘之后，经闭不通，小便不利，丈夫失精。孕妇不可灸。

上髎

在第一空腰髁下一寸，侠脊陷者中，足太阳、少阳之络，灸三壮。主腰脊痛而清，善伛，睾跳骞，寒热，热病汗不出，痎疟，女子绝子，阴挺出，不禁白沥。

（十二）《华佗神方》[19]

卷六·六〇三二·华佗治妇人不孕神方

凡妇人立身已来，全不生产，及断续久不生产三十年者，服此必能生子。方用：

朴硝、牡丹、当归、大黄、桃仁各三铢，厚朴、桔梗、人参、茯苓、桂心、甘草、牛膝、橘皮各二铢，附子六铢，虻虫、水蛭各十铢。

上以清酒、水各五升，合煮取三升，日三夜一，分四服。每服相去三时，更服如常，覆衣取少汗。在冬日可着火笼子，必下积血及冷赤脓如赤小豆汁，本为妇人子宫内有此恶物使然，是为冷血，能使不受胎，故必忍之，使此冷血下尽始良。方乃以：

皂荚、萸肉、当归各一两，细辛、五味子、干姜各二两，大黄、矾石、戎盐、蜀椒各五钱。

上为末，以绢制袋，大如指，长三寸，盛药令满，纳妇人阴中，坐卧任便，勿急于行走，小便时去之。则一日以后，必下青黄冷汁，可幸御自有子。若未见病出，亦可安之十日，并用：

紫石英、天门冬各三两，当归、芎䓖、紫葳、卷柏、桂心、乌头、干地黄、牡荆、禹余粮、石斛、辛夷、人参、桑寄生、续断、细辛、厚朴、干姜、食茱萸、牡丹、牛膝各三十铢，柏子仁、薯蓣、乌贼骨、甘草各一两半。

上二十六味为末，蜜和丸如梧子大，酒服十丸，日三，渐渐增三十丸，以腹中热为度。不禁房室，夫行不在，不可服。

二、宋金元时期不孕相关文献记载

（一）《太平圣惠方》[20]

卷第七十·治妇人风虚劳冷诸方

夫妇人风虚劳冷者，是人体虚劳而受于冷也，夫人摄将顺理，则血气调和，风寒暑湿，不能为害，若劳伤血气，便致虚损，则风冷乘虚而干之，或容于经络，或入于腹内，其经络得于冷，则气血涩滞，不能自温于肌肤也。腹内得于风冷，则脾胃气弱，不能消于饮食也，随其所伤，即变成病。若大肠虚者，则变下利；若风冷入于子脏，则令脏冷，致使无子；若搏于血，则涩壅，亦令经水不利，断绝不通也。

卷第七十·治妇人无子诸方

夫妇人无子者，其故有三也。一者坟墓不嗣，二者夫妇年命相克，三者夫病妇疹，皆使无子。若是坟墓不嗣，年命相克，此二者非药能益。若夫病妇疹，须将药饵，故得有效也。然妇人挟疾无子，皆由劳血，血气生病，或月经涩闭，或崩血带下，致阴阳之气不和，经血之行乖候，故无子也。诊其右手关后，尺脉浮则为阳，阳脉绝无子也。又脉微涩，中年得此为绝产也。少阴脉如浮紧则绝产。恶寒脉尺寸俱微弱者，则绝产也。

治妇人子脏风冷，凝滞不去，令人少子，紫石英丸方。

紫石英二两（细研，水飞过），天门冬一两半（去心，焙），紫葳一两，甘草一两（炙微赤，锉），桂心一两，牡蒙一两，川乌头一两（炮裂，去皮、脐），熟干地黄一两，辛夷仁一两，石斛一两（去根，锉），卷柏一两，禹余粮一两（烧醋淬三遍），当归一两（锉碎，微炒），芎䓖一两，乌贼鱼骨一两（烧灰），薯蓣三分，桑寄生半两，牛膝一两（去苗），人参三分（去芦头），牡丹半两，干姜半两（炮裂，锉），厚朴一分（去粗皮，涂生姜汁，炙令香熟），续断半两，食茱萸半两，细辛半两，柏子仁一两。

上件药，捣罗为末，炼蜜和捣三五百杵，丸如梧桐子大。每于食前，以温酒下三十丸。

治妇人无子，皆因五劳七伤，虚羸百病所致，宜服五味子丸方。

五味子一两，牡荆子一两，菟丝子一两（酒浸三日，晒干，别杵为末），车前子一两，菥蓂子一两，薯蓣一两，石斛一两（去根，锉），熟干地黄一两，杜仲一两（去皴皮，炙微黄，锉），鹿茸一两（去毛，涂酥，炙令黄），远志一两（去心），附子三分（炮裂，去皮、脐），蛇床子三分，芎䓖三分，山茱萸三（二）分，天雄三分（炮裂，去皮、脐），人参三分（去芦头），白茯苓一（三）分，黄芪三分（锉），牛膝三分（去苗），桂心半两，肉苁蓉一两（酒浸一宿，刮去皱皮，炙干），巴戟一两（去心），钟乳粉二两。

上件药，捣罗为末，炼蜜和捣五七百杵，丸如梧桐子大。每于空心及晚食前，以温酒下三十丸。

治妇人无子或断绪，上热下冷，百病皆主之。白薇丸方。

白薇一两，车前子半两，当归半两（锉碎，微炒），芎䓖半两，蛇床子半两，藁本三分，卷柏三分，白芷三分，覆盆子三分，桃仁三分（汤浸，去皮、尖、双仁，麸炒微黄），麦门冬二（一）两半（去心，焙），人参三分（去芦头），桂心三分，菖蒲三分，细辛半两，干姜半两（炮裂，锉），熟干地黄一两，川椒一两（去目及闭口者，微炒出汗），白茯苓三分，远志二分（去心），白龙骨一两。

上件药，捣罗为末，炼蜜和捣五七百杵，丸如梧桐子大。每于空心及晚食前，以温酒下三十丸。

治妇人腹脏久积风冷，血气凝涩，不能宣通，故令无子。宜服杜蘅丸方。

杜蘅一两，防风一两（去芦头），白茯苓一两，附子一两（炮裂，去皮、脐），白薇二分，牛膝二分（去苗），半夏二（三）分（汤洗七遍去滑，微炒），沙参三分（去芦头），秦艽三分（去苗），川椒三分（去目及闭口者，微炒出汗），桂心三分，菖蒲三分，藁本三分，细辛一两，蛇床子三分。

上件药，捣罗为末，炼蜜和捣五七百杵，丸如梧桐子大。每于空心及晚食前，以温酒下三十丸。有子即住服。

治妇人无子脏冷。内灸丸方。

麝香半两，皂荚二两半（去黑皮，涂酥，炙令黄），川椒一两半（去目及闭口者，微炒出汗）。

上件药，捣罗为末，炼蜜和丸，如酸枣大。以绵裹纳产门中，留少绵带子出，觉憎寒恶物下多，即抽绵出，未效再用。

又方。

蛇床子一两，石盐一两，细辛一两，干姜一两（炮裂，锉），土瓜根一两。

上件药，捣罗为末，取枣大，以绵裹，纳产门中，候有恶物下即止，未应再用。

治妇人子脏风冷，致令无子，宜用此方。

皂荚一两（去黑皮，涂酥，炙黄焦，去子），川大黄一两（锉碎，微炒），戎盐一两，白矾一两（烧灰），当归一两（锉碎，微炒），五味子三分，川椒三分（去目及闭口者，微炒去汗），干姜三分（炮裂，锉），细辛三分。

上件药，捣罗为末，用绵裹药末如枣大，纳产门中，有恶物下即止，未效再用。

又方。

蛇床子一两，芫花一两（醋拌，炒令黄）。

上件药，捣罗为末，以绵裹药末如枣大，纳产门中，候有恶物下即止，未效再用。

卷第七十·治妇人子脏虚冷久无子诸方

夫妇人子脏虚冷无子者，由将摄失宜，饮食不节，乘风取冷，或劳伤过度，致风冷之气，乘其经血，结于子脏，子脏则冷，故令久无子也。

治妇人子脏虚冷，及五劳七伤，羸瘦，面无颜色，不能饮食，产后断绪无子多时，柏子仁丸方。

柏子仁一两，泽兰一两，川椒三分（去目及闭口者，微炒出汗），甘草三分（炙微赤，锉），桂心半两，芎䓖一两，防风一两（去芦头），钟乳粉二两，白术半两，紫石英一两（细研，水飞过），白石英一两（细研，水飞过），芜荑半两，人参半两（去芦头），石斛半两（去根，锉），白芷半两，肉苁蓉半两（酒浸一宿，刮去皱皮，炙令干），厚朴一两（去粗皮，涂生姜汁，炙令香熟），赤石脂半两（细研），白芍药半两，桔梗半两（去芦头），五味子半两，当归一两（锉碎，微炒），秦艽半两（去苗），熟干地黄一两，龙骨半两，防葵半两，白茯苓半两，杜仲一两（去粗皮，炙微黄，锉），藁本半两，细辛半两，黄芪二两（锉），干姜一两（炮裂，锉），独活半两，牛膝一两（去苗）。

上件药，捣罗为末，入研了药，都研令匀，炼蜜和捣五七百杵，丸如梧桐子大。每于空心及晚食前，以温酒下三十丸。

治妇人子脏风虚积冷，经候不调，面无血色，肌肉消瘦，不能饮食，及带下久无子，白薇丸方。

白薇三分，细辛半两，防风半两（去芦头），人参半两（去芦头），秦艽半两（去苗），川椒半两（去目及闭口者，微炒出汗），白蔹半两，桂心半两，牛膝三分（去苗），干姜半两（炮裂，锉），芜荑半两，沙参半两，干漆三分（捣碎，炒令烟出），赤芍药半两，五味子半两，芎䓖半两，卷柏半两，附子半两（炮裂，去皮、脐），山茱萸半两，水蛭二七枚（微炒），熟干地黄三分，桃仁半两（汤浸，去皮、尖、双仁，麸炒微黄），虻虫二七枚（去翅、足，微炒），鼠妇二七枚（微炒），柏子仁半两，白僵蚕半两（微炒），蛴螬七枚（微炒），牡丹半两，白石脂一两（细研，水飞过），紫石英一两（细研，水飞过），钟乳粉一两，麻布一尺（烧灰）。

上件药，捣罗为末，入研了药，都研令匀，炼蜜和捣五七百杵，丸如梧桐子大。每于空心，以温酒下三十丸。服稍觉有验即住之。

治妇人子脏，久积风虚冷气，致阴阳二气不能和合，故令久无子，秦椒丸方。

秦椒（去目及闭口者，微炒出汗）、细辛、芜荑、白石英（细研，水飞过）、白薇、泽兰、人参（去芦头）、石斛（去根，锉）、防风（去芦头）、牡蒙、白芷、桔梗（去芦头）、牛膝（去苗）、川大黄（锉碎，微炒）、甘草（炙微赤，锉）、白蔹、五味子、桂心、黄芪（锉）、蛴螬（微炒）、白僵蚕（微炒）、白术、玄参、桃仁（酒浸，去皮、尖、双仁，麸炒微黄）、牡丹、沙参（去芦头）、卷柏、芎䓖、干姜（炮裂，锉）、白芍药、露蜂房（微炙），以上各一两，钟乳粉、紫石英（细研，水飞过）、干漆（捣碎，炒令烟出）、附子（炮裂，去皮、脐）、熟干地黄，以上各一（二）两，柏子仁一两半，天雄三分（炮裂，去皮、脐），当归一两半（锉碎，微炒），虻虫七枚（去翅、足，微炒），白茯苓一两半，水蛭十四枚（炒令黄），麻布七寸（烧灰）。

上件药，捣罗为末，炼蜜和捣五七百杵，丸如梧桐子大。每于空心，以温酒下三十丸。服稍觉有验即住服。

治妇人久无子，由子脏久积风冷，阴阳不能施化，宜服紫石英丸方。

紫石英二两（细研，水飞过），细辛一两，厚朴一两（去粗皮，涂生姜汁，炙令香熟），川椒一两（去目及闭口者，微炒出汗），桔梗一两（去芦头），鳖甲一两（半生用），防风一两（去芦头），川大黄一两（锉碎，微炒），附子一两（炮裂，去皮、脐），硫黄一两（细研），牡蒙三分，人参三分（去芦头），桑寄生三分，半夏半两（汤洗七遍去滑），白僵蚕半两（微炒），续断半两，紫菀半两（洗去苗、土），杜蘅半两，牛膝半两（去苗），白薇一两，当归一两（锉碎，微炒），桂心一两。

上件药，捣罗为末，炼蜜和捣五七百杵，丸如梧桐子大。每于空心及晚食前，以温酒下三十丸。

治妇人子脏冷，久无子，由风寒邪气，客于经血，宜服卷柏丸方。

卷柏、牡蒙、藁本、当归（锉碎，微炒）、熟干地黄、柏子仁、干姜（炮裂，锉）、禹余粮（烧醋，淬二遍）、白薇，以上各一两，芎䓖、人参（去芦头）、石斛（去根，锉）、桂心、附子（炮裂，去皮、脐）、五味子、防风（去芦头）、吴茱萸（汤浸七遍，焙干，微炒）、甘草（炙微赤，锉）、牛膝（去苗）、桑寄生、川椒（去目及闭口者，微炒出汗），以上各三分。

上件药，捣罗为末，炼蜜和捣五七百杵，丸如梧桐子大。每于空心及晚食前，以温酒下三十丸。

治妇人风虚积冷，邪气滞留子脏之内，久不去，令人无子，羸瘦，宜服荡胞散方。

川朴硝一两，牡丹一两，当归一两（锉碎，微炒），川大黄一两（锉碎，微炒），桃仁一两（汤浸，去皮、尖、双仁，麸炒微黄），细辛一两，厚朴三分（去粗皮，涂生姜汁，炙令香熟），桔梗三分（去芦头），赤芍药三分，人参三分（去芦头），赤茯苓一两，桂心一两，甘草一两（炙微赤，锉），牛膝一两（去苗），陈橘皮一两（汤浸，去白瓤，焙），虻虫三十枚（去翅、足，微炒），水蛭三十枚（炒令黄），附子半两（炮裂，去皮、脐）。

上件药，捣罗为末，每服四钱，用水酒各半中盏，煎至六分，去滓。空心及晚食前，温服。

治妇人血海久积虚冷，无子，阳起石丸方。

阳起石二两（酒浸半日，细研），干姜三分（炮裂，锉），白术三分，熟干地黄一两，吴茱萸三分（汤浸七遍，焙干，微炒），牛膝三分（去苗）。

上件药，捣罗为末，炼蜜和捣三二百杵，丸如梧桐子大。每于空心及晚食前，温酒下三十丸。

治妇人久无子断绪者，是子脏积冷，血气不调。宜服熟干地黄散方。

熟干地黄一两，牛膝一两（去苗），当归一两（锉细，微炒），芎䓖三分，卷柏三分，防风三分（去芦头），桂心半两，柏子仁一两，白薇一两。

上件药，捣罗为散，每服三钱，以水一中盏，煎至六分，去滓。每日空心温服。

治妇人下焦三十六疾绝产，多睡。宜服此方。

梅核仁半两，辛夷仁半两，葛上亭长七枚（微炒），泽兰半两，溲疏一分，藁本一分。

上件药，捣罗为末，用软饭和丸，如小豆大。每服空心，以温酒下七丸，三五服后，有恶物下即住服。

治妇人子脏风虚积冷，十年无子。宜用此方。

吴茱萸一两，川椒一两。

上件药，捣罗为末，炼蜜和丸，如弹子大，以绵裹纳产门中，日再易之。若无所下，亦暖子脏。

卷第七十一·治妇人积聚诸方

夫妇人积聚者，积者五脏所生，聚者六腑所成。五脏之气积，名曰积。六腑之气聚，名曰聚也。积者其痛不离其部，聚者其痛无有常处，皆由阴阳不和，风冷搏于脏腑而生积聚也。妇人病积于经久，则令无子，亦令月水不通。所以然者，积聚起于冷气，结入子脏，故令无子。若冷气入于胞络，冷搏于血，血冷则涩结，故令月水不通也。

卷第七十一·治妇人癥痞诸方

夫妇人癥痞者，由冷热不调，食饮不节，积在腹内，或肠胃之间，与脏相结搏，其牢强推之不移者，名曰癥，言其病形征可验也。气壅塞为痞，言其气痞涩不宣畅也，皆得冷则发动，刺痛。癥痞之病，其形冷结，若冷气入于子脏，则使无子；若冷气入于胞络，搏于血，血得冷则涩，亦令月水不通也。

卷第七十一·治妇人八瘕诸方

夫妇人八瘕者，皆由胞胎生产，月水往来，血脉精气不调之所生也。肾为阴，主开闭，左为胞门，右为子户，主定月水，主于子，精神气所出入，合于中黄门，生子之道。脐下三寸名曰关元，主藏魂魄，妇人之胞，三焦之腑，常所从止。然妇人经脉俞络合调，则月水以时来至，故能生子而无病。妇人荣卫经络，断绝不通，邪气便得往入，合于其脏。若生血未尽，而合阴阳，即令妇人血脉挛急，小腹重疼，支满，胸胁腰背相引，四肢疼痛，饮食不调，结牢恶血；月水不时，或前或后，因生聚如怀胎状；邪气盛甚，令人恍惚，多梦，寒热，四肢不举，阴中生气肿，甚者害于小便，小便策痛淋沥，面色黄黑，则不复生子。其八瘕者，黄瘕、青瘕、燥瘕、血瘕、胎瘕、狐瘕、蛇瘕、鳖瘕是也。

黄瘕者，妇人月水始下，或新伤堕，血气未止，卧寝未定，五脏六腑虚羸，精神不理，因向大风便利，阴阳开，关节四达，中于风，气从下上入阴里，稽留不去，名为阴阳虚，则生黄瘕之聚。令人苦，四肢寒热，身重，淋露不欲食，左胁下有血气结牢，不可得抒，苦腰背相引痛，月水不利，令人不产，小腹下阴中如刀刺，不得小便，或时寒热，下赤黄汁，令人无子也。

青瘕者，妇人新产，未满十日起行，以浣洗太早，阴阳虚，玉门四边皆解散，子户未安，骨肉皆痛，手臂不举，饮食未复，内脏翕翕，又当风卧，不自隐障，若居湿地，令人苦寒洒洒，心腹烦闷，恶血不除，结热不得散，后变化生青瘕。瘕聚在左右胁背膂上，与肩髆腰下挛急，两足肿，面目黄，大小便难，其候月水不通，或不复禁，状如崩中，此自过所致，令人少子。

燥瘕者，妇人月水下，恶血未尽，其人虚惫，而或夏月热行步疾，若举重移轻，汗出交流，气力未得平复，卒以恚怒，致猥咽不泄，经脉挛急，内结不舒，烦满少气，上达胸膈背膂，小腹壅急，月水与气俱不通利，而反以饮清水快心，月水横流，溢入他脏不去，有热，因生燥瘕之聚。大如半杯，上下腹中苦痛，在两胁下，上引心而烦，害饮食，欲吐，胸及腹中不得太息，腰背重，喜卧盗汗，足酸痛，久立而痛，小便失时，忽然自出，若乃失精，月水闭塞，大便涩难，如此者，令人少子也。

血瘕者，妇人月水新下，未满日数而中止，因饮食过度，五谷气盛，溢入他脏，若大饥寒，翕翕不足，呼吸未调，而自劳动，血下走肠胃之间，留落不去，内有寒热，与月水合会为血瘕之聚。令人腰痛，不可以俯仰，横胁下有积气，牢如石，小腹里急，背膂疼，腰胯下挛痛，若生风冷，子门僻，月水不时，乍来乍去，此病令人无子也。

胎瘕者，妇人月水新来，若产未满三十日以合阴阳，经脉分，胞门伤，子户失禁，关节散，五脏六腑，津液流行阴道，瞤动百脉，关枢四解，外不见其形，子精与血气相遇犯禁，子精化，不足成子，则为胎瘕之聚。令人支满，里急痛痹，引小腹重，腰背如刺，四肢不举，饮食不甘，卧不安席，左右走，腹中切痛，时瘥时甚，或即少气，头眩，身体疼解，苦寒恶风，膀胱胀，月水乍来乍去，不依常度，大小便血不止，如此者，令人无子也。

狐瘕者，妇人月水当月数来，而反悲哀自恐，或以远行逢暴风疾雨，雷电惊恐，衣被沉湿，疲倦少气，心中恍惚不定，四肢懈惰振寒，脉气绝，精神游亡，邪气入于阴里不去，生狐瘕之聚。蚀人子脏，令人月水闭不通，小腹瘀滞，胸胁腰背痛，阴中肿，小便难，胞门子户不受男精，五脏气盛，令人嗜食欲呕，若睡，多所思，如有娠状，四肢不举，有此病者，终身无子。其瘕有手足成形者，杀人也。未者可治也。

蛇瘕者，妇人月水已下新止，适闭未复，胞门子户劳动，阴阳未平，荣卫分行，若有中风暴病羸劣，饮食未调，若起行当风，及度泥涂，因冲寒太早，若坐湿地，名曰阴阳乱。腹中虚，若远行道，饮污井之水，不洁之食，吞蛇鼠之精，留落不去，里生蛇瘕之聚，上蚀心肝，长大，条条在脐上下，环绕左右胁，不得吐气，两股胫间苦疼，小腹多热，小便赤黄，膀胱引阴中挛急，腰目俱痛，难以动作，喜发寒热，月水或多或少，有此病者，不得生子。其手足成形者杀人，未者可疗也。

鳖瘕者，妇人月水新至，其人剧作疲劳汗出，衣服润湿，不以时去，若当风睡，足践湿地，恍惚觉悟，蹠立未安，颜色未平，复见所好，心为开荡，魂魄感动，五内脱消，若入水浣洗沐浴，不以时出，而神不守，水气与邪气俱入至三焦之中，又暮出入，或闭津液而行，留落不去，因生鳖瘕之聚。大如小盘，令人小腹切痛，恶气走上下，腹中喜痛，若存若亡，持之跃手，下引阴里，腰背亦痛，不可以息，月水不通，面目黄黑，脱声少气，有此病者，令人绝子。其瘕有手足成形者杀人。未成形者可治也。

治妇人绝产不复生，及未曾生，皆有胎瘕。宜用此受子导散方。

皂荚一两（去皮、子，炙黄焦），吴茱萸一两，当归一两，干姜半两，川椒半两（去目），白矾三分（烧灰），细辛三分，五味子三分，川大黄二两，戎盐二两。

上件药，捣罗为末，以轻绢缝作袋子，如指大，长三寸，盛药纳阴中，坐卧随意，勿行，小便时去之，别换。

卷第七十二·治妇人月水不通无子诸方

夫妇人月水不通，而无子者，由风寒邪气客于经血，夫血得温则宣流，得寒则凝结，冷热结血，搏于子脏而成病，致阴阳之气不和，故月水不通而无子也。月水不通，非止令无子，血结聚不消，则变为血瘕，经久盘结成块，亦作血癥。血水相并，津液壅涩，脾胃衰弱者，水气流溢，变为水肿。如此之候，难可复治，多致无子也。

治妇人月水不通，无子，由子宫风冷，积血滞于膀胱，故致腰胯疼痛，手脚心热，背膊妨闷，经络不调，腹内多气，四肢乏力，面无血色，及多鼾黯。宜服桃花丸方。

桃花、苏合香、安息香、木香、槟榔、川芒硝，以上各三分，水蛭半两（炒令微黄），虻虫半两（炒令微黄，去翅、足），鳖甲（涂醋炙令黄，去裙襕）、麒麟竭、附子（炮裂，去皮、脐）、柴胡（去苗）、卷柏、当归（锉，微炒）、辛夷、白芷、紫石英（细研，水飞过）、禹余粮（炒醋，拌七遍）、芎䓖、牡丹、细辛、麦门冬（去心，焙）、羌活、桂心、肉豆蔻（去壳），以上各一两。

上件药，捣罗为末，炼蜜和捣三二百杵，丸如梧桐子大。每日空心及晚食前，煎茅香汤下三十丸。

治妇人脏腑宿冷，恶血凝结，月水不通，致令无子。宜服干漆丸方。

干漆一两（捣碎，炒令烟出），牡丹一两，射干一两，黄芩一两，桃仁二两（汤浸，去皮、尖、双仁，麸炒微黄），桂心一两，吴茱萸一两（汤浸七遍，焙干，微炒），川大黄一两（锉，微炒），水蛭半两（炒微黄），柴胡一两（去苗），菴蕳子一两，虻虫半两（炒微黄，去翅、足），乱发灰半两，䗪虫半两（微炒），蛴螬二十枚（微炒），大麻仁一两（别研如膏），鳖甲二两（涂醋炙令黄，去裙襕）。

上件药，捣罗为末，以酒煎干漆为膏，和捣三二百杵，丸如梧桐子大。每服，以后浸药酒下二十丸，日二服。

浸药酒方：

大麻仁、菴蕳子、牛膝（去指）、射干、土瓜根、桃仁（汤浸，去皮、尖、双仁，麸炒微黄）、桂心、穷底墨各二两。

上件药，都细锉，以酒二斗，浸三日后。每服药时，暖一小盏下之。单服此酒亦佳。

治妇人脏腑久冷，腰膝疼痛，背膊虚烦，月水不利，故令无子。白薇丸方。

白薇一两，熟干地黄二两，白前半两，当归半两（锉，微炒），附子半两（炮裂，去皮、脐），干漆半两（捣碎，炒令烟出），山茱萸半两，牛膝半两（去苗），防风半两（去芦头），厚朴半两（去粗皮，涂生姜汁，炙令香熟），桂心半两，白芷半两，赤石脂一两，柏子仁一两，吴茱萸半两（汤浸七遍，焙干，微炒），禹余粮一两（烧醋淬七遍），藁本半两，牡丹三分。

上件药，捣罗为末，炼蜜和捣三五百杵，丸如梧桐子大。每于空心及晚食前，以温酒下三十丸。

治妇人月水不利，四肢羸瘦，吃食减少，渐觉虚乏，故令无子。熟干地黄丸方。

熟干地黄二（一）两，牡丹一两，柏子仁一两（微炒），白芍药半两，当归半两（锉，微炒），人参三分（去芦头），紫石英一两（细研，水飞过），白茯苓三分，桂心半两，附子半两（炮裂，去皮、脐），泽兰三分，白薇半两，萆薢半两（锉），牛膝三分（去苗），石斛二（三）分（去根节），白术半两，细辛半两，芎䓖半两，吴茱萸半两（汤浸七遍，焙干，微炒），木香半两，槟榔半两。

上件药，捣罗为末，炼蜜和捣五七百杵，丸如梧桐子大。每于空心及晚食前，以温酒下三十丸。

卷第七十二·治妇人月水不断诸方

夫妇人月水不断者，由损伤经血，冲任脉虚损故也。冲任之脉，为经脉之海。手太阳，小肠之经也，手少阴，心之经也，此二经以为表里，主下为月水。若劳伤经脉，冲任气虚，故不能制其经血，令月水不断也。凡月水不止，而合阴阳，则冷气上入于脏，令人身体面目萎黄，亦令绝子不产也。

卷第七十三·治妇人漏下诸方

治妇人漏下久不止，使人无子。禹余粮散方。

禹余粮（烧醋淬七遍）、赤石脂、牡蛎（烧为粉）、桂心、乌贼鱼骨（烧灰）、伏龙肝，以上各一两。

上件药，捣细罗为散。每于食前，以温酒调下二钱。

卷第七十六·妊娠食忌法

食骡肉，令产难。

大小便勿向非常之地，令半产杀儿，此大忌之。

卷第八十一·治产后风虚劳损诸方

夫产则血气劳伤，腑脏虚弱，而风冷客之，风冷搏于血气，血气不能温于肌肤，使人虚乏疲顿，致羸损不平复。若久不平复，或久不瘥，风冷入于子脏，则胞脏冷，亦使无子，谓之风虚劳损也。

卷第九十四·神仙服仙茅法

仙茅味辛，温，有毒。主心腹冷气，不能食，腰脚风冷，挛痹不能行，丈夫虚劳，老人失溺，无子。益阳道，久服通神强记，助筋骨，益肌肤，长精神明目。一名独茅根，一名茅瓜子，一名婆罗门参。仙茅传云：十斤乳石，不及一斤仙茅，表其功力尔。生西域及大庾岭。亦云忌铁及牛乳。二月、八月采根，其法于后。

仙茅十斤（锉如豆大，以水浸去赤汁，数数换水，水清即漉取，晒干）。

上捣罗为末，炼蜜和丸，如梧桐子大。每日空腹，以温酒下十五丸，日晚再服。如本性热人，饮下亦得，如能每日别取其末，煎之为汤，下丸极妙。如服后觉热气上冲，头痛，以沙糖为浆饮之，即定。兼浓煮甘草豆汤一盏服之，亦效。又取一分乌油麻仁，炒熟为末，兼沙糖和之，为丸服，即得力迟当不发矣。服后十数日，觉能食兼气下，即效也。所服不限多少，唯多为妙。若患冷气人，不用水浸除赤汁，便切捣，依前和合。忌牛乳，其所忌牛乳者，只是减其药力，亦无伤损。若煎汤，取散三钱，水五合，煎至四合。空腹顿服之，大佳。

卷第九十四·神仙去三尸九虫法

神仙去九虫方

一曰蛔虫状如蠙，长四寸，令人腹鸣。二曰长虫亦名蛔虫，长一尺，令人心痛。三曰白虫长一寸，生子孙转大，或长至四五尺，亦能杀人。四曰肉虫如烂李，令人烦满。五曰肺虫状如蚕，令人咳嗽。六曰胃虫如虾蟆，令人呕吐，不喜。七曰膈虫如瓜瓣，令人多睡。八曰赤虫生肉，令人腹鸣。九曰蛲虫至微细，状如菜子。群虫之至也，令人劳剧，多则为人癞病，亦为人痈疽疮疥瘘癣蛊虱。宜服贯众丸方。

贯众一两（主蛔虫），僵蚕一两（主膈虫），雷丸一两半（主赤虫），蜀漆三分（主白虫），芜荑一两（主肉虫），雀芦三两（主长虫），狼牙一两（主胃虫），石蚕一两（主蛲虫），厚朴一两（去粗皮，涂生姜汁，炙，主肺虫）。

上件药，熬令黄，捣罗为末，炼蜜和丸，如梧桐子大。每服五丸，以浆水下。日三服，渐加至十丸，十二日病愈。妇人服之，斋戒洁净，绝孕者还却有子，虫尽病瘥。

神仙去三尸方

朱砂五两（细研，水飞过）。

上以好酒五合，渍之五宿，出曝干，候可丸，即丸如麻子大，每服十丸，水下，日三服。十日诸虫悉下，若有病癞皆愈。

卷第九十五・药酒序

枸杞煎

枸杞子煎，是西河女子，神秘有验千金不传方，又名神丹煎。服者去万病，通神明，安五脏，延年不老。并主妇人无子，冷病有验。能常服，令人好颜色，年如十五六时。

枸杞子汁三升，生地黄汁三升，麦门冬汁半升，杏仁一升（去皮、尖、双仁，研如膏），人参末半升，白茯苓末三两。

上以上四味，入银锅中，以慢火煎如稀饧，纳参苓末，搅匀，又以慢火煎，但如膏滴入水不动，即成。每服一枣大，酒和服之，日二服。

枸杞煎，填骨髓，补虚劳，益颜色。久服，老者反少，身轻目明，延年方。

枸杞根切三斗（净洗，漉干），生地黄汁二升，鹿髓一升，枣膏半升。

上先将枸杞根，以水五斗，煎取一斗，去滓澄清，纳铜锅中，煮取汁三升，纳地黄汁鹿髓枣膏，以慢火煎如稀饧。每服，以温酒调半匙，服之，日三服。

枸杞煎，大补益，令人充悦，极治诸风，久服延年方。

枸杞根洗刮去苗土，细切三斗，勿取冢墓上者，以水七斗，煮取三斗，生地黄汁三斗。

上相和，入银锅内，以文火煎如稀饧，用瓷器盛，密封盖。每日空心，以酒调半匙服之，晚再服弥善。

卷第九十八·补益方序

硫黄丸

暖下元，治风冷，益精髓，悦颜色，久服轻身倍力，耐寒暑，壮筋骨，硫黄丸方。

硫黄四两（酒煮令黑色，细研），雄雀儿五十只（取肉研），天雄黄四两（炮裂，去皮、脐），阿魏二两（面裹，煨令面熟为度），硼砂二两（细研），桂心二两，远志三两（去心），菟丝子二分半（酒浸三日，曝干，别捣为末），晚蚕砂二合半（醋浸一日，曝干）。

上件药，捣罗为末，入研了药令匀，炼蜜和捣三五百杵，丸如梧桐子大。空心，盐汤或温酒下二十丸，无问老少，及女人无孕，并得服之。

补暖下元，治一切风冷气。硫黄玉粉方。

上大猪肚一枚，净洗，硫黄一斤碎，纳入肚中缝定，于大锅内，入新桑根白皮一斤，碎锉，添水慢火同煮，如水耗，更添熟汤，煮一复时，漉出猪肚，下冷水中淘，弃却猪肚，将药入干盆内，晒干，细研为玉粉。每服空心，茶酒任调下半钱。或以糯米粥和丸，如绿豆大，每服，以温酒下五丸。妇人产后，温酒服之亦良。此无毒也，服之尤佳。

卷第九十九·具列一十二人形共计二百九十穴

阴交一穴，在脐下一寸，是穴，任脉气所发。主脐下热，小便赤，气痛，状如刀搅，作块状如覆杯，妇人断绪，月事不调，带下崩中，因产后恶露不止，绕脐冷痛。针入八分，得气即泻，泻后宜补之，灸亦得，然不及针，日灸三七壮，灸至七百止。

关元一穴，是小肠募，一名次门，在脐下三寸，是穴，足三阴任脉之会。主脐下疞痛，小便赤淋，不觉遗沥，小便处痛，状如散火，尿如血色，脐下结血，状如覆杯，妇人带下，因产恶露不止，并妇人断绪，产道冷。针入八分，留三呼，泻五吸，若怀胎必不针，若针而落胎，胎多不出，而针外昆仑立出。灸亦良，然不及针，日灸三十壮，至三百止。

中极一穴，一名玉泉，一名气原，在关元下一寸，是穴，是膀胱募任脉足三阴之会。主妇人断绪，四度针，针即有子，故却时任针也。主淋，小便赤，尿道痛，脐下结块如覆杯，或因产得恶露不止，遂成疝瘕，或因月事不调，血结成块。针入八分，留十呼，得气即泻。灸亦得，然不及针，日灸三七壮，至三百壮止。

卷第一百・具列四十五人形

昆仑二穴，在足外踝后跟骨上陷者中，灸三壮。主寒热癫疾，目睆睆，鼻衄多涕，腰尻重，不欲起，俯仰难，恶闻人音，女子绝产也。

涌泉二穴，在脚心底宛宛中，白肉际，屈足卷指得之，灸三壮。主心痛，不嗜食，妇人无子，咳嗽气短，喉痹身热，胸胁满闷，头痛目眩，男子如蛊，女子如妊孕，足指尽疼，不得践地。

右关二穴，在阴都下一寸宛宛中，灸三壮。主多唾呕沫，大便难，妇人无子，脏有恶血，腹厥痛，绞刺不可忍也。

气冲二穴，在归来下一寸，鼠扑上一寸，动脉宛宛中，灸五壮。主腹有大气，腹胀，脐下坚，癀疝阴肿，亦主妇人月水不通，无子。

凡妇人怀孕，不论月数，及坐产后，未满百日，不宜灸之，若绝子，灸脐下二寸三寸间，动脉中三壮。

中极一穴，在脐下四寸陷者中，灸五壮。主尸厥不知人，冷气积聚，时上冲心，饥不能食，小腹痛，积聚坚如石，小便不利，失精绝子，面黚也。

（二）《医心方》[2]

卷第二十八・好女第二十二

《玉房秘诀》云：冲和子曰：婉嫕淑慎，妇人之性美矣。夫能浓纤得宜，修短合度，非徒取悦心目，抑乃尤益寿延年。

又云：欲御女，须取少年未生乳、多肌肉、丝发小眼、眼精白黑分明者。面体濡滑、言语音声和调而下者，其四肢百节之骨皆欲令没，肉多而骨不大者，其阴及腋下不欲有毛，有毛当令细滑也。

《大清经》云：黄帝曰：入相女人，云何谓其事？素女曰：入相女人，天性婉顺，气声濡行，丝发黑，弱肌细骨，不长不短，不大不少，凿孔欲高，阴上无毛，多精液者，年五五以上，三十以还，未在产者。交接之时，精液流漾，身体动摇，不能自定，汗流四逋（通或本），随人举止，男子者虽不行法，得此人由不为损。

又云：细骨弱肌，肉淖腠泽，清白薄肤，指节细没，耳目准高鲜白，不短不辽，厚髀，凿孔欲高而周密，体满，其上无毛，身滑如绵，阴淖（倬）如膏，以此行道，终夜不劳，便利丈夫，生子贵豪。

又云：凡相贵人尊女之法，欲得滑肉弱骨，专心和性，发泽如漆，面目悦美，阴上无毛，言语声细，孔穴向前，与之交会，终日不劳，务求此女，可以养性延年矣。

卷第二十八·恶女第二十三

《玉房秘诀》云：若恶女之相，蓬头醴面，槌项结喉，麦齿雄声，大口高鼻，目睛浑浊，口及颌有高毛似鬓发者，骨节高大，黄发少肉，阴毛大而且强，又多逆生，与之交会，皆贼损人。

又云：女子肌肤粗不御，身体癯瘦不御，常从高就下不御，男声气高不御，股胫生毛不御，嫉妒不御，阴冷不御，不快善不御，食过饱不御，年过四十不御，心腹不调不御，逆毛不御，身体常冷不御，骨强坚不御，卷发结喉不御，腋偏臭不御，生淫水不御。

《大清经》云：相女之法，当详察其阴及腋下毛，当合顺而濡泽，而反上逆，臂胫有毛，粗不滑泽者，此皆伤男，虽一合而当百也。

又云：女子阴男形，随月死生，阴雄之类，害男尤剧。赤发皭面，癯瘦痼病无气，如此之人，无益于男也。

（三）《博济方》[21]

卷四·胎产·大圣通真丸

大圣通真丸

马鸣蜕二两（灰秤），人参一两，甘草二两（炮），防风一两一分，当归二两（炙），芍药二两，桔梗三两，石膏二两（研如粉），白芷一两一分，干姜一两（炮），附子一两（炮），芎䓖一两，藁本一两，泽兰二两一分，白芜荑一两，川椒三两（出汗，取红），柏子仁一两，石茱萸一两一分（醋炒），蝉蜕二两（炒），苍术一两（炒），白薇一两，白术一两，厚朴一两一分（入生姜汁，涂炙令香熟），木香、黄芪、牛膝各一两（本法原不用此三味，好事者加之，亦得）。

上二十六味，捣罗为末，炼蜜为丸如弹子大，每日空心，茶酒任下。疗八风，十二脾寒气乳风，血瘀，又治胎不安，子在腹中死，兼疗，万无不效。如胎不安，服一丸便止。如娠时临月，日服一丸，至产不知楚痛，消去寒热。如产后复发恶露，中风兼伤寒，汗不出，以麻黄三分，去根节，杵末，酒煎下药丸，汗出，如多，更进一丸，便止。肠坚积聚，朝暮进一丸。阴中痛，月经不定，不过三丸，即瘥。又绝产无子，朝暮服之，辄因有子。四肢胀满，泄利呕吐，不能饮食，赤白痢，如因产，恶物积于大肠，中风，口噤不语，挑开口，研酒化一丸，灌之，即愈。男子女人万病，悉皆治之，言有所疗，说不具尽，若阻道途有疾，轻重以意服，兼治伤寒。

（四）《太平惠民和剂局方》[22]

卷之九·宝庆新增方·琥珀泽兰煎

琥珀泽兰煎

治妇人三十八种血气，八风五痹，七癥八瘕，心腹刺痛，中风瘫痪，手足酸疼，乳中结瘀，妊娠胎动，死胎不出，产衣不下，败血凑心，头旋眼花，血注四肢，浑身浮肿，冲任久疼，绝产无嗣，早晚服食；或因有子，经脉不调，赤白带下，恶心呕逆，身体瘦倦，怀胎入月，一日一服，胎滑易产。

紫巴戟（去心，糯米炒）、茴香（炒）、牡丹皮（去心）、刘寄奴草（去枝）、五味子（去梗）、白芷、五加皮（去心）、金钗石斛（去根，锉，酒浸，炒）、泽兰叶（去梗）、川芎、赤芍药、生干地黄（洗，去芦）、川当归（酒浸一宿）、人参（去芦）、白芍药、熟干地黄（洗去土）、艾叶（醋炒，糯米糊调成饼，焙干，为末）、附子（炮，去皮、脐）、白术各一两。

上为细末，炼蜜丸，如弹子大。每服一丸，用温酒磨下。漏胎刺痛，煮糯米饮下。寒热往来，四肢烦疼，煎青蒿酒下。妇人、室女经血不通，煎红花酒下。血晕不省人事，童子小便和暖酒下。催生，鸡子清和酒下。血气血块攻刺心腹，烧称锤淬酒下。伤寒及中风口噤，煎麻黄汤下，用被盖出汗即愈。心惊悸及头疼，薄荷酒下。咳嗽，煎桑白皮汤下。血风攻注，浑身瘙痒，头面麻痹，炒黑豆浸酒下。产前产后常服，不生诸疾，神效。

（五）《证类本草》[23]

卷第三・石髓

味甘，温，无毒。主寒、热中，羸瘦无颜色，积聚，心腹胀满，食饮不消，皮肤枯槁，小便数疾，癖块，腹内肠鸣，下利，腰脚疼冷，男子绝阳，女子绝产，血气不调。令人肥健能食，合金疮，性拥，宜寒瘦人，生临海盖山石窟。土人采取，澄淘如泥，作丸如弹子，有白有黄，弥佳矣。

（六）《鸡峰普济方》[24]

卷第十二・妇人

承泽丸

治妇人三十六疾，不孕绝产。

梅核仁、辛夷仁各一升，葛上亭长七枚（去足、翅，微炒），泽兰子五合，溲疏、藁本各一两。

上为细末，炼蜜和丸如黑豆大，先食服二丸，日三，不效稍增，若腹中无坚积聚者，去亭长，加通草一两，味甘者和药，先以苦酒溲散乃纳蜜也，酒服。

阳起石丸

治妇人血海久积虚冷不能成妊，及妇人虚冷等疾。

阳起石二两（酒煮半日，研），干姜、白术、牛膝各三分，熟干地黄、吴茱萸各一两。

上为细末，炼蜜和杵二百下，丸如梧桐子大。每服三十丸，温酒下，空心及晚食前服之。

卷第十三・妇人

犀角丸

治疗在方后。

马鸣蜕、甘草、石膏、当归、川椒、蝉蜕各二两，人参、干姜、附子、芎䓖、藁本、白芜荑、柏子仁、白薇、白术、苍耳、白芍药各一两，桔梗三两，白芷五分，泽兰九分，食茱萸、厚朴、防风各五分，生犀（孙氏方亦有之，犀角用半两）。

上为细末，炼蜜和丸，如弹子大匾捏。每日空心温酒下一丸。疗八风，十二痹，寒气，乳风，血瘀，万疾无不立瘥。如子死在腹兼胎不安，一丸便安。如衣不下，一丸可下。如有妊娠临月，日服一丸至产不知痛，消去寒热。及腹中䐜痛，绕脐撮痛，呕逆，气冲，心中烦闷，一丸便止。又疗产后恶露不尽如中风，兼伤寒汗不出，以麻黄三分去节，杵为末，酒煎下一丸，汗出瘥，如汗不止，只用酒下一丸便止。肠痛，积聚，朝暮进一丸。若金疮败衄，恶疮生头，不合阴中痛，月经来往不止，乍多乍少，或在月前或在月后，不过三五丸即瘥。又绝产无子，朝暮服之，辄因有子。泄痢，呕逆不能食，及赤白痢，但是妇人病悉皆治之。

（七）《圣济总录》[8]

卷第七十二・久积癥癖

治久积冷气，攻心腹疼痛，痃癖呕逆，腹胀不思饮食，肌肤瘦瘁，腰膝倦痛，下痢泄泻，疟疾肠风，并妇人血海久冷无子，陈橘皮煎丸方。

陈橘皮十五两（汤浸，去白，焙，别捣罗为末），巴戟天（去心）、石斛（去根）、牛膝（酒浸，切焙）、肉苁蓉（酒浸，切焙）、鹿茸（去毛，酒炙）、菟丝子（酒浸三日，别捣，焙）、杜仲（去粗皮，炙，锉）、阳起石（酒浸，研如粉）、厚朴（去粗皮，生姜汁炙）、附子（炮裂，去皮、脐）、吴茱萸（汤洗，焙，干炒）、当归（切，焙）、干姜（炮）、京三棱（煨，锉）、萆薢各三两，甘草（炙，锉）一两。

上一十七味，捣罗为末，先以好酒五碗，于银石器内，煎橘皮末令如饧。入诸药搅匀，再捣三五百杵，稍干更入酒少许和丸，如小豆大，每服二十丸至三十丸，空心温酒下，盐汤亦得。

卷第九十二・白淫

治精气不固，小便白淫，及有余沥，或梦寐遗泄，妇人血海久冷，白滞白漏，日久无子，威喜丸方。

白茯苓去黑皮，四两锉作大块，与猪苓一分瓷器内同煮三二十沸，取茯苓再细锉，猪苓不用，黄蜡四两。

上二味，先捣茯苓为末，炼黄蜡于火上，众手速丸，如小弹丸大，每服一丸，细嚼干咽下，小便清为度。

卷第一百五十・妇人血风门・妇人风虚劳冷

论曰：妇人因虚劳伤，血弱气衰，又为风冷所侵，各随脏腑虚损而为病，在脾胃则饮食不化，在大肠则下利频滑，在血脉则经闭不行，在胞则不成胎孕，此皆风虚劳冷之候。

卷第一百五十・妇人血风门・妇人血风劳气

治妇人血风劳气，血海虚冷，经候不调，肌肤黄瘦，八风十二痹，带下三十六疾，妊娠胎动不安，或子死腹中，产后诸疾，大泽兰丸方。

泽兰（去梗）、当归（切，焙）各二两，细辛（去苗叶）、白术（炒）、人参、桔梗（锉，炒）、防风（去叉）、蜀椒（去目并合口者，炒出汗）、厚朴（去粗皮，生姜汁炙）、白芷、藁本（去苗、土）、石膏（碎）各一两半，桂（去粗皮）、干姜（炮）、乌头（炮裂，去皮、脐）、芍药、芎䓖、白薇、芜荑（炒）、甘草（炙，锉）、柏子仁（研）、吴茱萸（汤浸，焙干，炒）各一两。

上二十二味，捣罗为末，炼蜜和丸，如弹子大，每服半丸，早晚食前，温酒嚼下，死胎不出，儿衣未下，并服一丸，至二丸，用瞿麦煎汤下，腹中痛，血冷气刺，经脉不利，用当归煎酒下，产后中风，伤寒汗不出，用麻黄一分去节煎汤，并三服，厚衣盖覆取微汗即愈，血脏久冷无子，及数堕胎，胎漏血下，以熟干地黄煎酒下。

卷第一百五十三・妇人经血暴下兼带下・妇人无子

论曰：妇人所以无子者，冲任不足，肾气虚寒也。《内经》谓女子二七天癸至，任脉通。太冲脉盛，阴阳和，故能有子，若冲任不足，肾气虚寒，不通系胞，故令无子，亦有本于夫病者，当原其所因而调之。

治妇人子宫虚冷，胎孕不成，或经水不调，血气积冷，朴硝荡胞汤方。

朴硝、牡丹皮、当归（切，炒）、大黄（锉，炒）、桃仁（汤浸，去皮、尖、双仁，炒）、细辛（去苗、叶）、厚朴（去粗皮，生姜汁炙，锉）、芍药、人参各一两半，桔梗（锉，炒）、白茯苓（去黑皮）、桂（去粗皮）、甘草（炙，锉）、牛膝（酒浸一日，切，焙）各一两，陈橘皮（汤浸，去白，切，炒）一两半，虻虫（去翅、足，微炒）六十枚，附子（炮裂，去皮、脐）一两半。

上一十七味，粗捣筛，每服三钱匕，水一盏，酒半盏，同煎至八分，去滓温服，食前。

治妇人下焦三十六疾，不孕绝产，承泽丸方。

泽兰、辛夷（去根、蒂）、藁本（去苗、土）各一两，葛上亭长七枚

（炒），溲疏（锉）、梅核仁（汤，去皮、尖，研）各半两。

上六味，捣罗为末，炼蜜和丸，如梧桐子大，每服五十丸，温酒下，日再服。

治妇人久无子，小腹冷疼，气不调，干地黄汤方。

熟干地黄（净洗，焙）、当归（切，炒）各二两，牛膝（酒浸一日，切，焙）半两，桂（去粗皮）、牵牛子（炒熟）各半两，芎䓖、卷柏（炙，锉）各一两，防风（去叉）一两半。

上八味，粗捣筛，每服三钱匕，水两盏，煎至一盏，去滓服，食久再服，快利为度，次服后方禹余粮汤。

治妇人胞胎寒冷，绝产无子，禹余粮汤方。

禹余粮（煅淬七遍）、白僵蚕（去黑者，微炒）、乌贼鱼骨（去甲皮）各一两，龙骨（碎，研）、桂（去粗皮）、灶下黄土（无灰者）、石韦（去毛）、干姜（炮）、滑石（研）、赤芍药、半夏（浆水浸一宿，生绢袋子揉洗去滑，切开，生姜汁炒黄）、代赭（丁头者，研）各半两。

上一十二味，粗捣筛，每服三钱匕，水一盏，入生姜三片，煎至六分，去滓食前温服，日再。

治妇人久无子，白薇丸方。

白薇（去土，锉）、当归（锉，炒）、附子（炮裂，去皮、脐）、芎䓖、藁本（去苗、土）、人参、禹余粮（烧醋淬）各一两，石斛（去根）、熟干地黄（焙）、桂（去粗皮）、姜黄（切炒）、紫参、柏子仁（炒）、蜀椒（去合口并目，炒出汗）、五味子（炒）、防风（去叉）、吴茱萸（浸半日，炒）、甘草（炙）、牛膝（锉，酒浸一宿，焙）、桑寄生（炙，锉）各半两。

上二十味，捣罗为末，炼蜜杵丸，如梧桐子大，温酒下二十丸，加至三十丸，空心食前服。

治妇人月水不利，闭塞绝产，白薇人参丸方。

白薇（去土）一两半，人参、紫菀（去苗、土）、紫参（锉）、防风（去叉）、牛膝（切，酒浸，焙）、细辛（去苗、叶）、半夏（汤浸去滑七遍，切）、厚朴（去粗皮，生姜汁炙）、沙参（去芦头）、白僵蚕（微炒）、干姜

（炮，锉）、秦艽（去苗、土）、蜀椒（去目并合口，炒出汗）、当归（微炒）各一两，附子（炮裂，去皮、脐）二两，杜蘅半两。

上一十七味，捣罗为末，炼蜜和捣，丸如梧桐子大，每服三十丸，温酒下，食前，日再服。

治妇人久无子、断绪，杜蘅丸方。

杜蘅（三月三日采根，洗，曝干，锉）、半夏（汤洗二十遍，碎，用生姜炒）、白薇、桔梗（锉，炒）、附子（炮裂，去皮、脐）、牛膝（切，酒浸经宿）各一两，石菖蒲、蜀椒（去合口并目，炒出汗）、细辛（去苗、叶）、厚朴（去粗皮，生姜汁炙）、沙参（去芦头）、防风（去叉）、干姜（炮，锉）、桂（去粗皮）各半两。

上一十四味，捣罗为末，炼蜜和匀，丸如梧桐子大，温酒下二十丸，渐加三十丸，早晨日午各一服。

治妇人断绪无子，钟乳丸方。

钟乳（研一复时）、白矾（烧令汁尽）各一两，阿胶（炙令燥）、紫石英（研细）、蜀椒（去目及闭口者，炒出汗）、生干地黄（焙）、五味子（炒）、蛇床子（炒）、原蚕蛾（炒）、石亭脂（研极细）各半两。

上一十味，除石药别研外，余药捣罗为末，同和匀，炼蜜和捣，丸如梧桐子大，每日空心暖酒下二十丸，渐加至三十丸。

治妇人久无子，泽兰丸方。

泽兰（去根）、陈橘皮（去白，焙）、白龙骨（碎，研）、禹余粮（烧赤，醋淬七遍）、紫石英（研细）、远志（去心）、当归（锉，炒）、芎䓖、蒲黄（炒）、桃仁（浸去皮、尖、双仁，炒）、藁本（去苗、土）、卷柏（微炙，锉）、白芷各一两，覆盆子（去梗）、菴蕳子（炒）、麦门冬（去心，焙）、人参、桂（去粗皮）、蛇床子（炒）、细辛（去苗、叶）、干姜（炮）、熟干地黄（焙）、蜀椒（去目及闭口者，炒出汗）、白茯苓（去黑皮）、石膏（碎，研）、车前子、白薇、赤石脂（研）各半两。

上二十八味，捣罗为末，炼蜜和匀，丸如梧桐子大，每服二十丸，温酒下。

治妇人月水不利，结积无子，大黄汤方。

大黄（锉，炒）一两，桃仁（汤浸，去皮、尖、双仁）四十九枚，虻虫（去翅、足，微炒）三十枚，水蛭（糯米内炒，候米黄即止）三十枚。

上四味，锉如麻豆，每服一钱匕，酒一盏，煎至七分，去滓空腹温服，如无结积，不可服。

卷第一百八十五·补益门·补虚益气

治脾肾风劳，补益元脏，和一切气，硇砂煎丸方。

硇砂（研了水飞）三两，附子（一半炮裂去皮、脐，一半生）、天雄（如附子修制）、沉香（别为末）、木香、巴戟天（去心）、肉苁蓉（切，焙）、牛膝（切，焙）、蘹香子（炒）、桂（去粗皮）、槟榔（锉）、当归（切，焙）、补骨脂、干姜（一半炮，一半生）、阿魏各二两（用米醋一升研化，细绢滤去滓，留醋用），楝实三两（去核，别为末）。

上一十六味，除沉香、楝实、硇砂、阿魏外，余药捣罗为末，先以沉香、楝实二味末，用好酒一升，入银石铫子煎沸，入硇砂慢火熬，欲尽，又添酒一升再熬，又欲尽，下阿魏醋并酒二升或三升，准前熬，将前药末分作五分，将二分入酒醋内慢火又熬，徐徐添酒一二升，成膏为度。倾入净器内，将前三分药末拌匀，杵一千下，丸如梧桐子大，每服二十丸，空心盐汤或温酒下，妇人无孕，当归酒下。

卷第一百八十六·补虚治风

治男子脾肾风劳，大补益元脏，和一切气，硇砂煎丸方。

硇砂半两（水煎为霜用），附子（去皮、脐，一半炮，一半生）、沉香（锉）、天雄（如附子修制）、木香、巴戟天（去心）、肉苁蓉（酒浸，切，焙）、牛膝（酒浸，切，焙）、蘹香子（炒）、桂（去粗皮）、槟榔（锉）、当归（切，焙）、补骨脂（炒）、干姜（一半生，一半炮）、阿魏（用米醋一升化，以布滤过）各二两，楝实（去核取肉，别杵）三两。

上一十六味，除沉香、苦楝肉、硇砂、阿魏外，余药一处杵罗为细末，其沉香、苦楝二味同研令匀，用好酒六升，先下酒一升，入银石铫子内，便入硇砂水，以慢火同熬。欲尽，又添酒一升再熬，欲干，次下阿魏水，又添酒一升，准前熬。相次又添入酒一升并楝子末同熬，已熬了四升酒，然后将前药末分作五分。内将二分入硇砂煎中慢火熬，徐徐添，尽酒二升，成膏为度。倾入净盆器内，将前三分药搜拌令匀，入臼杵一千下，丸如梧桐子大。每服二十丸，空心盐汤或温酒下，妇人无孕可服，用当归酒下，合了用好瓷合收藏，停久不妨。

卷第一百九十一·针灸门·足太阳膀胱经

上髎二穴，在第一空腰髁下，挟脊陷中，足太阳少阳络。治腰膝冷痛，呕逆鼻衄，寒热疟，妇人绝嗣，阴挺出不收，针入三分，可灸七壮。

中髎二穴，在第三空挟脊陷中，厥阴少阳所结。治丈夫五劳七伤六极，腰痛大便难，腹胀下利，小便淋涩，飧泄，妇人绝子带下，月事不调，针入二分，留十呼，可灸三壮。

卷第一百九十一·针灸门·足太阴脾经

商丘二穴，金也，在足内踝下微前陷中，足太阴脉之所行也，为经。治腹胀肠中鸣不便，脾虚令人不乐，身寒善太息，心悲气逆，痔疾骨疽蚀，绝子厌梦，可灸三壮，针入三分。

卷第一百九十一·针灸门·足厥阴肝经

阴廉二穴，在羊矢下，去气冲二寸动脉中，治妇人绝产，若未经生产者，可灸三壮即有子，针入八分，留七呼。

卷第一百九十一·针灸门·足少阴肾经

涌泉二穴，木也，一名地冲，在足心陷中，屈足卷趾宛宛中，足少阴脉之所出也，为井，治腰疼痛，大便难，心中结热，风疹风痫，心痛不嗜食，妇人无子，咳嗽身热，喉痹，胸胁满，目眩，男子如蛊，女子如妊娠，五趾端尽痛，足不得践地，可灸三壮，针入五分，无令出血，淳于意云，汉北齐王阿母患足下热喘满，谓曰：热厥也，当刺足心立愈。

然谷二穴，火也，一名龙渊，在足内踝前起大骨下陷中，足少阴脉之所流也，为荥，治咽内肿，心恐惧如人将捕之，涎出喘呼少气，足跗肿不得履地，寒疝，少腹胀，上抢胸胁，咳唾血，喉痹，淋沥，女子不孕，男子精溢，胻酸不能久立，足一寒一热，舌纵，烦满消渴，初生小儿脐风口噤，痿厥，洞泄，可灸三壮，针入三分，不宜见血。

卷第一百九十二・督脉

督脉者，起于少腹以下骨中央，女子入系廷之端，其络循阴器，合篡间，绕篡后，别绕臀，至少阴，与巨阳中络者合，少阴上股内后廉，贯脊属肾，与太阳起于目内眦，上额交巅，上入络脑，还出别下项，循肩髆内，挟脊抵腰中，入循膂络肾，其男子循茎下至篡，与女子等，其少腹直上者，贯脐中央，上贯心入喉，上颐环唇，上系两目之中，此生病从少腹上冲心而痛，不得前后为冲疝，其女子不孕，癃痔遗尿嗌干，治在督脉。

卷第一百九十四・治妇人诸疾灸刺法

绝子，灸脐中，令人有子。

绝子阴痒，阴交主之。

腹满疝积乳妇诸疾，绝子阴痒，灸石门（《千金》云：奔豚上膜，少腹坚痛，下引阴中，不得小便）。

女子绝子，衃血在内不下，关元主之（《千金》云：胞转不得溺，少腹满，石水痛）。

乳妇诸疾，绝子内不足者，中极主之。

妇人足逆寒，绝产带下，无子阴中寒，刺足少阴经，治阴。

妇人无子绝嗣，灸关元七壮，穴在脐下三寸，《甲乙经》云：小肠募也，一名次门，足三阴任脉之会，炷如半枣核大。

妇人月水不利，灸四满，二穴在丹田两边相去各一寸，《甲乙经》云：一名髓府，在中注下一寸，冲脉足少阴之会，各灸五壮，炷如半枣核大，兼治妇人无子。

卷第一百九十九·神仙去尸虫上

治尸虫能作万病，痈疽痔瘘疥癣蚤虱等疾，宜速去之，贯众丸方。

贯众一两一分（主伏虫），白藿芦三两（主蛔虫），蜀漆三分（主白虫），芜荑一两一分（主肉虫），雷丸一两半（主赤虫），白僵蚕一两（主膈虫），石蚕一两一分（主蛲虫），厚朴一两一分（炙焦，主肺虫），狼牙子一两（主胃虫）。

上九味并切，熬令黄，捣罗为末，炼蜜和丸，如梧桐子大，粉浆服五丸，日再服，渐加至十丸，经十五日，积聚下，六十日，百病瘥，妇女服之，绝孕者还生子，服药须先斋戒，即尸虫奔散，神灵来辅。

（八）《普济本事方》[25]

卷第十·妇人诸疾

地黄丸

治妇人月经不调，每行数日不止，兼有白带，渐渐瘦悴，饮食少味，累年无子。

熟干地黄一两一分，山茱萸（连核用）、白芜荑、白芍药（锉，微炒）、代赭石（醋淬，煅五六次）各一两，干姜（炮）、厚朴（去粗皮，生姜汁炙）、白僵蚕（去丝、嘴，炒）各三分。

上细末，炼蜜丸如桐子大，每服四五十丸，空心酒下，日三服。

此庞老方。凡妇人有白带，是第一等病，令人不产育，宜速治之。昔扁鹊过邯郸，闻贵妇人多有此病，所以专为带下医也。

（九）《幼幼新书》[26]

《庄氏腧穴》妇人月水不利，奔豚上下，并无子。灸四满三十壮，穴在丹田两边相去各一寸半。

《庄氏腧穴》妊数堕胎。妊娠三月，灸膝上一寸，七壮。

《庄氏腧穴》关元主断绪，产道冷，针入八分，留三呼，泻五吸。灸亦佳，但不及针。日灸三七壮至一百止。

（十）《产宝诸方》[27]

温经汤

治女人曾经小产成带三十六病，腹胀，口唇干，日晚发热，小腹急痛，手足烦热，大肠不调，时泄利，经脉不匀，久不怀妊方。

吴茱萸沸汤洗三次，焙干，秤三两，当归、大芎、人参、白芍药各二两，麦门冬三两半（去心，焙干），桂（去皮，别研末）、阿胶（炒白色）、牡丹皮（去心）、甘草（炙）各一两，半夏（沸汤洗七次，切，焙）二两半。

右为粗末，每服二钱，水一盏，姜五片，煎至七分去滓。空心温服。忌生冷、滑物。

振振丸

治妇人经虚蓄冷，积聚成瘕成块，月候不调，时作诸疾，因而凝滞，半产不实，以至绝产。

生地黄汁一升，生艾汁一升，银石器内同熬成膏，牛膝末半两，酒浸，当归末一两，干漆炒烟尽取末半两。

右三味末，取一半入膏内，再熬令稠，入余末和捣丸如桐子大三十粒，麝香温酒下，食前日三服，半月效。

（十一）《三因极一病证方论》[28]

卷之九・癥瘕证治

大硝石丸

治七癥八瘕，聚结痞块，及妇人带下绝产，并欲服丹药，腹中有癥瘕者，当先下之。此药但去癥瘕，不令人困。

硝石六两，大黄八两，人参、甘草各三两。

上为末，以三年苦酒三升，置铜器中，以竹作准，每一升作一刻，拄器中，纳大黄，常搅不息，使微沸，尽一刻，乃纳余药；又尽一刻，极微火熬，使可丸，则丸如鸡子中黄；若不能服大丸，则作小丸如梧子大。米汤下三十丸，四日一服。妇人服之，或下如鸡肝，或如米泔，正赤黑等三二升。下后忌风冷，自养如产妇。

卷之九・五痿治法

小丹

补劳益血，去风冷百病，诸虚不足，老人精枯神耗，女子绝伤断绪。久服益寿延年，安宁神志魂魄，流滋气血脉络，开益智慧，释散风湿，耳目聪明，筋力强壮，肌肤悦泽，气宇泰定。

熟地黄、肉苁蓉（酒浸）各六两，五味子、菟丝子（酒浸）各五两，柏子仁（别研）、天门冬（去心）、蛇床子（炒）、覆盆子、巴戟（去心）、石斛各三两，续断、泽泻、人参、山药、远志（去心，炒焦）、山茱萸、菖蒲、桂心、白茯苓、杜仲（锉，炒丝断）各二两，天雄（炮，去皮、脐）一两，炼成钟乳粉（扶衰三两，续老二两，常调一两，气完则删去）。

上为末，蜜丸，如梧子大。食前酒服三十丸至五十丸。忌五辛、生葱、芜荑、饧、鲤。虚人多起，去钟乳，倍地黄；多忘，倍远志、茯苓；少气神虚，倍覆盆子；欲光泽，倍柏子仁；风虚，倍天雄；虚寒，倍桂心；小便赤浊，三倍茯苓，一倍泽泻；吐逆，倍人参。

卷之十三・虚损证治

威喜丸

治精气不固，余沥常流，小便白浊，梦中频泄，及妇人血海久冷，白带白漏白淫，身常湿，小便如米泔，或无子息。

白茯苓四两，木猪苓一分（去皮，煮茯苓数十沸），黄蜡四两。

上只以茯苓一味为末，熔黄蜡为丸，弹子大。空心细嚼，令口生津徐咽。兼治两耳虚鸣，口干。

卷之十七·求子论

荡胞汤

治妇人立身以来全不产，及断绪久不产三十年者。

朴硝、牡丹皮、当归、大黄（蒸一饭久）、桃仁（汤去皮、尖，面炒）各半两，细辛（去苗）、厚朴（去粗皮，切，姜制炒）、赤芍药、桔梗、人参、茯苓、桂（去皮）、甘草（炙）、牛膝（酒浸）、橘皮各三钱一字，附子（炮，去皮、脐）一两，虻虫（去嘴、翅，炒焦）、水蛭（切，炒）各四十枚。

上为锉散。每服四大钱，水酒各一盏半，煎取六分，去滓，空腹服，日三夜一，温覆，得少汗，必下积血及冷赤脓如小豆汁；斟酌下尽，若力弱，大困不堪者，只一二服止。然恐恶物不尽，不得药力，能尽服尽好；不尔，着坐导药。

坐导药

治全不产及断绪，服前荡胞汤，恶物不尽，用此方。

皂角（去皮、子）、吴茱萸、当归各一两，细辛（去苗）、五味子、干姜（炮）各二两，大黄（蒸）、矾石（枯）、戎盐、蜀椒各半两。

上为细末，以绢袋盛，大如指，长三寸余，盛药令满，缚定，纳妇人阴中，坐卧任意，勿行走，小便时去之，更安，一日一度易新者，必下清黄冷汁，汁尽，止；若未见病出，可十日安之。本为子宫有冷恶物，故令无子，值天阴冷，则发疼痛，须候病出尽方已，不可中辍。每日早晚用苦益菜煎汤熏洗。

秦桂丸

治妇人无子。昔金城范守进此方。（见《经验》）

秦艽（去芦）、桂心（不见火）、杜仲（去皮，姜制，炒丝断）、防风三分，厚朴（去皮，姜制）三分，附子（去皮、脐，生用）、茯苓各两半，白薇、干姜（炮）、牛膝（酒浸）、沙参、半夏（汤洗）各半两，人参一两，细辛（去苗）二两一分。

上为细末，炼蜜为丸，如赤豆大。每服五十丸，食前温酒、醋汤任下；如未效，更加丸数，觉有则止，神效并如彼说，不复繁引。

卷之十七·漏阻例

《千金》保生丸

养胎益血，安和子脏。治妊娠将理失宜，或因劳役，胎动不安，腰腹痛重，胞阻漏胎，恶露时下，子脏挟疾，久不成胎；或受妊不能固养，痿燥不长，过年不产，日月虽满，转动无力，或致损堕；及临产节适乖宜，惊动太早，产时未至，恶露先下，胎胞枯燥，致令产难，或横或逆，痛极闷乱，连日不产，子死腹中，腹上冰冷，口唇青黑，吐出冷沫；新产恶血上冲，运闷不省，喘促汗出；及瘀血未尽，脐腹疞痛，寒热往来，或因产劳损，虚羸未复，面黄体瘦，心忪盗汗，饮食不进，渐成蓐劳。入月常服，壮气养胎，正顺产理，润胎易产；产后常服，滋养血气，和调阴阳，密腠理，实腑脏，治风虚，除痼冷。

甘草（炙）、贝母、秦椒（去目，炒出汗）、干姜（炮）、桂心（炒）、黄芩、石斛（去根）、石膏（煅）、糯米（炒）、大豆卷（炒）各一分，当归（酒浸一宿，微炒）半两，麻子仁（别研）两半。

上为末，炼蜜为丸，如弹子大。每服一丸，并用温酒或枣汤任下，细嚼，空心服。

卷之十八·妇人女子众病论证治法

妇人三十六病，未论所述，名品不同，或云七癥、八瘕、九痛、十二带下，共三十六。虽有名数，不见证状。又论云：十二癥者，是所下之物不同，一如清血，二黑血，三紫汁，四赤肉，五脓痂，六豆汁，七葵羹，八凝血，九清血，十米泔，十一如月浣，十二经不应期。九痛者，热伤痛，冷涩痛，淋沥痛，小便时痛，经来时痛，胁胀痛，汁出如虫啮痛，胁下分痛，腰胯折痛。七害者，窍孔不利，阴中寒热，小腹急坚，脏内不仁，子门揭眴，洞泄恶吐。五伤者，两胁支满，心引胁痛，气结不通，邪思泄利，前后痼寒。三瘤者，羸瘦不生肌，断绪不乳产，经水闭塞。亦名三十六病，名品虽殊，无非血病。多因经脉失于将理，产蓐不善调护，内作七情，外感六淫，阴阳劳逸，饮食生冷，遂致荣卫不输，新陈干忤，随经败浊，淋露凝滞，为癥为瘕，流溢秽恶，痛害伤瘤，犯时微若秋毫，作病重如山岳。古人所谓妇人之病，十倍男子，虽言之太过，亦明戒约之切也。

济阴丹

治妇人久冷无子，及数经堕胎。皆因冲任之脉虚冷，胞内宿挟疾病，经水不时，暴下不止，月内再行，或前或后，或崩中漏下，三十六疾，积聚癥瘕，脐下冷痛，小便白浊。以上疾证，皆令孕育不成，以至绝嗣。此药治产后百病。百日内常服，除宿血，生新血，令人有孕，及生子充实。亦治男子亡血诸疾。

木香（炮）、茯苓、京墨（烧）、桃仁（炒，去皮、尖）各一两，秦艽、甘草（炙）、人参、桔梗（炒）、石斛（酒浸）、蚕布（烧）、藁本各二两，当归、桂心、干姜（炮）、细辛、牡丹皮、川芎各一两半，川椒（炒）、山药各三分，泽兰、熟地黄、香附各四两，苍术八两，大豆卷（炒）半升，糯米（炒）一升。

上为末，蜜丸，每两作六丸。每一丸嚼细，食前温酒、醋汤任下。

温经汤

治冲任虚损，月候不匀，或来多不断，或过期不来，或崩中去血过多不止。及治曾经损堕，损妊娠瘀血停留，小腹中痛，发热下利，手心烦热，唇口干燥，及小腹有寒，久不受胎。

半夏（汤七次去滑）、当归（酒浸一宿）、川芎、人参、白芍药、牡丹皮、桂心、阿胶（蛤粉炒）、甘草（炙）各二两，吴茱萸（汤洗，炒）三两，麦门冬（去心）五两。

上为锉散。每服三钱，水一盏半，生姜五片，煎八分，去滓热服，空心食前。

伏龙肝散

治气血劳伤，冲任脉虚，经血非时，忽然崩下，或如豆汁，或成血片，或五色相杂，或赤白相兼，脐腹冷痛，经久未止，令人黄瘦口干，饮食减少，四肢无力，虚烦惊悸，使人无子。

伏龙肝、赤石脂（煅，醋淬）、牡蛎（煅，取粉）、乌贼骨（取粉）、禹余粮（煅，醋淬）、桂心各等分。

上为细末。空腹酒、饮任下二钱。白多者，加牡蛎、乌贼骨；赤多者，加赤石脂、禹余粮；黄多者，加伏龙肝、桂心，随病加之。一法，有龙骨。

（十二）《女科百问》[29]

卷上·第六问 经候或前或后多寡不定

温经汤

治冲任虚损，月候不调，或来多不断，或过期不来，或崩中去血，过多不止。又治曾经损孕瘀血停留，少腹急痛，发热下利，手掌烦热，唇干口燥，及少腹有寒，久不受胎。

丹皮、阿胶（碎，炒）、当归（去芦）、人参（去芦）、川芎、甘草（炒）、肉桂（去粗皮）、芍药各二两，半夏（各汤洗七次）二两半，吴茱萸三两，麦门冬（去心）五两半。

上为粗末，每服三钱，水一盏半，生姜五片，煎八分，去滓，空心食前热服。

卷上·第十六问 妇人多因风冷而生诸疾

答曰：风乃阳邪也，冷乃寒气也。风随虚入，冷繇劳伤，夫人将摄顺理，则血气调和，风寒暑湿不能为害。若劳伤血气，便致虚损，则风冷乘虚而干之；或客于经络，则气血凝涩，不能温养于肌肤；或入于腹内，则冲气亏虚，不能消化于饮食，大肠虚则多利，子脏寒则不生；或为断绝，或为不通者，随所伤而成病，皆不逃乎风冷之气也。

补阴丸

治妇人百疾，或经不调，或崩中漏不止，腰腿沉重，脐腹作痛，潮热往来，虚烦自汗，中满气短，呕哕不时，肢体烦疼，不思饮食，日渐瘦弱。此药顺肌体，悦颜色，调营卫，逐风寒，进饮食，化痰涎。

熟地、生地各七两，白术五两，苍术五两半（泔浸一宿），藁本（去土）、牡丹皮、当归、秦艽，四味各十两，细辛七两，肉桂（去皮）八两，甘草（炙）六两半，蚕蜕布（烧存性）七两，大豆黄卷（炒烟去）六两半，枳壳六两（麸炒），陈皮六两（去白），干姜（炮）、羌活各五两，白芷六两，白茯苓六两，糯米三升（炒黑色，火烟出）。

上件细末，蜜丸，每一两作十丸，每服一丸，温酒化下，醋汤亦得，食前。

丹铅丹

治一切虚寒冷病。

鹿茸、灵砂、白龙骨、川椒、阳起石、牡蛎粉、肉桂、肉苁蓉、石斛、川巴戟、木贼、泽泻、天雄（酒浸，炮）、沉香、菟丝子（酒浸）、腽肭脐各一两，磁石（醋淬）、麝香各半两。

上为细末，炼蜜为丸，梧桐子大每服一百丸，温酒或盐汤下。

卷上·第四十九问　带下三十六疾

答曰：带下者，繇劳伤过度，损动经血，致令体虚受冷，风冷入于胞络，搏其血之所成也。诸方说带下三十六疾者，是十二癥、九痛、七害、五伤、三因，谓之三十六疾也。十二癥者，是所下之物，一者如膏，二者如青，三者如紫，四者如赤皮，五者如脓痂，六者如豆汁，七者如葵羹，八者如凝血，九者如青血，血似水，十者如米汁，十一者如月浣，十二者经度不应期也。九痛者，一者阴中痛伤，二者阴中淋痛，三者小便刺痛，四者寒冷痛，五者月水来腹痛，六者气满并痛，七者汗出，阴中如虫啮痛，八者胁下皮肤痛，九者腰痛。七害者，一者害食，二者害冷，三者害气，四者害劳，五者害房，六者害妊，七者害睡。五伤者，一者腹吼痛，二者阴中寒热痛，三者小便急牢痛，四者脏不仁，五者子门不正引背痛。三因（因字一本或作固），一者月水闭塞不通，其余二固者，文阙不载。《三因方论》云：三固者，形羸不生肌肉，断绪不产，经水闭塞。名品虽殊，无非血病，多因经络失于调理，产蓐不善调护，内作七情，外感六淫，阴阳劳逸饮生冷，遂致营卫不和，新陈相干，随经败浊淋露，凝为癥瘕，流溢秽恶，痛害伤痼，犯时微若秋毫，作病重如山岳，古人所谓妇人病比男子十倍难治。而张仲景所说三十六种疾，皆繇子脏冷热，劳损而夹带起于阴内也，条目混混，与诸方不同，但仲景义最玄深，非愚浅者能解，恐其文虽异而义同也。

养气活血丹

治劳伤冲任，带下异色。

大艾叶（炒焦，取细末）五两，干姜（炮，细末）二两。

上二件，用好醋二升半，无灰好酒二升，生姜自然汁一升，艾叶末同调，于银器内慢火熬成膏，方入后药末。

附子、白芍、白术、椒红各三两半，川芎、当归、人参、五味子、紫巴戟（去心，糯米炒）各二两。

上为细末，入前药膏子，并炒熟白面三两半，同和匀为剂，入杵臼内捣千下，丸如桐子大，每服五十丸，温酒或米饮，食前任下。

紫桂丸

补益血海，治冲任气虚，经脉不调，或多或少，腰疼腹冷，带下崩漏。

禹余粮（火煅，醋淬七次）三两，龙骨、艾叶（醋炒）、牡蛎、赤石脂、地榆各二两，厚朴、牡丹皮、阿胶（蛤粉炒）、当归、白芷、吴茱萸（汤洗七次）、肉桂各一两，附子半两。

上为细末，面糊丸，桐子大，每服三十丸，浓煎艾醋汤空心下，常服。

（十三）《妇人大全良方》[30]

卷之一·调经门·月水不利（不流利也）方论第十一

白薇丸

治妇人月水不利，四肢羸瘦，吃食减少，渐觉虚乏，故令无子。

白薇、柏子仁、白芍药、当归、桂心、附子、萆薢、白术、吴茱萸、木香、细辛、川芎、槟榔各半两，熟地黄二两，牡丹皮一两，紫石英一两，人参三分，石斛、白茯苓、泽兰叶、川牛膝各三分。

上为细末，炼蜜为丸如梧桐子大。每服三十丸，空心，晚食前温酒吞下。

疗女人脐下憋逆，气胀满，月经不利，血气上攻，欲呕不得睡。（出《产宝方》）

当归四钱，干漆三钱（炒令烟尽）。

上为细末，炼蜜丸如梧桐子大。空心，温酒下十五丸。

卷之一·调经门·月水不断方论第十三

夫妇人月水不断者，由损伤精血，冲任脉虚损故也。冲任之脉，为经脉之海。手太阳小肠之经也，手少阴心之经也，此二经为表里，主下为月水。若劳伤经脉，冲任气虚，故不能制经血，令月水不断也。凡月水不止而合阴阳，则冷气上入于脏，令人身体、面目萎黄，亦令绝子不产也。

卷之一·调经门·崩中漏下生死脉方论第十七

《千金》温经汤

治女人曾经小产，或带下三十六病，腹胀、唇口干，日暮发热，小腹急痛，手足烦热，大腑不调，时时泄利，经脉不调，久不怀孕。

吴茱萸三两，白芍药、当归、芎䓖各二两，麦门冬（去心）、半夏各二两半，人参、阿胶（粉炒）、牡丹皮（去心）、甘草、桂心各一两。

上为粗末，每服三钱。水一盏，姜五片，煎七分，去滓，空心，食前温服。忌生冷、羊肉、生葱、海藻、菘菜等。（《千金方》同）

紫金散

治冲任虚损，月水过多，崩漏带下，淋沥不断，腰腹重痛。凡是五色带疾，并皆治之。（男天德续添）

禹余粮煅赤，酽醋中淬，如此者七次，细研，水飞，挹干，称三两，赤石脂（煅）、龙骨（煅，石器研）各一两，白芍药、川芎、附子、熟地黄、当归各一两，干姜（炮）、肉桂各半两。

上为细末，每服二钱。入麝香少许，米饮调下，空心，食前，一日二服。

文仲治妇人崩中漏下，青黄赤白，使人无子方：

禹余粮（煅，研）、赤石脂（煅，研）、牡蛎（煅，研）、桂心、乌贼骨（去皮）、伏龙肝（炒，研）。

上等分为末。温酒调下方寸匕，日二服。忌生葱。

又一方：鹿茸（酥炙）、当归各二两，蒲黄半两（炒）。

上三味为末，温酒调下五分匕，日三服。

又一方：京墨为末二匕。若烧露蜂房为末，三指撮，酒调服。

又一方：常炙猪肾食之。

白芷暖宫丸

暖血海，实冲任。治子宫虚弱，风寒客滞，因而断绪不成孕育。及数尝堕胎，或带下赤白，漏下五色，头目虚晕，吸吸少气，胸腹苦满，心下烦悸，脐腹刺痛，连引腰背，下血过多，两胁牵急，呕吐不食，面色青黄，肌肤瘦瘁，寝常自汗。

禹余粮（制）一两，白姜（炮）、芍药、白芷、川椒（制）、阿胶（粉炒）、艾叶（制）、川芎各三分。

上为末，炼蜜丸如梧桐子大。每服四十丸，米饮下。或温酒、醋汤亦得。常服温补胞室，和养血气，光泽颜色，消散风冷，退除百病，自成孕育，性平不热。

地黄丸

治妇人月经不调，每行数日不止，兼有白带，渐渐瘦瘁，饮食少味，累年无子。（庞安常方）

熟地黄一两一分，山茱萸、芜荑仁各一两，干姜三分，白芍药（微炒）、代赭石各一两，白僵蚕、厚朴各三分。

上为细末，炼蜜为丸如梧桐子大。空心，温酒下五十丸，日三服。

许学士云：凡妇人有白带是第一病，令人不产育，宜速治之。此扁鹊过邯郸，闻贵妇人有此病，所以专为带下医也。

卷之二·众疾门·《博济方》论第三

夫人将摄顺理，则血气调和，风、寒、暑、湿不能为害。若劳伤血气，则风冷乘虚而干之。或作之于经络，或循入于腹中，内受风邪，脾胃虚弱，故不能消于饮食也。食既不充，荣卫凝涩，肌肤黄燥，面不光泽。若大肠气虚，则变为下利。若流入关元，致绝子嗣，随其所伤而变成疾。医经云：凡妇人三十六种病，皆由子脏冷热，劳损而挟带下，起于胞内也。是故冲任之脉，为十二经之会海。妇人之病，皆见手少阴、太阳之经而候之。

卷之二·众疾门·通用方序论第五

胜金丸（一方名不换金丸。治妇人诸虚不足，心腹疼痛。一名胜金丹，有沉香）

治妇人久虚无子，产前产后一切病患。兼疗男子下虚无力。此药能安胎催生，妊娠、临月服五七丸，产时减痛。妇人无子，是子宫冷，如服二十丸，男女自至。又治积年血风，脚手麻痹，半身不遂，赤白带下，血如山崩，及治产后腹中结痛，吐逆心痛，子死腹中，绕脐痛，气满烦闷，失盖汗不出，月水不通，四肢浮肿无力，血劳、虚劳，小便不禁，中风不语，口噤，产后痢疾，消渴，眼前见鬼，迷运，败血上冲，寒热头痛，面色萎黄，淋涩诸疾，血下无度，血痢不止，饮食无味，产后伤寒，虚烦劳闷，产后血癖，产后羸瘦。凡妇人众疾，不论年月日深，并皆治之。

白芍药、藁本、石脂（赤、白皆可）、川芎（不见火）、牡丹皮、当归、白茯苓、人参、白薇、白芷、桂心、延胡索、白术、没药、甘草（炙，江西安抚司没药、甘草减半）。

上十五味，等分为细末，炼蜜为丸如弹子大，每服一丸，温酒化下。初产了并用热醋汤下，空心、食前。

此方系王承宣祖传渠家。凡妇人怀身，便服此药，甚神妙，常服尤好。

系在京师于能家传到。

二圣大宝琥珀散

生地黄一斤，生姜一斤，二味修制如前交加散，当归、川芎、牡丹皮、芍药、莪术、蒲黄、香白芷、羌活，八味各炒，桂心（不见火）、熟地黄（炒）。

上十味各一两，同煎二味为细末，于瓷盒内收之（汤使于后）。妇人冷气痛，并血海不调，膈气，炒姜、酒下二钱。

产后胞衣不下，暖酒调下二钱。产妇临月，日进三服，则滑胎易产，温酒调二钱。产后血犯心，眼见鬼神，用童便半盏、酒半盏同煎，调二钱。妇人久服，则颜色红白，无血来相攻，一生无子者，久服则有孕。

此药治疗妇人百病，空心，日午、食前，日二服。产后百病，并暖酒调下。

卷之五·妇人风虚劳冷方论第四

夫妇人风虚劳冷者，是人体虚劳而受于冷也。夫人将摄顺理，则血气调和，风、寒、暑、湿不能为害。若劳伤气血，便致虚损，则风冷乘虚而干之。或客于经络，或入于腹内。其经络得于冷，则气血凝滞，不能自温于肌肤也。腹内得于风冷，则脾胃气弱，不能消于饮食也。随其所伤，变成疾病。若大肠虚者，则变下利。若风冷入于子脏，则令脏冷，致令无子。若搏于血则涩壅，亦令经水不利、断绝不通也。

卷之七·妇人八瘕方论第九

夫妇人八瘕者，皆由胞胎生产，月水往来，血脉精气不调之所生也。肾为阴，主开闭，左为胞门，右为子户，主定月水，生子之道。胞门子户，主子精神气所出入，合于中黄门；玉门四边，主持关元，禁闭子精；脐下三寸名曰关元，主藏魂魄。妇人之胞，三焦之腑，常所从止。然妇人经脉，俞络合调，则月水以时来至，故能生子而无病。妇人荣卫经络断绝不通，邪气便得往入合于其脏。若经血未尽而合阴阳，即令妇人血脉挛急，小腹重急、支满，胸胁腰背相引，四肢疼痛，饮食不调，结牢恶血不除，月水不时，或前或后，因生积聚如怀胎状。邪气盛甚，令人恍惚多梦，寒热，四肢不举，阴中生气，肿内生风，甚者害于小便。小腹筑痛、淋沥，面色黄黑，则不复生子。其八瘕者：黄瘕、青瘕、燥瘕、血瘕、脂瘕、狐瘕、蛇瘕、鳖瘕是也。《千金》《外台》言之详矣。

卷之七·妇人癥痞方论第十一

夫妇人癥痞者，由冷热不调，饮食不节，积在腹内或肠胃之间，与脏气结搏，其牢强推之不移者名曰癥，言其病形征可验也。气壅塞为痞，言其气痞涩、不宣畅也。皆得冷则发动刺痛。癥痞之病，其形冷结。若冷气入于子脏，则使无子。若冷气入于胞络，搏于血，血得冷则涩，亦令月水不通也。

卷之九·求嗣门·褚尚书澄求男论第二

建平孝王妃姬寺，皆丽，无子。择良家未笄女入御，又无子。问曰：求男有道乎？澄对曰：合男女必当其年。男虽十六而精通，必三十而娶；女虽十四而天癸至，必二十而嫁。皆欲阴阳完实，然后交合，则交而孕，孕而育，育而为子，坚壮强寿。今未笄之女，天癸始至，已近男色，阴气早泄，未完而伤，未实而动，是以交而不孕，孕而不育，育而子脆不寿，此王之所以无子也。然妇人有所产皆女者，有所产皆男者，大王诚能访求多男妇人，媒之官府，有男之道也。王曰：善。未再期生六男。夫老阳遇少阴，老阴遇少阳，亦有子之道也。

卷之九·求嗣门·妇人无子论第三

夫妇人无子者，其事有三也。一者，坟墓不嗣；二者，夫妇年命相克；三者，夫病妇疹，皆令无子。若是坟墓不嗣，年命相克，此二者非药能益。若夫病妇疹，须将药饵，故得有效也。然妇人挟疾无子，皆由劳伤血气生病；或月经闭涩，或崩漏带下，致阴阳之气不和，经血之行乖候，故无子也。诊其右手关后尺脉浮，浮则为阳。阳脉绝，无子也。尺脉微涩，中年得此，为绝产也。少阴脉如浮紧则绝产。恶寒，脉尺寸俱微弱者，则绝产也。

又有因将摄失宜，饮食不节，乘风取冷，或劳伤过度，致令风冷之气乘其经血，结于子脏，子脏得冷，故令无子也。

卷之九·求嗣门·《千金翼》求子方论第四

荡胞汤

治妇人立身已来全不产育及断续久不产三十年者。

朴硝、牡丹皮、当归、大黄（蒸一饭久）、桃仁各三两，细辛、厚朴、苦梗、赤芍药、人参、茯苓、桂心、甘草、川牛膝、陈皮各二两，附子（炮）一两半，虻虫（炒焦，去翅、足）、水蛭（炒）各六十枚。

上㕮咀，每服四大钱。酒、水合盏半，煎至六分，去滓温服。空心，日三服，夜一服。少汗，必下积血及冷赤脓如小豆汁，斟酌不尽；若力弱大段不堪者，只一二服止。然恶物不尽，不得药力，能服尽尽好，不尔著坐导药。

坐导药

治妇人全不产，及断续服荡胞汤恶物不尽，用此方。

皂角（去皮、子）一两，吴茱萸、当归、大黄（蒸）、晋矾（枯）、戎盐、川椒各二两，五味子、细辛、干姜各三两。（一方无茱萸，有葶苈子、苦瓠各三分）

上为细末，以绢袋盛，大如指，长三寸余，盛药满，系袋口，内妇人阴中。坐卧任意，勿行走，小便时去之，了后更安，一日一度。易新者必下清黄冷汁，汁尽止。若未见病出，亦可至十日安之。本为子宫有冷恶物，故令无子。但天阴冷则发疼痛，须候病出尽方已，不可中辍。每日早晚用苦菜煎汤熏洗。《外台秘要》云：出《千金翼》。《千金方》无葶苈，有砒三分。《广济方》同。著药后一日，乃服紫石英丸。（方见后）

紫石英丸（又名紫石门冬丸）

紫石英、天门冬各三两，紫葳、牡蒙各二两，粉草一两半，桂心、川芎卷柏、乌头（炮）、熟地黄（干）、辛夷仁、禹余粮（煅，醋淬）、当归、石斛各三两，乌贼骨、川牛膝、薯蓣各六分，桑寄生、人参、牡丹皮、干姜、厚朴、续断、食茱萸、细辛各五分，柏子仁一两。

上为细末，炼蜜丸如梧桐子大。每服三十丸，温酒吞下。渐加至五十丸，慎如药法。(《经心录》同)

《延年》方

疗妇人子脏偏僻，冷结无子，坐导药：

蛇床子、芫花等分。

二味为末，取枣大纱囊盛，如小指长，内阴中。工作须去，任意卧着，避风冷。

内炙丸

《广济》疗无子，令子宫暖。

麝香二分，皂荚（去皮、子，酥炙）十分，川椒六分（炒出汗）。

上为末，炼蜜为丸如酸枣大，绵裹内产宫中，留少棉线出。觉生寒，不净、下多，即抽绵线出却。凡药一日一度换之。无问昼夜，皆内无所忌。

秦桂丸

治妇人无子。知金州范罗言：乞以此方试令妇人服之，至四十九日，如无子，请斩臣一家，以令天下。何德扬方。虽其言似夸，然实有异验。

秦艽、桂心、杜仲、防风、厚朴各三分，附子（生）、白茯苓各一两半，白薇、干姜、沙参、牛膝、半夏各半两，人参一两，细辛二两一分。

上十四味，并生碾为细末，炼蜜为丸如赤豆大，每服三十丸。空心食前，醋汤、米饮任下。未效更加丸数。已觉有孕便不可服。臣妻年二十七，无子，服此药十二日便有孕。残药与石门县令妻，年三十四，断产已十六年，服此药便有孕。又残药与太子中守文季妻，年四十无子，服此遂有孕。其效如神，不可具述。此仙方也。

养真丸

治妇人血虚气惫，阴阳不升降，久不成妊娠者。

鹿茸、当归、肉苁蓉、禹余粮、菟丝子、覆盆子、熟地黄、紫石英、桑螵蛸各二两，五味子、真琥珀、白芍药、川芎、桑寄生、卷柏、艾叶、川姜、坚白茯苓、人参、牡蛎、酸枣仁各一两，钟乳粉四两。

上为细末，酒煮面糊丸如梧桐子大。食前，温酒吞下五十丸，日三服。

吃后用粥饭压之，屡试甚验。（以上五方，并出《外台秘要》）

白薇丸

疗久无子。（出《广济》）

白薇、牡蒙、藁本各五分，姜黄、当归、熟地黄各七分，川芎、人参、柏子仁、石斛、桂心、附子（炮）、五味子、防风、甘草、川牛膝、吴茱萸、桑寄生各六分，秦椒二分，禹余粮八分。

上为末，炼蜜丸如梧桐子大。空心，酒下三十丸，日二服。忌生菜、葱、热面、荞麦、蒜、猪肉、炙煿、葵菜、芜荑、菘菜、海藻、粘食、臭物等。

地黄汤

又疗久无子、断绪，小腹冷疼、气不调。

熟地黄（干）、川牛膝、当归各八分，卷柏、川芎、防风各六分，牵牛子（末）、桂心各三分。

上㕮咀，以水六升，煮取二升三合，去滓，分三服。服别和一分牵牛子末服。如人行四五里，更进一服，以快利止。忌同前。

《千金》疗月水不利，闭塞绝产十八年，服此药二十八日有子。

金城太守白薇丸

白薇、细辛各五分，人参、杜蘅、厚朴、牡蒙、半夏、僵蚕、秦艽、当归、紫菀各三分，川牛膝、沙参、干姜各二分，川椒、附子、防风各六分。

上为末，炼蜜丸如梧桐子大。先食服三丸；不知，稍加至四五丸。此药不长，将服觉有身则止，用大验。忌饧、猪羊肉、冷水、生葱菜。（《古今录验》不用杜蘅，用牡蛎三分熬。《延年方》同前。崔氏有桔梗、桂、丹参各三分）

《千金翼》白薇丸

主久无子或断绪，上热下冷，百病皆疗。

白薇、车前子各三分，当归、川芎、蛇床子各四分，太一余粮六分，紫石英、菴䕡子、石膏、藁本、卷柏各五分，泽兰叶、覆盆子、桃仁（熬）、麦门冬、白芷、人参各六分，桂心、蒲黄各二分，干姜、椒（炒出汗）、细辛、干地黄各十二分，白茯苓、赤石脂、远志、白龙骨各八分，橘皮二分。

上为末，炼蜜丸如梧桐子大。酒服十五丸，日再增至四五十丸，以知为度。忌驴、马、猪、鸡、鱼、蒜及前所忌。觉有身即止。药宜秘之，勿妄传也。

《经心录》茱萸丸

疗妇人阴寒，十年无子者。

吴茱萸、川椒各一升。

上为末，炼蜜丸如弹子大。绵裹内阴中，日再易，无所下，但开子脏，令阴温即有子也。

紫石英丸

紫石英、阿胶、当归、川芎、赤芍药、川续断各一两，鹿茸、白术、桂心各半两，柏子仁二两，熟地黄三两。

上为末，炼蜜为丸如梧桐子大，空心，温酒下二十丸。兼治虚中有热，头目旋晕，足如履空，呕吐不食，月水不调，或多或少，皆虚候也。久服能生发，令人有子；更治虚悸，常若忧思，皆心血不足，血室虚所致也。

卷之九·求嗣门·温隐居《求嗣保生篇》方论第五

续嗣降生丹

治妇人禀受气弱，胎脏虚损，子宫冷惫，血寒痼冷，难成子息，功效如神。

当归、桂心、龙齿、乌药（真天台者佳）、益智、杜仲、石菖蒲、吴茱萸各一两半，茯神、川牛膝、秦艽、细辛、苦桔梗、半夏、防风、白芍药各三分，干姜一两（半生半炒），附子（一只重八钱者，脐心作一窍如皂子大，入朱砂一钱重，湿面裹煨），川椒二两（汤浸半日，焙），牡蛎（一大片，要取漳、泉二州者，却用学堂童子小便浸四十九日，五日一换，取出用硫黄末一两，米醋涂遍，却用皮纸裹，又用米醋浸令纸湿，盐泥厚固济干，用炭五斤煅，每遇合药入二两，余者留后次合药用）。

上为细末，取附子，内朱砂别研为细末，糯米糊为丸，如梧桐子大。每服三十丸至百丸。空心，淡醋、温酒、盐汤皆可下，一日二服。

此药及疗男子精寒不固，阳事衰弱，白浊梦泄。及治妇人血虚带下，肌瘦寒热。但是男女诸虚百损，客热盗汗，气短乏力，面无颜色，饮食少味，并皆治之。更有奇效，难以具述。受持君子，宜预行善及方便，却服此药，无不感应。

卷之十·胎教门·娠子论第二

夫至精才化，一气方凝，始受胞胎，渐成形质，子在腹中，随母听闻。自妊娠之后，则须行坐端严，性情和悦，常处静室，多听美言，令人讲读诗书、陈礼说乐，耳不闻非言，目不观恶事，如此则生男女福寿敦厚，忠孝贤明。不然则男女既生，则多鄙贱不寿而愚，此所谓因外象而内感也。昔太壬娠文王目不视恶色，耳不听恶声，口不谈恶言，世传胎教之道，是谓此也。前论亦略叙之矣。然则妇人有终身无子者，何也？按《巢氏病源》云：妇人无子者，盖有三焉：一者坟墓不嗣，二者夫妇年命相克，三者夫疹妇病，皆令无子。若夫疹妇病，可以服药，而后能有子，余皆不可致也。今观是说，亦未尽善。有人以妇人无子，问西京常器之者，乃曰：女人自少多病，服燥药无节，使天癸耗动且早，故终身无子。又有问襄阳宋大亨者，亦然。然则妇人妊娠有两胎者，何也？按古今方书并无论及此者，惟巢氏论云：阳施阴化，精气有余，故生二胎。且谓成一胎之理，其精有几耶？今观妇人有两胎者，其精神气宇略无小异。至于数有两胎，或间成两胎者，有俱男俱女者，有一男一女者。《道藏经》云有求子法，云妇人月信初止后，一日、三日、五日，值男女旺相日，阳日阳时交合，有子多男。若男女禀受皆壮，则多子。一有怯弱，则少子。以此推之，理可概见焉。又妇人妊娠，男女之别何也？按《颅囟经》云：阳盛发阴，当孕成男，六脉诸经，皆举其阳；阴盛发阳，当孕成女，六脉诸经，皆举其阴。《巢氏病源》云：三阳所会则生男，三阴所会则生女。葛洪《肘后方》云：男从父气，女从母气。《圣济经》云：天之德，地之气，阴阳之至和，相为流薄于一体，因气而左动则属阳，阳资之则成男；因气而右动则属阴，阴资而成女。《易》称乾道成男，坤道成女。此男女之别也。凡妊娠有疾，投以汤药，有伤胎破血者之忌，何也？《内经》云：妇人重身，毒之奈何？岐伯答曰：有故无殒，衰其大半而已也。盖妊妇有疾不可不投药也，必在医者审度疾势轻重，量度药性高下，处以中庸，不必多品。视其疾势已衰，药宜便止，则病去母安，子亦无损，复何惧于攻治哉！

卷之二十一·产后风虚劳冷方论第六

夫产则血气劳伤，脏腑虚弱而风冷客之，冷搏于血气，血气不能温于肌肤，使人虚乏疲顿，致羸损不平复。若久不平复，若久不瘥，风冷入于子脏，则胞脏冷，亦使无子，谓之风虚劳损也。

卷之二十四·拾遗方

南岳魏夫人济阴丹

治妇人血气久冷，无子及数经堕胎。皆因冲任之脉虚损，胞内宿挟疾病。经水不时暴下不止，月内再行，或前或后；或崩中漏下，三十六疾，积聚癥瘕，脐下冷痛，小便白浊。以上疾证，皆令孕育不成，以致绝嗣。此药治产后百病，百晬内常服。除宿血，生新血，令人有孕及生子充实。亦治男子亡血诸疾。

桃仁（去皮、尖、双仁，麸炒）、木香（炮）、茯苓、京墨（烧）各一两，秦艽、甘草、人参、桔梗（炒）、石斛（酒浸，炒）、蚕布（烧）、藁本各二两，当归、桂心、干姜（炮）、细辛、牡丹皮（去心）、川芎各半两，川椒（去目及闭口，炒出汗）、山药各三两，泽兰叶、熟地黄（洗，酒蒸，焙）、香附子（炒）各四两，苍术（米泔浸，去皮）、大豆卷（炒）各半升，糯米（炒）一升。

上为细末，炼蜜丸。每两作六丸，每服一丸，细嚼，温酒送下，淡醋汤调亦可。空心，食前服。

（十四）《察病指南》[31]

卷中·辨七表八里九道七死脉

八里脉

尺寸俱微，男子五劳，妇人绝产。

（十五）《严氏济生方》[32]

妇人门·带下论治

《巢氏病源》论：妇人有三十六疾。所论三十六疾者，七癥、八瘕、九痛、十二带下是也。然所谓十二带下者，亦不显其证状，今人所患，惟赤白二带而已。推其所自，劳伤过度，冲任虚损，风冷据于胞络，此病所由生也。且妇人平居之时，血欲常多，气欲常少。方谓主气有原，百疾不生，倘或气倍于血，气倍生寒，血不化赤，遂成白带；气平血少，血少生热，血不化经，遂成赤带。寒热交并，则赤白俱下。有室女虚损而有此疾者，皆令孕育不成，以致绝嗣。凡有是证，速宜治之。久而不治，令人面色黖黯，肌肉瘦瘠，腹胁胀满，攻刺疼痛，甚致足胫枯细，多苦逆冷，尫羸不能食矣。诊其脉右手尺脉浮，浮为阳，阳绝者无子，苦足冷带下也。

妇人门·血瘕论治

腹中之病，经书所载有积有聚，有癖有疝，有癥有瘕。盖积者，五脏所积，其痛不离其部；聚者，六腑所聚，其痛无有常处；癖者，病据两胁之旁；疝者，弦急而多痛；癥者，征也，有块可验；瘕者，假也，假物成形，其结聚浮假，推移乃动，此无它。皆由饮食不节，寒温不调，气血劳伤，脏腑虚弱，受于风冷，与气血相结而成也。惟妇人血瘕为病，异于丈夫，其所以异者，非独关于饮食不节而已，多因产后劳动太早，喜怒不调，脏虚受寒，或月水往来，取凉过度，恶血不散，遇寒搏之，寒搏则凝，皆能成血瘕也。病作之时，令人心胁攻刺，小腹痛重，或腰背互相引而痛，久而不消，令人黄瘦羸弱，遂致绝产。诊其脉弦急大者生，虚小弱者死不治。

妇人门·求子论治

《素问》云：夫天地者，万物之父母也。阴阳者，血气之男女也。夫有夫妇则有父子，婚姻之后则有生育，生育者，人伦之本也。且男女之合，二情交畅，阴血先至，阳精后冲，血开裹精，阴外阳内，阴含阳胎，而男形成矣。阳精先至，阴血后参，精开裹血，阳外阴内，阳含阴胎，而女形成矣。男女婚姻，贵乎及时，夫妇贵乎强壮，则易于受形也。且父少母老，生女必羸，母壮父衰，生男必弱，诚有斯理。或男子真精气不浓，妇女血衰而气旺，是谓夫病妇疹，皆使人无子。治疗之法，女子当养血抑气，以减喜怒，男子益肾生精，以节嗜欲，依方调治，阴阳和平，则妇人乐有子矣。

抑气散

治妇人气盛于血，所以无子，寻常头晕膈满，体痛怔忡，皆可服之。香附子乃妇人之仙药，不可谓其耗气而勿服。

香附子（炒，杵净）四两，茯神（去根）、甘草（炙）各一两。

上为细末，每服二钱，食前用沸汤调服，仍兼进紫石英丸。

紫石英丸

治妇人血弱，子脏风冷凝滞，令人少子。

紫石英（煅，醋淬七次）、禹余粮（火煅，醋淬七次），以上各二两，熟地黄、紫葳、辛夷仁、桂心（不见火）、卷柏叶（醋炙）、牡蒙、川续断（酒浸）、石斛（去根）、柏子仁（炒，别研）、川乌（炮，去皮）、川牛膝（去芦，酒浸）、芎䓖、乌贼鱼骨（醋炙）、当归（去芦，酒浸）、牡丹皮（去木）、甘草（炙），以上各一两，桑上寄生、山药（锉，炒）、食茱萸（炒）、细辛（洗去土、叶）、干姜（炮）、人参、厚朴（姜汁制，炒），各半两，天门冬（洗，去心）一两半。

上为细末，炼蜜为丸，如梧桐子大，每服七十丸，加至一百丸，空心食前，用温米饮任下。恶寒者用醋糊为丸亦佳。

妇人门·血气论治

《内经》云：百病皆生于气。经有所谓七气，有所谓九气。喜、怒、忧、思、悲、恐、惊者，七气也。七情之外，益之以寒热二证，而为九气也。气之为病，男子妇人皆有之，惟妇人血气为患尤甚。盖人身血随气行，气一壅滞，则血与气并，或月事不调，心腹作痛；或月事将行，预先作痛；或月事已行，淋漓不断，心胀作痛；或连腰胁，或引背膂，上下攻刺，吐逆不食，甚则手足搐搦，状类惊痫；或作寒热；或为癥瘕，肌肉消瘦。非特不能受孕，久而不治，转而为瘵疾者多矣。

（十六）《脉因证治》[33]

卷四・妇人产胎（五十九）

脉平而虚者，乳子。阴搏阳别者，妊子。搏者近于下，别者出于上，血气和调，阳施阴化也。

少阴脉动甚者妊。少阴，心脉也。尺中按之不绝者妊；三部脉浮沉正等，按之无绝者妊。妊娠初时寸微小，呼吸五至，三月而尺脉数。脉滑疾，重以手按之散者，盖三月也；脉重手按之不散，但疾不滑者，五月也。寸微关滑尺带数，流利往来并雀啄，是妊。左沉实疾大，皆为男，纵者主双；右沉实疾大，皆为女，横者主双。脉浮腹痛，痛引腰脊，为欲生也；脉一呼三至曰离经，沉细而滑亦同；尺脉转急如切绳者，皆便生也。妊三月而渴，脉反迟，欲为水分；复腹痛者，必堕。妊五月六月脉数，必坏；脉紧，必胞满；脉迟，必水坏为肿。妊六七月脉弦，发热恶寒，其胎愈腹，腹痛，小腹如扇，子脏开故也。当温之以附子。妊六七月，暴下斗余水，必倚而堕。妊七八月，脉实大牢强，弦者生，沉细者死。妊十月，足身热脉乱者吉。少阴脉浮而紧，紧则疝瘕，腹中痛，半产而堕伤，浮则亡血，绝产恶寒。脉微涩为无子，脉弦大为无子，血气虚不足之故也。新产脉沉小滑者生，实大强急者死；沉细附骨者生，数疾不调死。新产因得热病，脉悬小，四肢温者生，寒清者死。新产因伤寒、中风，脉实大浮缓者生，小急者死。脉得浮紧，当身痛；不痛，腹鸣者，当阴吹。寸口浮而弱，浮为虚，弱无血；浮短气弱有热。趺阳浮而涩，浮气喘，涩有寒。少阴微而弱，微少血，弱生风，微弱相搏，阴中恶寒。胃气不泄，吹而正喧，此谷气之寒也，膏发导之。少阴滑而数，阴中必疮；少阴脉弦，白肠必挺核；少阴浮而动，浮虚，动痛、脱下。

（十七）《世医得效方》[34]

卷第四·大方脉杂医科·五积·癥瘕

大硝石丸

治七癥八瘕，聚结痞块，及妇人带下绝产，并欲服丹药。腹中有癥瘕者，当先下此药，但去癥瘕，不令人困。

硝石三两，大黄四两，人参、甘草各一两半重。

上为末，以三年苦酒三升，置铜石器中，以竹作准。每一升作一刻，拄器中。先纳大黄，常搅不息，使微沸，尽一刻，乃内余药，又尽一刻，极微火熬，使可丸，则丸如梧桐子大。每服三十丸，米汤下，四日一服。妇人服之，或下如鸡肝，或如米泔，正赤黑等三二升。后，忌风冷如产妇。

（十八）《格致余论》[35]

受胎论

成胎以精血之后，先分男女者，褚澄之论，愚切惑焉。后阅李东垣之方，有曰经水断后一二日，血海始净，精胜其血，感者成男；四五日后血脉已旺，精不胜血，感者成女。此确论也。《易》曰：乾道成男，坤道成女。夫乾坤，阴阳之情性也；左右，阴阳之道路也；男女，阴阳之仪象也。父精母血因感而会，精之施也。血能摄精成其子，此万物资始于乾元也；血成其胞，此万物资生于坤元也。阴阳交媾，胎孕乃凝，所藏之处，名曰子宫。一系在下，上有两歧，一达于左，一达于右。精胜其血，则阳为之主，受气于左子宫而男形成；精不胜血，则阴为之主，受气于右子宫而女形成。或曰：分男分女，吾知之矣。男不可为父，女不可为母，与男女之兼形者，又若何而分之耶？余曰：男不可为父，得阳气之亏者也；女不可为母，得阴气之塞者也。兼形者，由阴为驳气所乘而成，其类不一。以女函男有二：一则遇男为妻，遇女为夫；一则可妻而不可夫。其有女具男之全者，此又驳之甚者。

或曰：驳气所乘，独见于阴，而所乘之形，又若是之不同耶？予曰：阴体虚，驳气易于乘也。驳气所乘，阴阳相混，无所为主，不可属左，不可属右，受气于两歧之间，随所得驳气之轻重而成形。故所兼之形，有不可得而同也。

秦桂丸论

无子之因，多起于妇人。医者不求其因起于何处，遍阅古方，惟秦桂丸其辞确，其意专，用药温热，近乎人情，欣然授之，锐然服之，甘受燔灼之祸，犹且懵然不悔。何者？阳精之施也，阴血能摄之，精成其子，血成其胞，胎孕乃成。今妇人之无子者，率由血少不足以摄精也。血之少也，固非一端。然欲得子者，必须补其阴血，使无亏欠乃可。推其有余以成胎孕，何乃轻用热剂，煎熬脏腑，血气沸腾，祸不旋踵矣！或曰：春气温和，则万物发生，冬气寒凛，则万物消殒，非秦桂丸之温热，何由得子脏温暖而成胎耶？予曰：《诗》言妇人和平，则乐有子。和则气血不乖，平则阴阳不争。今得此药，经血转紫黑，渐成衰少，或先或后，始则饮食骤进，久则口苦而干，阴阳不平，血气不和，疾病蜂起，焉能成胎？纵使成胎，生子亦多病而不寿。以秦桂丸之耗损矣天真之阴也，戒之慎之！

三、明清时期不孕相关文献记载

（一）《广嗣要语》[36]

广嗣附方

神效墨附丸

专治妇人久无子，有经事不调，及数堕胎者服之，可立致效。

香附一斤（要北方香附米，去毛，分四份浸，一份好酒浸，一份童便浸，一份米泔浸，一份醋浸，各七日七夜），艾绵四两（要洁净无尘、梗者，用醋二大碗同香附一处煮干，石臼内约杵三千下，以烂为度，捻如饼子，只钱样厚，用新瓦炭火焙干，捣为细末），茯苓（净白者）、人参（去芦）、当归（酒浸一宿）、川芎（去土，大实者）、上徽墨（火煅，醋淬）各一两，木香五钱（要广南者为真），熟地黄一两（用酒浸，去土，又以酒浸一宿，饭上蒸过）。

上九味，各为细末，醋糊为丸，如桐子大。每服五十丸，空心好酒下。此方乃闻人道长所传。

琥珀调经丸

治妇人无子，能令经正。

香附一斤（一半童便，一半醋，各浸七日），蕲艾四两（拣去枝、梗，加入香附搅匀，再加好醋五碗，入砂锅内同煮干为度，日中晒干，磨为细末，另加末药），当归（酒洗）、川芎、芍药（煨）各三两，琥珀一两（另研），熟地（酒蒸，另杵入糊）、生地（酒浸，另杵入糊）各二两。

上为细末，共一处捣极细，同为丸，用醋糊丸如桐子大。每服一百丸，空心艾醋汤送下。

（二）《脉理集要》[37]

原序要略·统属诊法

微为虚候，脉微绝产，左寸汗悸，左关膨胀，女左关崩，左尺浊带，男主精泄，兼涩经凝，尺大按微，病者则凶，右尺逢微，恶寒虚怯，关微停食，尺微虚泻。

(三)《奇效良方》[38]

卷之六十三·妇人门(附论)·调经通治方

琥珀泽兰煎

治妇人三十六种血气，八风五痹，七癥八瘕，心腹刺痛，中风瘫痪，手足酸疼，乳中结瘀，妊娠胎动，胎死不出，产衣不下，败血凑心，头旋眼花，血疰四肢，浑身浮肿，冲任久虚，绝产无嗣，早晚服食。或因有子，经脉不调，赤白带下，恶心呕逆，身体瘦倦，怀入月一日一服，滑胎易产。

琥珀、泽兰叶(去梗)、牡丹皮(去心)、紫巴戟(去心，糯米炒)、茴香、五味子(去梗)、五加皮、刘寄奴草(去枝)、白芷、川当归(酒浸)、赤芍药、金钗石斛(去根，酒浸)、川芎、白芍药、生地黄(洗，焙)、人参、白术、附子、艾叶(醋炒，糯米糊调成饼，焙干为末)各一两。

上为细末，炼蜜和丸，如弹子大，每服一丸，食前用温酒磨化服。漏胎刺痛，煮糯米饮下。寒热往来，四肢烦疼，煎青蒿酒下。妇人室女经闭，煎红花酒下。血晕不省人事，童子小便和暖酒下。催生，鸡子清和酒下。血气血块，攻刺心腹，烧秤锤淬酒下。伤寒及中风口噤，煎麻黄汤下，以被盖出汗，即愈。心惊悸及头疼，薄荷酒下。咳嗽，煎桑白皮汤下。血风攻疰，浑身瘙痒，头面麻痹，炒黑豆浸酒下。产前产后，常服不生诸疾，甚效。

龙骨散

治腹下十二经绝产，一曰白带，二曰赤带，三曰经水不利，四曰阴胎，五曰子脏坚，六曰脏癖，七曰阴阳患痛，八曰内强，九曰腹寒，十曰脏闭，十一曰五脏酸痛，十二曰梦与鬼交，并宜服之。

龙骨三两，半夏、黄柏、灶中黄土、桂心、干姜各二两，石韦、滑石各一两，乌贼鱼骨、代赭各四两，白僵蚕五枚。

上治下筛，酒服方寸匕，日三。白多者加乌贼骨僵蚕各二两，赤多者加代赭五两，小腹冷加黄柏二两，子脏坚加干姜、官桂各二两，以上多随病增之，服药三月有子，即住药，太过多生两子。当审方取好药，寡妇童女不可妄服。

（四）《古今医统大全》[39]

卷之八十三·妇科心镜（下）·妇人癥瘕候

大硝石丸

治妇人七癥八瘕，结聚痞块，及妇人带下绝产，腹中有癥瘕者，当先以此药下之。此药虽下，但去癥瘕，不令人困。

硝石三两，大黄四两，人参、甘草各一两。

上为末，以三年苦酒三升，置铜石器中，先纳大黄，微火熬数沸，常搅不住，至七分。内余药复熬成膏，至可丸即丸，如梧桐子大。每服三十丸，米饮下，三日用一服。妇人服此，或下鸡肝块，或下米泔、赤黑等物二三升，病即愈。忌风冷、生物、房事。

（五）《济生产宝》[40]

上卷·求子论治

论曰：《素问》云，天地者，万物之父母也。阴阳者，血气之男女也。夫有夫妇，则有父子。婚姻之后，则有生育。生育者，人伦之本也。且男女之合，二情交畅。阴血先至，阳精后冲，血开裹精，阴外阳内，阴含阳胎而男形成矣。阳精先至，阴血后参，精开裹血，阳外阴内，阳含阴胎而女形成矣。若夫受形之易者，男女必当其年。男子二八，精气溢泻，必三十而娶。女子二七，天癸至，必二十而嫁。欲其二气充实，然后交合。交而孕，孕而育，育而寿。倘若婚嫁不时，真气早泄，未完而伤。是以交而不孕，孕而不育，育而不寿者多矣。以此观之，男女婚姻贵乎及时，夫妇贵乎益壮，则易于受形也。是父少母老，生女必羸；母壮父衰，生男必弱。诚有斯理。或男子真精不浓，妇人血衰而气旺，是谓夫病妇疾，皆使人无子。治疗之法，女子当养血抑气，以减喜怒。男子益肾生精，以节嗜欲。依方调治，阴阳和平，则妇人乐有子矣。

抑气散

妇人气盛于血，所以无子。寻常头晕膈满，体痛怔忡，皆可服之。香附乃妇人仙药也，不可谓其耗气而勿服。

香附子（炒，杵净）四两，茯神（去水）四两，橘红二两，甘草一两（炙）。

上为细末，每服二钱。食前用沸汤服，仍兼进紫石英丸。

紫石英丸

治妇人血弱，子脏风冷凝滞，令人少子。

紫石英（火煅，醋淬十次）二两，禹余粮（火煅，醋淬七次）二两，熟地黄（洗）、紫葳、辛夷仁、桂心（不见火）、牡蒙、老柏叶（醋炙）、川续断（酒浸）、石斛（去根）、柏子仁（炒，别研）、川乌（炮，去皮）、川牛膝（酒浸）、芎䓖、乌贼鱼骨（醋炙）、当归（酒浸）、牡丹皮（去水）、甘草（炙），以上各一两，桑寄生、山药（锉，炒）、食茱萸（炒）、细辛、干姜，以上各半两，人参三分，厚朴（制炒）一分，天门冬（去心）一两半。

上为细末，炼蜜为丸如梧桐子大，每服七十丸，加至一百丸，空心用米饮任下。恶蜜者用醋糊为丸。

阳起石丸

治丈夫真精气不浓，不能施行，是以无子。

阳起石（火煅红，研极细）、鹿茸（酒蒸，焙）、菟丝子（水淘净，酒浸，蒸，焙，别研）、天雄（炮，去皮）、韭子（炒）、肉苁蓉（酒浸），以上各一两，覆盆子（酒浸）、石斛（去根）、桑寄生、沉香（别研）、原蚕蛾（酒炙）、五味子，以上各半两。

上为细末，酒煮米糊为丸，如梧桐子大。每服七十丸，空心用盐汤盐酒任下。

（六）《医学入门》[41]

外集·卷六·杂病用药赋

消块芫花与三棱，要量体质。

消块丸

硝石三两，大黄四两，人参、甘草各一两，为末，用陈醋三升置瓷器内，先纳大黄，不住手搅，使微沸尽一升，下余药熬至可丸，则丸梧子大。每三十丸，米饮下，当利如鸡肝、米泔恶物，下后忌风冷，软粥将息。治癥瘕痞块，当先下此药，不令人困，须量体虚实，又治带下、绝产。

芫花丸

芫花、朱砂各等分为末，蜜丸小豆大。每十丸，浓枣汤下。治疟母停水结癖，腹胁坚痛。

三棱煎

三棱、莪术各四两，芫花一两，同入瓷器中，用米醋五盏浸之，泥封器口，以灰火煨令干，取出棱、莪，将芫花以余醋炒令微焦，焙干为末，醋糊丸，绿豆大。每十五丸姜汤下。治食癥酒癖，血瘕气块。时发刺痛，全不思食，及积滞不消，心腹坚胀，痰逆吐哕，噫酸，胁肋刺痛，胸膈痞闷。如妇人血分，男子脾气横泄，肿满如水，桑白皮煎汤下。以上三方，皆霸剂也，体薄气弱者，慎用。

（七）《古今医鉴》[42]

卷之二·中风

搜风顺气丸

治诸风痿痹，半身不遂，口眼歪斜，语言难辨，肌肉顽麻，眩晕耳鸣，口苦无味，憎寒毛疏，癥癖瘕块，男子阳衰肾冷，女子绝产阴虚，俱能奏效。

锦纹大黄五两（酒浸，九蒸，九晒），麻仁（微炒，去壳）二两，郁李仁（去皮、壳，泡）二两，枳壳（麸炒）二两，干山药（酒蒸）二两，独活一两，山茱萸（酒蒸，去核）二两，槟榔二两，菟丝子一两，车前子（炒）二两半，牛膝（酒浸，晒干）二两。

上为极细末，炼蜜为丸如桐子大。每服八十丸，白汤送下，早晚各一服。久患肠风脏毒，服之除根。瘫痪语涩，服之平复。酒后能进一服，宿酒尽消。中年以后之人，过用厚味、酒肉，多有痰火，且不能远房事，往往致阴虚火动，火助则生风，所谓一水不能胜五火也，故以此方疏风降火为主，不问年高气弱，并宜服之，惟孕妇忌服。

（八）《万病回春》[43]

卷之六·求嗣

妇人之道，始于求子。求子之法，莫先调经。每见妇人无子者，其经必或前或后，或多或少，或将行作痛，或行后作痛，或紫或黑，或淡或凝而不调。不调则血气乖争不能成孕矣。

妇人无子，多因血气俱虚，不能摄养精神故也。

肥人痰多，躯脂满溢，闭塞子宫，治消痰养血顺气，四物汤加白术、茯苓、陈皮、枳实、半夏、砂仁、香附、甘草、竹沥；瘦人火多，子宫干燥无血，治宜清热补血，四物汤加人参、茯苓、黄芩、山栀、香附、生地、甘草、陈皮。

调经种玉汤

调经种子，百发百中。

当归（酒洗）、川芎各四钱，熟地黄六钱，香附（炒）六钱，白芍（酒炒）三钱，白茯苓（去皮）三钱，陈皮三钱，吴茱萸（炒）四钱，牡丹皮、玄胡索各三钱。若过期而经水色淡者，乃血虚有寒也，加官桂、炒干姜、熟艾各二钱；若先期三五日色紫者，加条芩三钱。

上锉作四剂，每一剂用生姜三片、水一碗半，煎至一碗，空心温服。渣再煎，临卧服。待经至之日服起，一日一服，药尽经止，则当交媾，即成孕矣。纵未成孕，经当对期，候经来再服四剂，必孕无疑矣。

种子济阴丹

常服，顺气养血，调经脉，益子宫，疗腹痛，除带下，种子屡验。

香附米四两（四制：一两醋、一两酒、一两米泔、一两童便，各浸三日，焙干为末），益母草二两，当归（酒洗）一两半，川芎一两，白芍（盐、酒炒）一两三钱，熟地黄二两（姜汁炒），陈皮（去白）一两，半夏（姜汁浸，香油炒）一两，白术（去芦，土炒）一两半，阿胶（蛤粉炒成珠）一两，艾叶（醋煮）一钱，条芩（酒炒）一两，麦门冬（去心）一两，没药五钱，牡丹皮（酒洗）一两，川续断（酒洗）一两，小茴（盐、酒炒）五钱，玄胡索四钱，吴茱萸（炮，炒）五钱，炙甘草二钱，白茯苓（去皮）一两。

上为细末，酒糊为丸，如梧桐子大。每服百丸，空心米汤下。

螽斯胜宝丸

治妇人经水不调，脐腹冷痛，赤白带下，一切虚寒之疾，久无子嗣，服之即孕，屡用屡验。

黄芪（蜜炙）、人参（去芦）、白术（去芦）、白茯苓（去皮）、当归（酒洗）、川芎、白芍（酒炒）、肉桂、大附子（面裹，火煨，去皮）、干姜（炒）、胡椒、小茴香（盐、酒炒）、破故纸（酒炒）、艾叶（醋炒）、乌药（炒），以上各二两，吴茱萸三两（盐水炒），香附六两（醋炒），苍术四两（米泔浸，炒），甘草（炙）一两。

上锉作片，用白毛乌骨鸡一只，重一斤半或二斤者，吊死，水泡去毛、肠、屎，并头、脚、翼尖不用；将鸡放砂锅里，将前药片盖上，入好酒煮烂为度；取去骨，同药在锅焙干为末，将煮鸡酒汁打稀米糊为丸，如梧桐子大。每服五十丸，空心好酒吞下。

女金丹

当归（酒洗）、川芎、白芍（酒炒）、人参（去芦）、白术（去芦）、白茯苓（去皮）、桂心、藁本、白薇、白芷、牡丹皮、赤石脂（另研）、玄胡索、没药（另研）、甘草各等分。

上各等分，除石脂、没药另研，其余皆以醇酒浸三日，烘干，晒亦可，为末，足秤十五两。外用香附米去皮毛，以水、醋浸三日，略炒为末，足秤十五两。上共十二味，和合重罗筛过，炼蜜为丸，如弹子大，瓷器收封。每取七丸，空心，鸡未鸣时服一丸。先以薄荷汤或茶灌漱咽喉，后细嚼，以温酒或白汤送下。咸物干果压之。服至四十九丸为一剂，以癸水调平受孕为度。孕中三日一丸，产后二日一丸。百日上尽人事，而不孕焉天矣。一方去没药，加沉香，治妇人久虚无子及胎前产后一切病患，男子积年血气，手足麻痹、半身不遂。血崩带下、产后腹中结痛、吐逆心痛，并妇人诸虚不足、心腹疼痛并治。一方去桂，用熟地黄，丸如梧桐子大。每服五十丸，空心，温酒或白汤送下，干物压之。

百子建中丸

女人服此药，调经养血、安胎顺气，不问胎前产后、月事参差、有余不足诸症，悉皆治之。

真阿胶二两（蛤粉炒成珠），蕲艾叶二两（去筋、梗，醋煮汁），香附米十二两（杵去皮、毛，醋浸炒干），熟地黄（姜汁浸，焙）二两，南川芎二两，白芍药（酒炒）二两，当归（酒洗）二两。

上为细末，炼蜜为丸，如梧桐子大。每服八十丸，空心，白沸汤点醋少许下；内寒者，温酒下。

六味地黄丸（方见补益）

治妇人久无孕育者，加香附二两，童便炒用，殊效。男子无嗣必用之药。

固本健阳丹

凡人无子，多是精血清冷，或禀赋薄弱；间有壮盛者，亦是房劳过甚，以致肾水欠旺，不能直射子宫，故令无子。岂可尽归咎于血之不足与虚寒耶？

菟丝子（酒煮）一两半，白茯神（去皮、木）、山药（酒蒸）、牛膝（去芦，酒洗）、杜仲（酒洗，去皮，酥炙）、当归身（酒洗）、肉苁蓉（酒浸）、五味子（去梗）、益智仁（盐水炒）、嫩鹿茸（酥炙），以上各一两，熟地（酒蒸）、山茱萸（酒蒸，去核）各三两，川巴戟（酒浸，去心）二两，续断（酒浸）、远志（制）、蛇床子（炒，去壳）各一两半，加人参二两，枸杞子三两。

上为细末，炼蜜为丸，如梧桐子大。每服五七十丸，空心盐汤送下，酒亦可。临卧再进一服。若妇人月候已尽，此是种子期也，一日可服三次无妨。如精不固，加龙骨、牡蛎（火煅，盐、酒淬三五次）各一两二钱，更加鹿茸五钱。

（九）《松厓医经》[44]

卷下·妇人不孕（四十）

妇人不孕者，多因经水失期，或多寡不匀。若气虚宜补气；血虚宜补血；若肥盛不受胎者，宜行湿燥痰，使经水匀行，依期男子交会，不相愆候，鲜有不孕者矣。

秘传种子方

诀云，俟女人天癸净后，男女各寝。男子日服四物汤一帖，以补血之不足。女人日服四君子汤一帖，以补气之不足。服至三十日，三十帖止。再俟天癸净乃同寝，感时偏任左体力，施精亦要偏注其左。盖子宫有二穴，左穴受之成男，右穴受之成女故也。既受精后，令女人侧左体，曲左足而卧，良久不拘。直隶无锡县，一谈姓老人无子，晚得此方，一岁生三子，今皆总角矣，极验极验。受此方者，冀当遍传以广斯道也。又诀云：三十时中两日半，二十八九君须算。落红满地是佳期，金水过时空霍乱。霍乱之后枉费工，树头树底觅残红。但解开花能结子，何愁丹桂不成丛。此盖妇人月经方绝，金水才生，此时子宫正开，乃受精结胎之候，妙合太和之时，过此佳期，则子宫闭而不受胎矣。然男女之分，各有要妙存焉，如月候方经一日、三日、五日交会者成男，二日、四日、六日交会者成女，过此则不孕矣。又云阴血先至，阳精后冲，纵气来乘，血开裹精，阴外阳内，则成坎卦之象而为男。若阳精先入，阴血后参，横气来助，精开裹血，阴内阳外，则成离卦之象而为女。若胎成三月之内，男女未分之时，亦有转女为男之术。其法以铁斧一柄，置于孕妇床席之下，勿令人见知，更佩雄黄一二两于孕妇身左，或佩萱花亦可。以上三法皆验，不可轻忽。传曰：不孝有三，无后为大。古诗云：无官一身轻，有子万事足。诚哉是言也，无嗣者宜深思之无怠。

调经散

治经水不调，或前或后，或多或少，或逾月不至，或一月两来，皆可服。

当归（酒洗）一钱五分，麦门冬二钱，吴茱萸（择去闭口者，泡七次，焙干）、肉桂各五分，人参、半夏（泡七次）、白芍药、牡丹皮、川芎各一钱，阿胶珠、甘草（炙）各七分五厘。

上细切，用水二盏，姜三片，煎至一盏，去滓空心稍热服。

调经散

治月经过期不行，宜服。

当归一钱五分，川芎、桂心、甘草各五分，熟地黄、白芍药、香附子、莪术、苏木各一钱，木通八分，红花三分，桃仁二十个（去皮、尖，研细）。

上细切，用水一盏半，煎至一盏，去滓空心温服。

调经散

治月经先期而来，宜服。

当归身一钱五分，生地黄、条芩、香附子各一钱，白芍药、黄连（姜汁炒）各八分，川芎、阿胶珠、艾叶、甘草、黄柏、知母各五分。

上细切，用水二盏，煎一盏，去滓空心温服。

香附调经丸

治月经不调，血气刺痛，腹胁膨胀，头眩恶心，崩漏带下，并皆治之。

香附子，杵去皮毛，不拘多少，米醋浸一日夜，用砂锅煮令香熟，水洗焙干。

上为细末，醋糊为丸，梧桐子大。每服五十丸，淡醋汤下。

六味地黄丸

治妇人阴血不足，无子者服之，能致胎孕。方见卷上丸类。

妇人诸证琐琐，不及备录。医者宜参究先儒之论，按理先儒之方则详矣。

（十）《济阴纲目》[4]

卷之二·经闭门·治血枯经闭

二黄散

治妇人室女，经脉不通，服之如神。

大黄（烧存性）二钱，生地黄三钱。

上为末。作一服，空心好酒调下。

二气丸

治月水不调，断绝不产，面黄肌瘦，憔悴，不美食，有燥热，以柴胡引子相参服之。

大黄四两（另为末，醋一升，慢火熬为膏子），当归、白芍药各二两。

上为末，以膏子和丸，如桐子大。每服二十丸，淡醋汤下，食前服，日进三服。（四方俱用大黄，而配合不离四物，自有轻重缓急不同，宜加详之）

卷之二·经闭门·治痰结经闭

矾石丸

治妇人经水闭不利，脏坚癖不止，中有干血，下白物。

矾石三钱（烧），杏仁一分。

上二味末之，炼蜜丸枣核大。纳阴中，剧者再纳之。

一粒仙丹

治妇人干血劳，并赤白带下，种子如神。

巴豆一百二十个（去壳，用新砖一个，将豆纸包，放砖上捶去油，令净如面白，方好用），斑蝥六十个（去翅、足），穿山甲五钱（油煎过），大黄、苦葶苈各一两，皂角一两（刮去粗皮，火炮）。

上各为末，合一处，以枣煮去皮核，丸如弹子大，用绵茧张开，裹药在内，穿入三寸竹筒上头，后仍留二三寸余，挽一转，不令药气在外。用时先以温水洗阴内，令洁净，拭干，却以葱汁浸湿药头，送入子宫极深处，整一日一夜，取出药不用。少间，耳冷气下，发寒发热，如伤寒状，不怕，饮食任意食用无妨，半日即通，或鲜血，或死血，一切恶物悉下。忌生冷发物，自此子宫和暖，而交媾则有孕矣。（法固巧，然必果有干血在子宫者，可用）

通经下取方

曾试验神效。

海蛤粉五钱，苦葶苈、牙皂各二钱半，巴豆（略去油），天花粉五钱，苦丁香、红娘子各一钱半，麝香少许。

上为细末，每用一钱，葱汁同捣为丸。薄绵裹，以五寸竹管纳阴户中，候热时，先通黄水，次则经行。

卷之三·赤白带下门·治带下滑脱

侧柏地榆汤

治赤白带下，以致不能成孕。

黄芪、侧柏叶、地榆、乌贼鱼骨、白僵蚕、牡蛎（用盐泥固济，火煨透，去泥，研）各一钱，白芷、肉苁蓉（酒浸）、蛇床子各一钱二分。

上锉，加生姜三片，水煎，半饥时服。主闭藏者肾，若滑脱者，肾气不固也。牡蛎咸寒而益肾；蛇床辛温而壮气；其清而燥涩者，则柏叶、地榆、乌贼；其温而补气者，则黄芪、苁蓉；若白芷行阳明于血海，僵蚕散结气以消痰。

白芷散

治赤白带下。

白芷二两，海螵蛸二个（煅），胎发一团（煅）。

上为细末，空心温酒调下二钱。（螵蛸涩气，胎发涩血，白芷行阳明之气而散湿，以助温升之用）

卷之三·赤白带下门·论带下由劳伤冲任

严氏曰：巢氏《病源》论妇人有三十六疾者，七癥、八瘕、九痛、十二带下也（凡巢氏所论，不可稽者什九，即此言，亦无诊治之法，何可凭也）。而带下不显其证，今人唯知赤白二带耳，此由劳伤冲任，风冷据于胞络。妇人平居，血欲常多，气欲常少，百疾不生。或气倍（倍字作滞字看）于血，气倍生寒，血不化赤，遂成白带。若气平血少，血少生热，血不化红，遂成赤带。寒热交并，则赤白俱下（二句透彻），其脉右手尺浮，浮为阳，阳绝者无子。若足冷带下，轻则漏下，甚则崩中，皆心不荣血，肝不藏血所致（宗脉经语）。其脉寸口弦而大，弦则为减，大则为芤，减为寒，芤为虚，寒虚相搏，其脉为革，主半产漏下。又尺寸脉虚者漏血，漏血脉浮者，不可治。

卷之三·赤白带下门·治虚损带下

当归泽兰丸

治妇人经脉不调，赤白带下，久无子者。（平而当理，亦可为调经圣药宗之）

香附子（用极大子杵去毛，一斤，分四份，童便浸四两，酒浸四两，醋浸四两，米泔浸四两，各浸一宿，取出晒干），当归（酒浸）、白芍药、川芎、熟地黄（酒洗）、生地黄各二两，艾叶、泽兰叶、白术各一两半，黄芩一两。

上为末，醋糊丸，如赤小豆大。每服六十丸，空心白汤或酒下。

卷之三·赤白带下门·治虚寒带下

暖宫妙应丸

治妇人赤白带下，及子宫虚冷无子者。

当归、川芎、白芍药、熟地黄、艾叶、茯苓、龙骨、牡丹皮、赤石脂、牡蛎各等分。

上为末，面糊丸，如桐子大。每服五十丸，空心艾醋汤下。（此方以四物合成剂，又以艾叶暖其下，茯苓渗其湿，牡丹清其瘀，宜乎子宫温而怀妊矣）

如圣丹

治妇人经脉不调，赤白带下。

枯矾四两，蛇床子二两。

上为末，醋为丸，如弹子大，用胭脂为衣。绵裹放阴户中，定坐半日，热极再换。大抵月水不通，赤白带下，多因子宫不洁，服药难效，下取易痊，且速效而不伤脏气也。一方用枯矾、川乌各等分，炼蜜丸，如弹子大，绵裹纳阴户中，治带下绝产。

卷之三·赤白带下门·治白浊白淫

威喜丸

治丈夫元阳虚惫，精气不固，余沥常流，小便浊，梦寐频泄，及妇人血海久冷，白带白浊白淫，下部常湿，小便如米泔，或无子息。

黄蜡四两，白茯苓（去皮）四两作块，用猪苓二钱半，同于瓷器内煮二十余沸，出日干，不用猪苓。

上以茯苓为末，熔黄蜡杵为丸，如弹子大。空心细嚼，满口生津，徐徐咽服，以小便清为度。忌米醋，只吃糠醋，尤忌使性气。（味之淡者，莫过于蜡，而淡之渗者，莫过于茯苓，盖淡者天之阴，天气降则水生，水生则火有制，而又以猪苓煮茯苓者，欲其渗之速，以蜡为丸者，欲其降之深也，亦忌使性之句，戒助肝气也）

卷之四·虚劳门·治虚劳平补诸方

十补丸

治妇人诸虚百损，荣卫不调，形体羸瘦，面黄背倦，口苦舌干，心忪多汗，血衰气盛，寒热往来，一切血崩带下，堕胎落孕，此药皆治，孕妇服之，尤有神效。

熟地黄（洗净，酒浸，蒸过焙干称重）四两，肉苁蓉（酒浸，焙干）、人参、黄芪（去芦，蜜炙）、当归（酒浸）、川芎、白芍药（洗）、白茯苓、白术（去芦，炒）各二两，肉桂（去皮）一两，甘草半两。

上为细末，用好酒调山药末打糊丸，如桐子大，每服六七十丸，食前米汤或温酒下。（此即十全大补汤加肉苁蓉也，本草以苁蓉为黑司命，能治男子绝阳不兴，妇人绝阴不产，故加之。然丸方用甘草者甚少，而此乃如方用之，又不以蜜丸，而以酒调山药为糊者，欲使丸无太缓之能，功有十全之验也）

卷之五·积聚癥瘕门·脉法

《脉经》曰：妇人疝瘕积聚，脉弦急者生，虚弱者死。少阴脉浮而紧，紧则疝瘕，腹中痛，半产而堕伤，浮则亡血，恶寒绝产。

卷之五·积聚癥瘕门·通治诸积

大硝石丸

治七癥八瘕，聚结痞块，及妇人带下绝产，腹中有癥瘕者，当先下。此

药但去癥瘕，令人不困。（凡消块俱用热药行气削坚之剂，而此方又以补中寓消，真千金方也，用者试之）

硝石三两，大黄四两，人参、甘草各一两。

上为末，以三年苦酒三升，置铜石器中，先用大黄微火熬微沸，常搅不息，至七分，入余药复熬成膏至可丸，即丸如桐子大，每服三十丸，米饮下，三日一服。妇人服之，或下如鸡肝，或如米泔、赤黑等物二三升，后忌风冷。

卷之五·积聚癥瘕门·论妇人癥痞

《大全》云：妇人癥痞，由饮食失节，脾胃亏损，邪正相搏，积于腹中，牢固不动，有可征验，故名曰癥，气道壅塞，故名曰痞。得冷则发，冷入子脏则不孕，入胞络则月水不通。

薛氏曰：前证若脾胃虚弱，用六君子加芎归；若肝脾虚弱，用补中益气及归脾汤（薛氏之说，可为病久虚羸者法）；若肝火郁滞，佐以芦荟丸、六味丸，外贴阿魏膏。患者须慎七情六淫，饮食起居，治者不时审察病机而药之，庶几有效。

卷之五·积聚癥瘕门·论妇人八瘕所因

《病源》曰：八瘕者，皆胞胎生产，月水往来，血脉精气不调之所生也。肾为阴，主开闭，左为胞门，右为子户，主定月水，生子之道。胞门子户，主子精神气所出入，合于中黄门，玉门四旁，主持关元，禁闭子精。脐下三寸，名曰关元，主藏魂魄，妇人之胞，三焦之腑，常所从止。然妇人经脉俞络合调，则月水以时来至，故能生子而无病。妇人荣卫经络，断绝不通，邪气便得往来，入合于脏，若生血未尽而合阴阳，即使妇人血脉挛急，小腹重急，支满胞胁，腰背相引，四肢酸痛，饮食不调，结牢恶血不除，月水不时，或月前月后，因生积聚，如怀胎状。邪气甚盛者，令人恍惚，多梦，寒热，四肢不欲动，阴中生气，肿内生风，甚者小便不利，苦痛如淋状，面目黄黑。岁月久，即不复生子也。

黄瘕者，妇人月水始下，若新伤堕，血气未止，卧寝未定，五脏六腑虚羸，精神不足，因向大风便利，阴阳开阖，关节四边，中于风湿，气从下上，入于阴中，稽留不去，名为阴虚，则生黄瘕。黄瘕之聚，令人苦四肢寒热，身重淋露，卧不欲食，左胁下有气结牢，不可得抑，若腰背相引痛，月水不利，令人不产，小腹急，下引阴中如刺，不得小便，或时寒热，下赤黄汁，令人无子。当刺关元、气冲，行以毒药，瘕下即愈。

青瘕者，妇人新产，未满十日，起行，以浣洗太早，阴阳虚，玉门四边皆解散，子户未安，骨肉皆痛，手臂不举，饮食未复，内脏吸吸，又当风卧，不自隐蔽，若居湿席，令人苦寒洒洒入腹，烦闷沉淖，恶血不除，结热不得散，则生青瘕。聚在左右胁下，藏于背膂，上与肩胛，腰下挛急，腹下有气起，喜唾，不可多食，四肢不欲动摇，手足肿，面目黄，大小便难，其后月水为之不通利，或不复禁，状如崩中，此自过所致，令人少子。疗之当刺胃管，行以毒药有法，瘕当下即愈。

燥瘕者，妇人月水下，恶血未尽，其人虚惫，而以夏月热行疾步，若举重移轻，汗出交流，气血未平，而卒以恚怒，致腹中猥咽不泄，经脉挛急，内结不舒，烦懑少力，气上达，胸膈背膂，少腹壅急，月水与气俱不通利，而反以饮清快心，月水横流，溢入他脏不去，有热则生燥瘕之聚，大如半杯，上下腹中，苦痛连两胁，下上引心而烦，害饮食，欲呕吐，胸及腹中不得太息，腰背汗重，喜卧盗汗，足酸削，久立而痛，小便失时，忽然自出，若失精，月水闭塞，大便涩难。病如此者，其人少子，疗之以长针，按而刺之法度，行以毒药，瘕当下即愈。

血瘕者，妇人月水新下，未满日数而中止。因饮食过度，五谷气盛，溢入他脏，若大饥寒，吸吸不足，呼吸未调，而自劳动，血下未定，左右走肠胃之间，留络不去，内有寒热，与月水合会，为血瘕之聚，令腰痛，不可俯仰，横骨下有积气，牢如石，小腹里急苦痛，背膂疼，深达腰腹下挛，阴里若生风冷，子门僻，月水不时，乍来乍不来。此病令人无子，疗之，瘕当下即愈。

脂瘕者，妇人月水新来，若生未满三十日，以合阴阳，络脉分，胞门伤，子户失禁，关节散，五脏六腑，津液流行，阴道瞤动，百脉关枢四解，外不见其形，子精与血气相遇，犯禁，子精化不足成子，则为脂瘕之聚，令人肢满里急，痹引少腹重，腰背如刺状，四肢不举，饮食不甘，卧不安席，左右走腹中切痛，时瘥时甚，或时少气头眩，身体解堕，苦寒恶风，膀胱胀，月水乍来乍去，不如常度，大小便血不止。如此者，令人无子，疗之当刺以长针，行以毒药，瘕当下即愈。

狐瘕者，妇人月水当日数来，而反悲哀忧恐，若似远行，逢暴风疾雨雷电惊恐，衣被沉湿，疲倦少气，心中恍惚未定，四肢懈惰振寒，苦瘖寐气绝，精神游亡，邪气入于阴里不去，则生狐瘕之聚，食人子脏，令人月水闭不通，小腹瘀滞，胸膈腰背痛，阴中肿，小便难，胞门子户不受，男精不藏，气盛令人嗜食，欲呕喜唾，多所思，如有身状，四肢不举。有此病者，终身无子，其瘕有手足成形者杀人，未成者可疗，以长针急持刺之，行以毒药有法，瘕当下即愈。

蛇瘕者，妇人月水已下新止，适闭未复，胞门子户劳伤，阴阳未平，荣卫分行。若其中风，暴病羸劣，饮食未调；若起行当风，及涉泥途，因冲寒太早，若坐湿地，名阴阳乱，腹中虚；若远行道路，饮污井之水，食不洁之食，吞蛇鼠之精，留络不去，因生蛇瘕之聚。上食心肝，长大其形如膝，在脐上下，还绞左右胁，不得吐气，两股胫间苦疼，少腹多热，小便赤黄，膀胱引阴中挛急，腰目俱痛，难以动作，喜发寒热，月水或多或少。有此病者，不复生子，其瘕手足成形者杀人，未成者可治，疗之有法，行以毒药，瘕当下即愈。

鳖瘕者，妇人月水新至，其人剧作疲劳，汗出衣服润湿，不以时去之，若当风睡，足践湿地，恍惚觉悟，庶立未安，颜色未平，复见所好，心为之开，魂魄感动，五内脱消。若入水浣洗沐浴，不以时出，而神不守，水精与邪气俱入，至三焦之中幕，玉门先闭，津液妄行，留络不去，因生鳖瘕之聚，大如小柈，令人小腹内切痛，恶气左右走，上下腹中苦痛，苦存若亡，持之跃手，下引阴里，腰背亦痛，不可以息，月水不通，面目黄黑，脱声少气。有此病者，令人绝子，其瘕有手足，成形者杀人，未成者可治，疗有法度，以长针按疗之，行以毒药，瘕当下即愈。

卷之五·积聚癥瘕门·分治八瘕

皂荚散

疗黄瘕导方。（八瘕之由，皆自胞门子户感受，故用此方以导之）

皂荚一两（炙，去皮、子），川椒一两（去汗），细辛一两半。

上捣散，以三角囊，大如指，长二寸，贮之，纳阴中，欲便闷则出之，已则复纳之，恶血毕出，乃洗以温汤，三日勿近男子，忌生菜等。

疗青瘕坐导方

戎盐一升，皂荚半两（炙，去皮、子），细辛一两。

上捣散，以三角囊，大如指，长三寸贮之，纳阴中，但卧瘕当下，青如葵汁，养之如产法。

疗燥瘕方

大黄（如鸡子许）、干姜各二两，黄连三两，桂心一两，厚朴（炙）四两，郁李仁一两（去皮、尖，炒），䗪虫三枚（炒），鸡膍胵中黄膜一枚（炙）。

上捣散，早朝空腹，以温酒一盏，和三钱顿服，瘕当下，毕，养之如产法。三月勿合阴阳，无子者当有。

疗血瘕攻刺腹胁时痛导药方

大黄、当归各半两，山茱萸、皂荚（去皮、弦）各一两，细辛、戎盐各二钱半。

上捣，以香脂（香脂即油胭脂）丸如指大，每用一丸，绵裹纳阴中，正坐良久，瘕当自下，养如乳妇法。

疗妇人血瘕痛方

干姜、乌贼鱼骨（炙）各一两，桃仁一两（去皮、尖）。

上捣散，酒服二方寸匕，日二。一方无桃仁。

桃仁煎

治妇人血瘕血积，经候不通。

桃仁、大黄各一两，虻虫半两（炒黑），朴硝（另研）一两。

上为末，以醇醋二升半，银石器中慢火煎，取一升五合，下大黄、虻虫、桃仁，不住手搅，煎至可丸，下朴硝，搅匀出之，丸如桐子大。前一日，不用吃晚饭，五更初，用温酒吞下五丸，日午取下，如赤豆汁，或如鸡肝、虾膜衣之状，未下再服，如鲜血来即止，续以调补气血药补之。

《本事方》云：顷年在毗陵，有一贵宦妻，患小便不通，脐腹胀不可忍，众医皆作淋，治以八正散之类，愈甚。予诊之曰：此血瘕也，非瞑眩药不可去，用此药更初服，至日午，大痛不可忍，遂卧，少顷下血块如拳者数枚，小便如黑豆汁一二升，痛止得愈。此药治病的切，然猛烈伤人，气虚血弱者，不可轻用。

疗脂瘕方

皂荚七钱半（去皮、子），矾石（烧）二钱半，五味子、蜀椒（去汗）、细辛、干姜各半两。

导散方

皂荚（炙，去皮、子）、吴茱萸、当归、蜀椒（去汗）、干姜、大黄、戎盐各一两，细辛（炒）、矾石（烧）、五味子各二钱。

上捣筛为散，以轻绢袋，如指大长三寸，盛药令满，纳阴中，坐卧随意，勿行走，小便时去之，别换新者。

疗狐瘕方

取新死鼠一枚，裹以新絮，涂以黄土，穿地坎，足没鼠形，置其中，桑柴火灼其上，一日一夜，出之，研为末，肉桂心末二钱半，酒服二方寸匕，病当下，甚者不过再服，愈。

疗蛇瘕方

大黄、黄芩、芒硝各半两，甘草大如指一尺（炙），乌贼鱼骨二枚，皂荚六枚（去皮、弦、子，酥炙）。

上捣，以水六升，煮之数沸，绞去滓，下硝，适寒温服之，十日一剂，空腹服之，瘕当下。

疗鳖瘕方（以上八瘕，方有本来，但须认症真耳）

大黄一两五钱，干姜、侧子各半两，附子、人参各三钱七分半，䗪虫一寸匕（炒），桂心一两二钱半，细辛、土鉏各七钱半（土鉏不明），白术一两。

上捣散，以酒服方寸匕，日三。

卷之五·积聚癥瘕门·论痰积用吐下

子和云：戴人过谯，遇一卒，说出妻事，戴人问其故。答曰：吾妇为室女时，心下有冷积如覆杯，按之如水声，以热手熨之如冰，娶来已十五年矣，恐断我嗣，是故弃之。戴人曰：公勿黜也，如用我药，病可除，孕可得。（知脉病相应，故病可除，子可得）卒从之，戴人诊其脉沉而迟，尺脉洪大而有力，非无子之候也，可不逾年而孕。其良人笑曰：试之。先以三圣散吐涎一斗，心下平软，次服白术调中汤、五苓散，后以四物汤和之，不再月气血合度，数月而娠一子。戴人尝曰：用吾此法，无不子之妇。此言不诬。（三圣散用防风、瓜蒂各三两，藜芦一两为粗末，以齑汁煎服，制煎法详见《儒门事亲》。白术调中汤，用白术、茯苓、泽泻、橘红各半两，甘草一两，干姜、官桂、砂仁、藿香各二钱半，为末，白汤化，蜜调服二钱，无时）

阳夏张主簿之妻，病肥气初如酒杯大，发寒热，十五余年，后因性急悲感，病益甚，惟心下三指许无病，满腹如石片，不能坐卧，针灸匝矣，徒劳人耳。乃邀戴人诊之曰：此肥气也，得之季夏戊己日，在左胁下，如覆杯，久不愈，令人发痎疟。瓜蒂散吐之，鱼腥黄涎约一二缶（鱼腥黄涎，能发湿热，用法痛快）。至夜继用舟车丸、通经散投之，五更，黄涎脓水相半五六行，凡有积处皆觉痛，后用白术散、当归散和血流经之药，如斯涌泄，凡三次愈。（瓜蒂散、舟车丸，方见杂病伤食痰饮二门。通经散，用橘红、当归、甘遂，以面包不令透水，煮百余沸，用冷水浸过，去面晒干，三味各等分，为细末，每服三钱，临卧温淡酒调下。白术散，白术、黄芩、当归各等分为末，每服二三钱，水煎食前服。当归散，当归、杜蒺藜等分为末，米饮调服，食前。此吐下兼施，且甘遂等逐水太峻，用者审之）

卷之六・求子门・论求子须知先天之气

胡氏曰：男女交媾，其所以凝结而成胎者，虽不离乎精血，犹为后天滓质之物，而一点先天真一之灵气，萌于情欲之感者，妙合于其间。朱子所谓禀于有生之初，《悟真篇》所谓生身受气初者是也。医之上工，因人无子，语男则主于精，语女则主于血，著论立方，男以补肾为要，女以调经为先，而又参之以补气行气之说，察其脉络，究其亏盈，审而治之，夫然后一举可孕，天下之男无不父，女无不母矣。

卷之六・求子门・论求子脉须和平

陈楚良曰：人身气血，各有虚实寒热之异，惟察脉可知（以尺寸浮沉分气血），舍脉而独言药者妄也。脉有十二经，应十二时，一日一周，与天同运，循环无端。其至也，既不宜太过而数，数则热矣；又不宜不及而迟，迟则寒矣。不宜太有力而实，非正气能自实也，正气虚而火邪来乘以实之也，治法先当散郁，以伐其邪，邪去而后正可补也。不宜太无力而虚，虚乃正气正血虚也，治法惟当补其气血耳（又须分出气虚、血虚，不可并补）。亦有男妇上热下寒（寒热有上下，治法分早晏），表实里虚，而未得子者，法当临睡时，服凉膈之药，以清其上；每晨食未入口时，服补药以温其下；暂进升散之药，以达其表，及服厚味之药，以实其里。又有女人气多血少，寒热不调，月水违期，或后或先，白带频下而无子者，皆当诊脉而以活法治之，务欲使其夫妇之脉，皆和平有力，不热不寒，交合有期，不妄用精，必能生子，子不殇夭。故欲得子者，必须对脉立方，因病用药。

卷之六・求子门・论求子先调经

楼氏曰：求子之法，莫先调经（理妇人者，先须熟此症治）。每见妇人之无子者，其经必或前或后，或多或少，或将行作痛，或行后作痛，或紫或黑或淡，或凝而不调，不调则血气乖争，不能成孕矣。详夫不调之由，其或前或后，及行后作痛者，虚也；其少而淡者，血虚也；多者，气虚也；其将行作痛，及凝块不散者，滞也；紫黑色者，滞而挟热也。治法，血虚者，四物；气虚者，四物加参芪；滞者，香附、缩砂、木香、槟榔、桃仁、玄胡；滞久而沉痼者，吐之下之（涌泄调经，惟子和可法）；脉证热者，四物加芩连；脉证寒者，四物加桂附，及紫石英之类是也。直至积去滞行虚回，然后气血和平，能孕子也。予每治经不调者，只一味香附末（有积滞，则污浊不清，虚未回，则新生之气不鼓，一味香附，有去旧生新之妙），醋为丸服之，亦百发百中也。

卷之六·求子门·赶经法

《求嗣全书》载赶经调和诀云：有一等女人，月经来时，专在下弦之期，必用养血之法以逐之。视其色紫，则知血热，服凉血药以缓其气，则气血和而来迟，渐渐赶之，定到初头；视其色淡短少者，则服养血和血药，养其命门，亦赶到初头。察女人肥瘦强弱而用药，一月便不能合，赶之之久，定到上弦，此赶经之法也（经有不可赶者，谓女人之经，有一年一度行者，有四季行者），以女人上弦交，多生男耳。又有一等女人身体肥胖，子宫脂膜长满，经水虽调，亦令无子，须服开子宫之药，以消其脂膜。

卷之六·求子门·论痰饮不孕

张子和云：戴人过谯都营中饮，会有一卒说出妻事。戴人问其故，答曰：吾妇为室女时，心下有冷积如覆杯，按之如水声，以热手熨之如冰。娶来已十五年矣，恐断吾嗣，是以去之。戴人曰：公勿黜也，如用吾药，病可除，孕可得。卒从之。戴人诊其脉，寸脉沉而迟，尺脉洪大有力，非无子之候也，可不逾年而孕。其良人笑曰：试之。先以三圣散，吐涎一斗，心下平软；次服白术调中汤、五苓散，后以四物汤和之，不再月，气血合度，数月而娠一子。戴人常曰：用吾此法，无不子之妇。此言不诬。一妇人年三十四岁，梦与鬼神交，惊怕异常，及见神堂阴司、舟楫桥梁。如此一十五年，竟无妊娠。巫祈觋祷，无所不至，钻肌炙肉，孔穴万千，黄瘦发热，引饮中满，足肿，委命于天。一日苦请戴人，戴人曰：阳火盛于上，阴水盛于下，见鬼神者，阴之灵，神堂者，阴之所，舟楫桥梁，水之用，两手寸脉皆沉而

伏，知胸中有实痰也。凡三涌三泄三汗，不旬日而无梦，一月而有娠。（此二案，非子和先生不能）

卷之六·求子门·论求子禁用热剂

丹溪秦桂丸论曰：无子之因，多起于妇人，医者不求其因起于何处，遍阅古方，惟秦桂丸。其辞确，其意专，用温热药近乎人情，欣然受之，锐然服之，甘受燔灼之祸，犹懵然不悔。何者？阳精之施，阴血能摄之，精成其子，血成其胞，胎孕乃成。今妇人之无子者，率由血少不足以摄精也。血之少也，固非一端，然欲得子者，必须调补阴血，使无亏欠，乃可推其有余，以成胎孕。何乃轻用热剂，煎熬脏腑，血气沸腾，祸不旋踵矣。或曰，春气温和（妙在温和二字，盖大寒大热，皆不能生物故也），则万物发生，冬气寒凛，则万物消陨，非秦桂丸之温热，何以得子脏温暖而成胎耶？予曰，诗曰：妇人和平，则乐有子。和则血气均，平则阴阳不争，今得此药，经血必转紫黑，渐成衰少，或先或后，始则饮食骤进，久则口苦而干，阴阳不平，血气不和，疾病蜂起，焉能成胎。纵然成胎，生子亦多病而不寿，以秦桂丸耗损天真之阴也。戒之慎之。（按秦桂丸施于肥人而少其丸数，兼服调理补药亦无妨，但忌施于瘦人火多者也。此注最当）

卷之六·求子门·论孕子杂法

丹溪曰：妇人无子者，多由血少不能摄精，俗医悉谓子宫虚冷，投以辛热之药，煎熬脏腑，血气沸腾，祸不旋踵。或有服艾者，不知艾性至热（艾性虽热实暖，下焦寒者宜之），入火炙则下行，入药服则上行，多服则致毒，咎将谁挽？若是肥盛妇人，禀受甚厚，恣于酒食之人，经水不调，不能成胎，谓之躯脂满溢，闭塞子宫，宜行湿燥痰，用星、半、苍术、台芎、防风、羌活、滑石，或导痰汤之类。若是瘦怯性急之人，经水不调，不能成胎，谓之子宫干涩，无血不能摄受精气，宜凉血降火，或四物汤加香附、黄芩、柴胡，养血养阴等药。东垣有六味地黄丸，以补妇人之阴血不足（六味丸果验），无子服之者，能使胎孕。

薛氏曰：妇人之不孕，亦有因六淫七情之邪，有伤冲任；或宿疾淹留，传遗脏腑；或子宫虚冷，或气旺血衰，或血中伏热；又有脾胃虚损，不能营养冲任（求责极当，诚哉言也）。审此更当察其男子之形质虚实何如，有肾虚精弱，不能融育成胎者；有禀赋元弱，气血虚损者；有嗜欲无度，阴精衰惫者，各当求其原而治之。至于大要，则当审男女之尺脉。若左尺微细，或虚大无力者，用八味丸；左尺洪大，按之无力者，用六味丸；两尺俱微细，或浮大者，用十补丸（岂此三方所能尽，宜扩充之）。若误用辛热燥血，不惟无益，反受其害。

卷之六・求子门・脉法

《素问》曰：督脉生病，女子不孕。

《脉经》曰：妇人少腹冷，恶寒久，年少者得之，此为无子，年大者得之，绝产；脉微弱而涩，年少得此为无子，中年得此为绝产；肥人脉细胞有寒，故令少子，其色黄者，胸中有寒。

卷之六・求子门・治血虚不孕

加味四物汤

治妇人不孕，久服有子，甚好。

当归、川芎各二钱，白术（微炒）、熟地黄（酒洗）各一钱半，白茯苓、芍药（微炒）、续断、阿胶各一钱，香附（醋煮）八分，橘红七分，甘草（炙）三分。

上锉。水二钟，煎八分，食远服。（极稳当！但气旺血热者，须去芎、术，而当归味辛，有热症者，亦须裁酌）

加味四物汤

治血气两虚不孕。

当归（酒洗）、白芍药（炒）、肉苁蓉各二钱，熟地黄（酒洗）、白术、白茯苓各一钱，人参五分，川芎一钱。

上锉。水煎服，每月经前三服，经正行三服，经行后三服。

调经种玉汤

凡妇人无子，多因七情所伤，致使血衰气盛，经水不调。或前或后，或多或少，或色淡如水，或紫如血块，或崩漏带下，或肚腹疼痛，或子宫虚冷，不能受孕，宜此药，百发百中，效可通神。

当归（酒洗）、川芎、吴茱萸（炒）各四钱，熟地黄（酒洗）、香附（炒）各六钱，白芍药、白茯苓（去皮）、陈皮、牡丹皮、玄胡索各三钱。

上锉。作四剂，每一剂，加生姜三片，水一碗半，煎一碗，空心温服；渣再煎，临卧服。待经至之日服起，一日一剂，药尽经止，则当交媾，即成孕矣。纵不成孕，经当对期，俟经来再服四剂，必孕无疑。若过期而经水色淡者，加官桂、炒干姜、熟艾各二钱。若先期三五日，色紫者，加条芩三钱。

经验育胎丸

治妇人久无子嗣，服此经调血盛，子宫温暖成孕。孕后服之，可保胎气坚固。（妙在调气）

当归（酒浸）、熟地黄（酒蒸）、白术、香附各四两，砂仁三两，芍药（酒炒）、川芎、川续断（酒洗）、陈皮、黄芩（酒炒）各二两。

上为细末，糯米糊丸，如桐子大。每服七八十丸，空心淡醋汤下，酒亦可，以干物压之。

妇人归附丸

不但种子，且无小产、产后诸证。

香附子（大者，砂罐内醋煮极熟，水洗，焙干为末）一斤，当归（大者，去芦、梢用身，酒洗，切片，焙干为末）十两，鹿角（大者，刮去粗皮，镑末二三两，绵纸垫铁锅内文火炒，为细末）用二两。（二味简切，尤妙在鹿角屑）

上三味和匀，醋糊丸，如桐子大。每服三钱，早起、临睡各一服，白滚汤下。一月，经后入房即孕。

神仙附益丸

不惟治妇人百病，而生育之功效如神。（不杂血药而能调血，不类辛香

而能调气。凡胎前产后俱可服，谓之仙方亦宜）

香附米一斤（用童便浸透，取出，水洗净，露一宿，晒干，再浸再露再晒，如此二次用），益母草十二两（东流水洗净，烘干为末）。

上再用香附四两，北艾一两，煮汁用三分，醋七分，和前药为丸，如桐子大。每服五七十丸，空心临卧淡醋汤下。

加味地黄丸

治妇人久无孕育者，效如影响。

熟地黄四两，山茱萸肉、山药各二两，白茯苓、牡丹皮各一两五钱，泽泻、香附子（童便炒）各一两，蕲艾（醋煮）五钱。

上为末，炼蜜丸，如桐子大。每服七八十丸，滚汤下。

金莲种子仙方（一名梦熊丸，有小茴香二两，无熟地黄）

女人服之有孕。

熟地黄（酒洗）、当归（酒洗）、白芍药（酒炒黄）、益母草、川芎（酒洗）、苍术（米泔水浸一宿）各三两，蛇床子（酒洗，炒）、条芩（酒洗）、覆盆子（炒）、玄胡索（微炒）、陈皮（水洗去白）、丹参（水洗）各二两，砂仁（去壳）一两五钱，山茱萸（酒浸去核）、香附（四制）各五两。

上为极细末，先用白毛乌骨雄鸡一只，预先喂养一月，勿令与雌鸡同处，临时将鸡缢死，不出血，干去毛，剖开去肠内污物，并嗉内宿食、肫内黄皮，用酒洗净一应时件，仍装入鸡肚内，不令见水，置坛内，入酒二斤封固，重汤煮烂，取出割下净肉，捣如泥；仍将鸡骨用酥油和原汁，或酒炙酥为末，入前药末内拌匀；再用醋煮米糊，同鸡肉木臼内捣极细为丸，如桐子大，每服四五十丸，渐至八九十丸，空心清米饮下（此亦乌骨鸡丸之变方，他方多用参、芪、白术以补气，而此兼苍术、砂仁、益母以行气；他方又佐以艾、桂、椒、姜等热药以温经，此则以蛇床、山茱萸暖其下，而又以条芩佐之，则寒热平均，可无偏弊之害矣。服之当自有验）。如月信先期而至者，加黄芩、地骨皮、黄连各一两半，清米饮下。如月信后期而至者，加黄芪一两，人参、白术各一两半，温酒或淡盐汤下。如白带者，加苍术、白术、升麻、白芷各一两半，淡姜汤下。（此方加法服法，尤为精当，可冠诸方，而

变通之理，又头头是道矣，玩之玩之）

百子建中汤

女人服此药，调经养血，安胎顺气。不问胎前产后，月事参差，有余不足诸证，悉皆治之。

当归（酒洗）、南川芎、白芍药（酒炒）、熟地黄（姜汁浸，焙）、真阿胶（蛤粉炒成珠）、蕲艾叶（醋煮）各二两。

上为细末，炼蜜丸如桐子大。每服八十丸，空心白沸汤点醋少许下，内寒者温酒下。（服法须知）

加味养荣丸

此方服之有孕，且无小产之患。

当归（酒浸）、熟地黄（酒浸）、白术各二两，芍药、川芎、黄芩、香附各一两半，陈皮、贝母（去心）、茯苓、麦门冬（去心）各一两，阿胶、甘草（炙）各五钱，黑豆（炒，去皮）四十九粒。

上为细末，炼蜜丸，如桐子大。每服七八十丸，食前空心，白汤、酒任下。忌食诸血。（此平顺之剂，而麦门、黑豆，亦心肾药也，而贝母与熟地同用，能无功过相掩乎）

加味香附丸

男服聚精丸，女服此。

香附一斤，分四份（一份酒浸二宿捣碎炒，一份米醋浸同上，一份童便浸同上，一份用山栀四两煎浓汁浸同上），泽兰六两（净叶，酒洗），海螵蛸六两（捣稍碎，炒），当归四两（酒洗），川芎三两，白芍四两（酒炒），熟地黄八两（捣膏，焙干）。

上为末，用浮小麦面、酒、醋、水打糊为丸，如绿豆大。每日早、晚两服，白汤、酒任下。忌食莱菔，及牛肉、生冷。（此妙在泽兰、螵蛸，而学者尤须审症的确，熟察本草，便能得方中三昧，灵素一言矣）

大五补丸

瘦人无孕，乃无血摄精，宜润。

天门冬（去心）、麦门冬（去心）、菖蒲、茯苓、人参、益智、枸杞子、地骨皮、远志肉、熟地黄各等分。

上为细末，炼蜜丸，如桐子大。每服三十丸，空心酒下。服本方数服后，以七宣丸泄之。

增损三才丸

天门冬（酒浸，去心）、熟地黄（酒蒸）、人参、远志（去心）、五味子、茯苓（酒洗）、鹿角（酥炙）。

上为细末，炼蜜杵千下为丸，如桐子大。每服五十丸，空心好酒下。年老欲补，加混元衣，即头生儿胎衣全个，酒浸晒干，为末入药。一方加白马茎，酥炙。一方加附子，补相火不足。一方加麦门冬，令人有力。一方加续断，以续筋骨。一方加沉香，暖下焦虚冷。（此二方系男人药也，借以治妇人之无嗣者，正所谓因病以变方，勿拘方以治病）

神效墨附丸

治妇人久无子，而经事不调，及数堕胎者，服之可立致效。

香附一斤（分四份，用米醋、童便、盐水、酒各浸一日夜），绵艾四两（用米醋二碗，同香附煮干，捣烂成饼，新瓦焙干），白茯苓、人参、当归、川芎、熟地黄（酒浸一宿）、上等徽墨（火煅醋淬）各一两，木香五钱。

上九味，各另为末，醋糊丸，如桐子大。每服五十丸，空心好酒下。

青蒿乌鸡丸

妇人服，能令多子。

青蒿（即野蒿，五月采）一斤，香附子（童便、盐水、酒、醋各浸四两，炒，共一斤），蕲艾（醋煮）、秦当归（酒浸一宿，炒）、牡丹皮、地骨皮、白芍药（酒浸，炒）、黄芪（蜜炙）、茯苓、人参、白术、川芎各二两，鳖甲（醋煮）一两五钱。

上为细末，取白毛乌骨雄鸡一只，初发声者，绞杀，干去毛，不用水汤，亦不用水洗，惟用水去脚上粗皮，用好酒入瓷器内，同熟地黄二两，煮鸡熟去骨，合前药捣烂作饼，复晒干为末；仍用煮鸡酒，调糯米粉为糊，丸如桐子大。每服七八十丸，酒下，日二三服，不拘时，一月见效。造药忌铁器。

大乌鸡丸

治女人羸瘦，血虚有热，经水不调，崩漏带下，不能成胎，及骨蒸等证。

香附一斤（四制），熟地黄四两，生地黄、当归、白芍药、人参各三两，川芎、鳖甲各三两半，白术、黄芪、牛膝、柴胡、牡丹皮、知母、贝母各二两，黄连、地骨皮、玄胡索、干姜各一两，白茯苓二两半，秦艽一两半，艾叶、青蒿各四两。

上香附等二十一味，俱为细末，用白毛乌骨雄鸡一只，缉死，去毛与肠，将艾、蒿各一半，装入腹内，将鸡并余艾、蒿同入坛内，以童便和水浸过鸡二寸许，隔汤煮烂，取出去骨，焙肉干为末，如有筋骨疼痛者，去肉焙骨焦为末，与前末和匀，鸡汁打糊为丸，如桐子大。每服五六十丸，渐加至七八十丸，温酒或米饮下。忌煎炒苋菜。

小乌鸡丸

治妇人百病。

吴茱萸、良姜、白姜、当归、白芍药、玄胡索、破故纸、川椒、陈皮、刘寄奴、生地黄、莪术、川芎各一两，北艾二两，荷叶灰四两（巧只在荷叶灰一味）。

上为末，用白毛乌骨鸡缉死，煮烂，去骨取肉，捣如泥，拌药末，晒干磨细，以鸡汁作糊为丸，如桐子大。每服五十丸，空心随引下。如从来未曾生育者，乃油膜包裹子宫，以致不能生气成孕，宜加凤凰衣烧存性七个（用凤凰衣，更巧中之巧），朱砂为衣。如腹痛血黑色者，加炒黄连；有湿痰者，加南星、苍术、香附同丸；月水不通，红花、苏木酒下；子宫久冷，茯苓煎汤下；赤带，清茶下；白带，牡蛎粉调酒下；血崩，豆淋酒调绵灰下；胎不安，蜜酒下（此方太热，非胎不安者所宜）；肠风，陈米饮调百草霜下；心痛，菖蒲酒下；腹痛，芍药酒下；胎漏下血，乌梅酒下；胎死不动，斑蝥三个调酒下（斑蝥太毒，不可妄试）；胎衣不下，芸薹菜研水下；胎前产后白痢，干姜煎汤下；赤痢，甘草煎汤下（赤痢之用，亦在荷叶乎）；耳聋，腊茶清下；头风，薄荷煎汤下；头风眼黑，甘草汤下；身体疼痛，黄芪末调酒下；腰脚痛，当归酒下；生疮，地黄煎汤下（头风眼黑，俱宗青震之义，生疮岂可用热药）；气块血块作痛，与葱白汤间服；四肢浮肿，麝香汤下；咳嗽喘满，杏仁、桑白皮煎汤下；常服，温酒、醋任下。

十全济阴丸

《方论》曰：胎嗣主于济阴者何也？盖人之所禀，阳常有余，阴常不足；气常有余，血常不足，在女人癸水易亏而难盈，以至不育。旧方多以辛香热燥之剂，为温暖子宫，偏助阳气，反耗阴血，岂能成胎。况女性多气多郁，气多则为火，郁多则血滞，故经脉不行，诸病交作，生育之道遂阻矣。又如脾胃虚弱者，偏用四物凉血等药，则脾胃益虚，饮食顿减，使气血无资生之地，何以得成胎孕？为子嗣之计者，莫如养血、顺气、调经为本，而兼以甘温养脾，辛温开郁，斯为至当。其调经之法，又当因人而加减之，初无一定之法也。此方则以当归身养血和气为君，入手少阴经，以心主血也；入足太阴经，以脾裹血也；入足厥阴经，以肝藏血也。熟地黄补肾中元气，生心血，与芍药同用，又生肝血；川芎乃血中之气药，下行血海，通经导气为臣；人参通经活血，助熟地黄以补下元；白术利腰脐间血，与人参同用补益脾气；香附疏气散郁，佐泽兰能生新血，而和平气体；牡丹皮养新血去坏血，固真气行结气；山药能强阴补虚，枸杞子补肾水，而止下血腰疼为佐；紫石英补心气，散心中结气，填补下焦；艾叶助香附和百脉，温子宫，兼行血药而平其寒；炙甘草通经脉血气而和诸药，且缓肝经之急为使。十年不孕者，此药主之。

当归身（酒洗）、熟地黄、香附子（童便煮）各四两，干山药、白术各二两五钱，枸杞子、人参各二两，蕲艾叶去梗筋二两（同香附用陈醋老酒煮一时，捣烂焙干），川芎、白芍药、牡丹皮、紫石英（火煅，淬）各一两五钱，泽兰一两，紫河车一具（在净水内洗去秽血，用银针挑去紫筋）。

上各药，俱咀片，同河车入砂锅内，用陈老酒三碗，陈米醋一碗，清白童便一碗，米泔水数碗和匀，倾入锅内，浮于药寸许，如尚少，再加米泔，以锅盖盖密，勿令透气，桑柴火慢煮，以河车融化，汁干为度，同药俱取出，在石臼内捣极烂，捻作饼子，日晒夜露三昼夜，宜在月满之时，以受日精月华，仍焙干为末，炼蜜捣千余杵，丸如桐子大。每服五十丸，渐加至八九十丸，空心淡盐汤下，随用早饭，使药下行。忌食生萝卜。（窃谓此方妙在气血虚之人而先期者，将行腹痛者，经水紫黑者，肥人湿者，婢妾多郁者，如此之类，皆非所宜，虽有加减，亦须斟酌）凡月经过期而行，或少或不行，皆血寒血少也，尺脉必微弱，加桂心五钱（夏月三钱），黄芪一两（炙）。先期而来者，血热也，脉来必数，加条实黄芩二两炒，酒制生地黄一两五钱，腹痛加白芍药一两。凡经将行而腹中先作痛者，血实而气滞也，去血成块者，气凝也，脉来弦数滑大，加玄胡索一两（酒炒），陈皮八钱，广木香、柴胡梢各五钱。凡经水行后作痛者，气血俱虚也，尺脉必虚涩而兼紧，加炒干姜三钱，白茯苓一两，桂心夏月二钱，余月五钱。凡经行三五日后，腹中绵绵作痛，或淋沥不止，血因气滞未尽也，尺脉见沉涩或沉弦，加广木香五钱，柴胡六钱。凡经水紫色及黑色，血热之甚也，尺脉见洪数，加条实黄芩一两，黄柏一两（炒），生地黄一两五钱，酒浸。凡过期行经而色淡者，肥人则有湿痰，加白茯苓（水淘）、陈皮、苍术（米泔浸一宿，盐水炒）各一两，白术五钱，减去熟地黄一两。瘦人则血虚少，而水混之，加桂心五钱。经行或来或断，或发寒热者（或来或断，或寒热者，此肝经及心包络气血不调），加柴胡八钱，白茯苓一两。凡经脉不调，多白带者，肥人主胃中湿痰流注，加制过苍术、白茯苓各一两五钱，减熟地黄一两。凡瘦人气多血少脾虚，加木香五钱，牡蛎（火煅）、赤石脂（火煅）、白茯苓各一两。凡多崩漏者，减香附、艾叶各一两，加荆芥穗（炒黑）一两，黄芩一两五钱。血崩或多，加阿胶珠一两，干姜五钱（炒黑），黄芪一两（炙）（以多崩漏，而减香附、艾叶，加荆穗、黄芩，则治崩漏者，可想矣，而阿胶、干姜、黄芪之治崩，又可想其意也）。元气虚弱，经水闭者，加牛膝二两（酒洗）。属寒，加桂心五钱；属热，加黄芩一两（酒炒）。凡婢妾素见忌于嫡室者，必多抑郁，以致经水不调，加味制香附二两；或血弱心虚，交感时惊恐不宁，则精气不聚，加琥珀（另研）、酸枣仁（隔纸略炒）、茯神各一两，辰砂（水飞）、紫石英各五钱（事属揣摩，至此亦着苦心）。

卷之六·求子门·治宫冷不孕

调生丸（一名诜诜丸）

治妇人冲任虚寒，胎孕不成，成多损坠。

泽兰叶、当归（洗，焙）、熟地黄（洗，焙）、川芎、白芍药、牡丹皮、玄胡索、石斛（酒浸，炒）各一两，白术一两，干姜（炮）、肉桂（去皮）各五钱。

上为末，醋糊丸，如桐子大。每服五十丸，空心酒下。（冲为血海，任主胞胎，此方以四物养荣，以白术、石斛养气，泽兰、丹皮、玄胡荡胞中之秽，干姜、肉桂暖子宫之寒，去旧生新，温中益胃，亦温和之正方也）

调气暖宫丸

当归（酒洗）、川芎、肉桂各二钱，白芍药（煨）、香附、艾叶（醋炒）、阿胶（蛤粉炒成珠）各四两。

上为末，醋糊丸，如桐子大。每服五十丸，食前米汤下。（不用地黄恐凝滞也，再查分两果否）

艾附暖宫丸

治妇人子宫虚冷，带下白淫，面色萎黄，四肢疼痛，倦怠无力，饮食减少，经脉不调，血无颜色，肚腹时痛，久无子息，服药更能戒恼怒、生冷，累用经验。

香附子六两，用醋五升，以砂石罐煮一昼夜，捣烂成饼，慢火焙干，艾叶（大者去枝、梗）、川芎（酒洗）各三两，吴茱萸（去梗）、黄芪、白芍药（淡酒炒）各二两，续断（去芦）一两五钱，生地黄（酒洗）一两，官桂五钱。

上共为细末，用上好醋打糊丸，如桐子大。每服五七十丸，淡醋汤食远下。择壬子日或天德月德日修合。

胜金丸（一名女金丹）

治妇人久虚，或产后失调，触犯禁忌，断产少子，及经事迟来，赤白带下，腰脚重痛，寒热不一，身体瘦削，眩晕呕逆。此药善调经候，每日一丸。若胎前三日一丸，产后二日一丸，去一切杂证，效难具述，珍之宝之。

香附子十五两（醋浸三日），当归、川芎、白芍药、人参、白术、茯苓、甘草（炙）、桂心、白薇、玄胡索、牡丹皮、藁本、香白芷、没药（另研）、赤石脂（另研）各一两。

上除香附、没药、赤石脂，其余十三味，用好酒浸三日（此方妙在配合及酒浸三日之功），去酒晒干，连前香附一处为末，方入没药、石脂，炼蜜为丸，如弹子大。每服一丸，五更初嚼服，温酒送下，白汤亦可。此药多在四十九丸后以癸水调平受孕为度，倘有孕，依前三日一服，无所忌戒。一方去没药，加沉香；一方去桂心，加熟地黄，丸如桐子大，每服五十丸，空心温酒或白汤下，以干物压之。

白薇丸

治妇人无子或断绪，上热下冷，百病皆主之。（以之补气行血则是，以治上热恐非）

白薇、熟地黄、川椒（去目及闭口者，微炒出汗）、白龙骨各一两，麦门冬（去心）一两半，藁本、卷柏、白芷、覆盆子、桃仁（汤浸，去皮、尖、双仁，麸微炒黄）、人参、白茯苓、桂心、菖蒲、远志（去心）各七钱半，车前子、当归（微炒）、芎䓖、蛇床子、细辛、干姜（炮）各五钱半。

上为细末，炼蜜丸，如桐子大。每服三十丸，空心日午温酒下。昔有数人无嗣，俱用此方，逾年而皆有子，故述之。

秦桂丸

治妇人血海久冷，不能孕育。（有燥湿温经之治，而无清顺平和之性，非真阴寒者，不可服。内有沙参，未知其解）

附子（一方用香附）、白薇、半夏、茯苓、杜仲、厚朴、当归、秦艽各三两，防风、肉桂、干姜、牛膝、沙参各二两二钱，细辛、人参各四钱。

上为末，炼蜜丸，如桐子大。每服五十丸，空心酒下。无效更加丸数。经调受补者，服七日即交合。孕后忌服。

壬子丸

此药服之，不过一月有孕，试之有效。

吴茱萸、白及、白茯苓、白蔹各一两，人参、桂心、没药各四两，乳香三两，川牛膝、厚朴各五钱，当归、石菖蒲、白附子（炮，去皮）各一钱。

上为细末，炼蜜丸，如桐子大。每服三四十丸，温酒或盐汤下，日进三服。用壬子日，鸡犬不闻之处修合。有孕毋服，无夫妇人不可服。（以水旺之日，而和温热之药，其意欲求既济之法也。而白及、白蔹之用何居）

南岳魏夫人济阴丹

治妇人血海虚冷，久无孕育，及数堕胎，一切经候不调，崩中漏下，积聚诸证。

秦艽、人参、藁本、石斛、甘草、蚕布（烧灰）、桔梗各二两，京墨（煅，醋淬）、木香、桃仁（去皮、尖，炒）各一两，糯米（炒）一升，川芎、当归、肉桂、干姜（炮）、细辛、牡丹皮各一两半，茯苓三两，熟地黄（酒蒸）、香附子（炒）、泽兰叶各四两，川椒（炒，去目）、山药各三两，苍术（米泔浸）八两，大豆黄卷（炒）半斤。（一方川椒、山药各七钱半）

上为末，炼蜜为剂，每两作六丸。每服一丸，细嚼，空心，温酒、醋汤任下。或以醋调和丸，如桐子大，每服五十丸亦可。（此方药品虽多，自成一局，补气而不用芪、术，补血而不用白芍，行血而用丹皮、泽兰、黄卷，行气而有木香、香附、苍术、川椒，止血有蚕布、京墨，破血有桃仁、丹皮，温暖则肉桂、干姜、细辛，引经则藁本、石斛，糯米和胃而养阴，秦艽行经而散湿，补而不滞，温而不燥。若再以热易凉，以燥易平，即凉行之法也）

紫石英丸

治妇人子宫久冷，不成孕育，及数经堕胎，月候不匀，崩中漏下，七癥八瘕，白淫白带，并宜服之。

紫石英、天门冬、桂心、川芎、卷柏、乌头（炮）、熟地黄、辛夷仁、禹余粮（煅，醋淬）、当归、石斛各三两，紫葳、牡蒙各二两，粉草、乌贼骨（烧灰）、薯蓣各一两半，牛膝、柏子仁（炒）、吴茱萸、桑寄生、牡丹皮、人参、细辛、厚朴、续断、干姜（炮）各一两。

上为末，炼蜜丸，如桐子大。每服五十丸，空心米饮、温酒任下。（此与前方相表里，而余粮、乌贼又有燥湿治带之功，天冬、柏子又有清凉润燥之用，惟用古者能斟酌之）

荡胞汤

治妇人全不产育，及断绝久不产二三十年者。（此方为禀厚断产者设）

朴硝、牡丹皮、当归、大黄（蒸一饭久）、桃仁各三两，细辛、厚朴（姜汁炙）、桔梗、赤芍药、人参、茯苓、桂心、甘草、牛膝、陈皮各二两，附子（炮）一两半，虻虫（炒焦，去翅、足）、水蛭（炒）各十枚。

上为末，每服六钱，水、酒各半盏，煎至六分，温服，日二服，夜一服。温覆得少汗，必下积血与冷赤脓，如小豆汁，斟酌不尽。若力弱大困不堪者，只一二服止。如恶物不尽，用坐导药。

坐导药

治妇人全不产及断续，服前荡胞汤，恶物不尽，用此方。

皂角（去皮、子）一两，吴茱萸、当归各二两，大黄、细辛、五味子、干姜（炮）各一两，白矾（枯）、戎盐、蜀椒各半两。（一方无大黄，有黄葵花半两）

上为细末，以绢袋盛如指状，入妇人阴户中，坐卧任意，勿行走，小便时去之，一日一度易新者。必下清黄冷汁，汁尽止。若未见病出，可十日安之。本为子宫有冷恶物，故令无子，值天阴冷则发疼痛，须俟病出尽方已，不可中辍。每日早晚，用苦菜煎汤熏洗之。

卷之六·求子门·治痰塞不孕

丹溪植芝汤

治妇人肥盛无子，以身中有脂膜，闭塞子宫也，宜先服此调理。（痰在上须用子和法）

当归（酒洗）一两，川芎七钱半，白芍药、白术、半夏（汤泡）、香附、陈皮各一两，茯苓二两，甘草半两。

上锉，作十帖，每帖加生姜三片，水煎，吞后丸子。

丹溪茂芝丸

白术二两，半夏曲、川芎、香附子各一两，茯苓、神曲（炒）各半两，橘红四钱，甘草（不用四物）。

上为末，粥丸如桐子大。每服八十丸，煎汤下。如热多，加黄连、枳实各一两。（用枳实、黄连）服此药后，却服螽斯丸。

螽斯丸

即前秦桂丸无当归、防风二味。

上每服五丸，空心酒下，加至十丸不妨。觉有娠三月后，不可更服。按此方即秦桂丸也，丹溪忌服之者，盖忌于瘦人无血者，若肥人湿多者，又兼前调理药，而所服丸数，十减其九，只服五丸，无妨也。累试有效。（丹溪深辟秦桂丸之非，而螽斯丸又为取用，岂自相左耶？抑各因其病而为去取耳）

消脂膜导痰汤

半夏（姜制）、南星（火炮）、橘红、枳壳（去穰，麸炒）、茯苓、滑石（研细）各一钱，川芎、防风、羌活各五分，车前子七分。

上细切作一服，加生姜五片，水煎，空心服，以干物压之。（要知南星、滑石、防风、羌活之意）

一方治肥盛妇人，禀受甚厚，恣于酒食，经水不调，不能成胎，谓之躯脂满溢，闭塞子宫。

南星、半夏、羌活、苍术（又加苍术）、台芎、防风、滑石。

上锉，水煎服。或导痰汤亦可。

卷之六・求子门・治婢妾不孕

煮附丸

治婢妾多郁，情不宣畅，经多不调，故难孕。此方最妙，不须更服他药。（可与神仙附益丸并驾）

香附子不拘多少，去毛与粗皮，米泔水浸一宿晒干，用上好米醋，砂锅内煮之，旋添醋旋煮（妙在多醋意），以极烂为度，取出焙干为末，仍用醋糊为丸，如桐子大，每服五七十丸，经不调即调，久不孕者亦孕。

一方治妇人妒妾，误夫无子，常服不妒。（姑存之试之）

天门冬（去心）、赤黍米（去壳，微炒）、薏苡仁（去壳，炒）各四两。

上为末，炼蜜丸，桐子大。每服八九十丸，白汤下。

卷之六·求子门·论男女各由百脉齐到

程鸣谦云：褚澄氏言男女交合，阴血先至，阳精后冲，而男形成；阳精先入，阴血后参，而女形成，信斯言也。人有精先泄而生男，精后泄而生女者，独何欤？东垣曰：经水才断一二日，血海始净，感者成男；四五日血脉已旺，感者成女；至于六七日后，则虽交感，亦不成胎，信斯言也。人有经始断交合生女，经久断交合生男者，亦有四五日以前交合无孕，八九日以后交合有孕者，独何欤？俞子木撰《广嗣要略》，著方立图，谓实阳能入虚阴，实阴不能受阳，即东垣之故见也。又谓微阳不能射阴，弱阴不能摄阳，信斯言也。世有尪羸之夫，怯弱之妇，屡屡受胎，虽欲止之而不能止者，亦有血气方刚，精力过人，顾乃艰于育嗣，而莫之救者，独何欤？朱丹溪论治，专以妇人经水为主，然富贵之家，侍妾已多，其中宁无月水当期者乎？有已经前夫频频生育，而娶此以图其易者，顾亦不能得胎，更道与他人，转盼生男矣，岂不能受孕于此，而能受孕于彼乎？愚以为父母之生子，如天地之生物。《易》曰：坤道其顺乎，承天而时行（承天之行，乃是至理，然有不毛之地，岂坤道不顺乎）。夫知地之生物，不过须承乎天；则知母之生子，亦不过顺承乎父而已。知母之须承乎父，则种子者，果以妇人为主乎？以男子为主乎？然所谓主于男子者，不拘老少强弱，康宁病患，精易泄难泄，只以交感之时，百脉齐到为善耳。交感而百脉齐到，虽老弱病患易泄，亦可以成胎；交感而百脉参差，虽少强、虽康宁、虽难泄，亦难以成胎矣。妇人所构之血，固由于百脉合聚，较之男子之精，不能无轻重之分也。孔子赞乾元资始曰大，赞坤元资生曰至，得无意乎。若男女之辨，又不以精血先后为拘，不以经尽几日为拘，不以夜半前后交感为拘，不以父强母弱，母强父弱为拘，只以精血各由百脉齐到者别胜负耳。是故精之百脉齐到，有以胜乎血，则成男矣；血之百脉齐到，有以胜乎精，则成女矣。至有既孕而小产者，有产而不育，有育而不寿者，有寿而黄者无疆者，则亦精血之坚脆，分为修短耳。世人不察其精血之坚脆，已定于禀受之初，乃以小产专责之母，以不育专付之儿，以寿夭专诿之数，不亦谬乎？

卷之十二·产后门·中·癫狂

《大全》云：疗产后因惊败血冲心，昏闷发狂，如有鬼祟，宜用《局方》大圣泽兰散，加好辰砂研令极细，每服加一字许，煎酸枣仁汤调下，一服可安。

薛氏曰：前证乃血虚神不守舍，非补养元气不可，仍参后各门互用。

一产妇患前证，或用大泽兰汤而愈，后又怔忡妄言，其痰甚多。用茯苓散补其心虚，顿愈，又用八珍散加远志、茯神，养其气血而瘥。

一产妇亦患此证，用化痰安神等药，病益甚，神思消铄。余以为心脾血气不足，用大剂参术芎归茯神酸枣仁四斤余而安，乃以归脾汤五十余剂而愈。

大圣泽兰散

治妇人血海虚冷，久无子息及产后败血冲心，中风口噤，子死腹中，劈开口灌药，须臾生下，便得无恙。治堕胎，腹中攻刺疼痛，横生逆产，胎衣不下，血晕血癖，血滞血崩，血入四肢，一应血脏有患及诸证风气，或伤寒吐逆咳嗽，寒热往来，遍身生疮，头痛恶心，经脉不调，赤白带下，乳生恶气，胎脏虚冷，数曾堕胎，崩中不定，因此成痰，室女经脉不通，并宜服之，常服暖子宫，和血气，悦颜色，退风冷，消除万病，兼疗丈夫五劳七伤，虚损等病。

泽兰叶、石膏（研）各二两，生地黄一两半，当归、川芎、芍药、芜荑、甘草（炙）各一两七钱半，肉桂一两二钱半，厚朴（姜汁炒）、白茯苓、防风、细辛、吴茱萸（汤洗七次）、卷柏、柏子仁（微炒）、桔梗各一两，黄芪、人参、白术、丹参、五味子、川椒（去目并闭口者，微炒）、川乌头（炮，去皮、脐）、干姜（炮）、藁本（去苗）、白芷各七钱半，白薇、阿胶（碎，炒燥）各半两。

上为细末，每服二钱，空心临卧热酒调下，若急疾不拘时，日三服。

卷之十三・产后门・下・虚羸

《大全》云：冷劳者，产则血气劳伤，脏腑虚弱，而风冷客之（若为气血虚，则为本气虚而寒，即无风冷客之而亦寒也，治者须知不足有余），冷搏于血气，血气不能温于肌肤，使人虚乏疲顿，致羸损不平复。若久不平复，风冷入于子脏，则胞脏冷，使人无子。（初感为寒，久则为热，若果胞冷，即本气虚，热者即血虚）

（十一）《景岳全书》（《妇人规》）[9]

妇人规・上卷・经脉类・肾虚经乱

右归丸（见《新方八阵・补阵》）

治元阳不足，或先天禀衰，或劳伤过度，以致命门火衰，不能生土，而为脾胃虚寒，饮食少进，或呕恶膨胀，或翻胃噎膈，或怯寒畏冷，或脐腹多痛，或大便不实，泻痢频作，或小水自遗，虚淋寒疝，或寒侵溪谷而肢节痹痛，或寒在下焦而水邪浮肿。总之，真阳不足者，必神疲气怯，或心跳不宁，或四体不收，或眼见邪祟，或阳衰无子等证，俱速宜益火之源，以培右肾之元阳，而神气自强矣。此方主之。

大怀熟（地）八两，山药（炒）四两，山茱萸（微炒）三两，枸杞（微炒）四两，鹿角胶（炒珠）四两，菟丝子（制）四两，杜仲（姜汤炒）四两，当归三两（便溏勿用），肉桂二两（渐可加至四两），制附子（自二两渐可加至五六两）。

上先将熟地蒸烂捣膏，加炼蜜丸如弹子大，每嚼服二三丸，以滚白汤送下，其效尤速。

如阳衰气虚，必加人参以为之主，或二三两，或五六两，随人虚实以为增减，盖人参之功，随阳药则入阳分，随阴药则入阴分，欲补命门之阳，非加人参不能捷效。如阳虚精滑，或带浊便溏，加补骨脂酒炒三两；如飧泄肾泄不止，加北五味子三两，肉豆蔻三两，面炒去油用；如饮食减少或不易化，或呕恶吞酸，皆脾、胃虚寒之证，加干姜三四两，炒黄用；如腹痛不止，加吴茱萸二两，汤泡半日，炒用；如腰膝酸痛，加胡桃肉连皮四两；如阴虚阳痿，加巴戟肉四两，肉苁蓉三两，或加黄狗外肾一二副，以酒煮烂，捣入之。

卷之三十九人集·妇人规（下）·子嗣类·宜麟策

（总论，共十二段，六七）

天地氤氲，万物化醇，男女构精，万物化生，此造化自然之理也。亦无思无为之道也。故有人道即有夫妇，有夫妇即有子嗣，又何有乏嗣之说？然天有不生之时，地有不毛之域，则人不能无乏嗣之流矣。然则生者自生，乏者当乏，而求嗣之说，又何为也？果可求耶？果不可求耶？则其中亦自有说，亦自有法矣。所谓说者，非为不生不毛者而说也，亦非为少壮强盛者而说也。盖不生不毛者，出于先天之禀赋，非可以人力为也。少壮强盛者，出于妙合之自然，不必识，不必知也。惟是能子弗子者，无后难堪，本非天付，衰老无儿者，精力日去，岂比少年，此所以有挽回之人力，则有说而有法矣。虽法之垂诸古者已不为少，然以余觉之，则若有未尽其妙蕴者焉。因而胪列其法，曰天时，曰地利，曰人事，曰药食，曰疾病，总五类二十四条。但凡其一，便足败乃公事矣。宾于晚年得子，率鉴乎此，凡苦于是者，惟察之信之，则祚胤之猷，或非渺小，故命之曰《宜麟策》。

子嗣类论列总方（七一）

毓麟珠（新因十四）、左归丸（新补四）、右归丸（新补五）、赞育丹（新因又十四）、还少丹（补一三五）、全鹿丸（补一二七）、无比山药丸（补一三六）、延年益嗣丹（妇一三五）、大补阴丸（寒一五七）、八珍益母丸（妇一三八）、续嗣降生丹（妇一三六）、女金丹（妇一三三）、四制香附丸（妇一三二）、河车种玉丸（妇一三七）、乌鸡丸四方（妇一三九后）、黑锡丹（热一八九）。

妇人规·下卷·子嗣类·蓄妾（人事二）

无故置妾，大非美事。凡诸反目败乱，多有由之。可已则已，是亦齐家之一要务也。其若年迈妻衰，无后为大，则势有不得不置者。然置之易而蓄之难，使蓄不有法，则有蓄之名，无蓄之实，亦仍与不蓄等耳。而蓄之之法，有情况焉，有寝室焉。以情况言之，则主母见妾，大都非出乐从，所以或多嗔怒，或多骂詈，或因事责其起居，或假借加以声色，是皆常情之所必至者。而不知产育由于血气，血气由于情怀，情怀不畅则冲任不充，冲任不充则胎孕不受，虽云置妾，果何益与？凡蓄妾之不可过严者以此。再以寝室言之，则宜静、宜远、宜少近耳目者为妙。盖私构之顷，锐宜男子，受宜女人，其锐、其受，皆由乎气，当此时也，专则气聚而直前，怯则气馁而不摄。此受与不受之机也。然勇怯之由，其权在心，盖心之所至，气必至焉；心有疑惧，气不至矣；心有不至，气亦不至矣。倘临期惊有所闻，则气在耳而不及器矣；疑有所见，则气在目而不及器矣，或忿或畏，则气结在心而不至器矣。气有不至，则如石投水而水则无知也。且如两阵交锋，最嫌奸细之侦伺，一心无二，何堪谗间以相离？闺思兵机，本无二致，凡妾室之不可不静而远者以此。虽然，此不过为锦囊无奈者设，倘有高明贤淑，因吾言而三省，惟宗祧之是虑，不惟不妒，而且相怜，则愈近愈慰，而远之之说，岂近人情？又若有恭谨良人，小心奉治，则求容已幸，又安敢有远而敬之之念？其然其然，吾未知之何也已。

卷之六十一长集·妇人规古方·妇人

四制香附丸

调经养血，顺气受孕。

香附米一斤（分四制，酒、醋、童便、米泔各浸一宿，晒干用），当归（酒洗）、熟地（酒洗）、白芍药四两，川芎各四两，泽兰叶、白术、陈皮各三两，黄柏（酒炒）、甘草（酒炒）各一两。

上为末，酒糊丸，桐子大。每服七十丸，空心白汤送下。

《大典》女金丹

此韩飞霞方也，一名不换金丹。内加熟地黄一两，即名胜金丹。治妇人久虚无子，及产前产后一切病患。此药能安胎催生，妊娠临月服五七丸，产时减痛。妇人子宫寒冷无孕，如服月余，男女自至。又治半身不遂，带浊血崩，及产后腹痛吐逆，子死腹中，气满烦闷，脐腹作痛，月水不通，中风口噤，痢疾消渴，败血上冲，头疼寒热，血运血泄，见鬼迷闷，产后伤寒，虚烦劳瘦。凡妇人诸疾，不问久近，并宜服之，兼治男子下虚无力等证。

人参、白术（炒）、茯苓、炙甘草、当归、川芎、白芍、白薇（酒洗）、丹皮、白芷、藁本、肉桂、玄胡、没药（另研）、赤石脂（另研），上各一两，香附（醋浸三日，炒香）十五两。

上共十六味，为末，炼蜜丸，弹子大，以瓷瓶收贮封固。每服一丸，空心温酒化下，食干物压之；服至四十九丸为一剂，以癸水调平受妊为度。妊中三五日服一丸，产后二三日服一丸。醋汤下亦妙。

续嗣降生丹

治妇人五脏虚损，子宫冷惫，不能成孕。并治男子精寒不固，阳事衰弱，白浊梦泄，妇人带下寒热，诸虚百损，盗汗短气，无不感应。此方乃温隐居《求嗣保生篇》所载，云东京焦员外三世无嫡嗣，后遇一神僧，问其故。曰，无嗣者有三：一、祖宗无德，自身无行；二、夫妻年命恐犯禁忌；三、精神不守，妻妾血寒。焦公曰：治之有道乎？僧曰：先修德，后修身。三年之后到台山，令行童赐以方药，名续嗣降生丹，依方服之，后不及二十年，子孙数人皆贵显。此方无怪诞克伐之品，且温且固，凡血海虚寒者，服之必佳。但温力有余，补力不足，倘益以人参、白术、熟地、川芎、炙甘草各一两，则八珍全而温补赞育之功当非浅也，因命名曰加味续嗣降生丹。

当归（酒洗）、杜仲（酒炒）、茯神、益智仁、龙骨（煅）、桂心、吴茱萸（制）、干姜（半生半熟）、川椒（去目）、台乌药各一两，白芍药（酒炒）、川牛膝（酒浸）、半夏（制）、防风、秦艽、石菖蒲（去毛）、北细辛、桔梗各五钱，附子一枚（重一两者，脐下作一窍，入朱砂一钱，面裹煨熟，取出朱砂，留为衣），牡蛎（大片者，以童便浸四十九日，每五日一换，取出，用硫黄一两为末，酒和涂遍，用皮纸糊实，米醋浸湿，外以盐泥厚固之，候干，用炭五斤煅过为末。每料止用二两，余可收贮再用）。

上为末，以酒煮糯米糊为丸，梧子大，以前朱砂为衣。每服三五十丸，渐至七八十丸，空心滚白汤，或盐汤，温酒下。

河车种玉丸

紫河车一具（只要母气壮盛、厚大新鲜者，但去胞内瘀血，不必挑去鲜红血脉，以米泔水洗净，用布绞干，石臼内生杵如糊，用山药末四五两收干，捻为薄饼八九个，于砂锅内焙干，以香如肉脯为妙），大熟地（酒洗，烘干）八两，枸杞（烘干）五两，白茯苓（人乳拌晒三次）、归身（酒洗）、人参、菟丝（制）、阿胶（炒珠）各四两，丹皮（酒洗）、白薇（酒洗）各二两，沉香一两，桂心、山茱萸、香附米（用酒、醋、水三件各半碗，浸三日，晒干略烘）各三两，大川芎（酒浸，切片晒干）二两。

上炼蜜和丸，桐子大。每服百余丸，空心，或酒，或白汤、盐汤任下。如带浊多者，加赤、白石脂各二两，须以清米泔飞过用。服药后忌生萝卜、生藕、葱、蒜、绿豆粉之类。

八珍益母丸

治血气两虚，脾胃并弱，饮食少思，四肢无力，月经不调，或腰酸腹胀，或断或续，赤白带下，身作寒热，罔不获效。服一月之后即可受胎；虚甚者，用药一斤，必能受子。

人参、白术（土炒）、茯苓、川芎各一两，当归（酒洗）、熟地（酒洗）各二两，炙甘草五钱，芍药（醋炒）一两，益母草四两（五六月采取，止用上半截带叶者，不见铁器，晒，杵为末）。

上为末，炼蜜丸，弹子大。空心蜜汤，或酒下一丸。或为小丸亦可。脾胃虚寒多滞者，加砂仁一两，姜汁炒；腹中胀闷者，加山楂肉一两，饭上蒸熟；多郁者，加香附一两，酒制。此徐思鹤《医统》方。又一方名八珍益母十全丸，于前方内用益母草八两，外加沉香四钱。思鹤曰：资益坤元，补养气血，除淋带，壮形体，胎前和气，产后补虚，真妇人之圣剂，超古今之神方，有室家者不可不知也。予哂斯世之医，惟集古方香附胜金丹为女人开郁调经之要药，殊不审古今虚实之异。古人气实，故可用香附开导，香附味辛性燥，但能开破而已，多用之大耗气血，虚者愈甚，病者愈甚，而于滋补何有哉？今世十妇九虚，非补不可，再用香附以耗之，寝成怯弱之证，是辨之不早，则危殆而难痊矣。妇人经脉不调，或气血两虚而身体素弱者，宜服此以调养之。经不通者，服一料即通；不调者，一月即调。素不孕者，服一月即孕。胎前间用一服，则胎固而安。产后用一服，以童便、酒化开调下，则无壅滞血运之候。多服之补虚活血，凡治产后诸病极稳。若急欲取效，以酒调化服。

乌鸡丸

治妇人羸弱，血虚有热，经水不调，崩漏带下，骨蒸不能成胎等疾。

乌骨白毛公鸡一只（重二斤半许者，闭杀之，去毛杂。外用艾叶四两，青蒿四两，切碎，纳一半在鸡肚内。以小酒坛一个，入鸡并所剩蒿艾，用童便和水灌令没鸡二寸许，煮绝干，取出去骨。余俱同捣如薄饼，焙干为细末听用），南香附（去毛净）一斤（分四份，用米泔、童便、酒、醋各浸一份，春秋一二日，夏一日，冬四日。取出晒干，略炒），人参、熟地、当归（酒浸洗）、生地、川芎、白芍各三两，黄芪、白术、川牛膝、柴胡、知母、丹皮各二两，鳖甲（醋浸，炙黄）三两，白茯苓二两半，秦艽一两半，黄连（炒）、地骨皮、贝母、玄胡索、干姜（炮焦）各一两。

上俱为末，用酒、醋各半煮糊为丸，桐子大。每服五六十丸，渐加至百丸，温酒、米饮任下。忌煎炒辛辣等物及苋菜。

又乌鸡丸

熟地、当归、白术、山药、山茱萸、枣肉、柿饼、莲肉各四两，黄芪（蜜炙）三两，鹿角胶、狗脊、杜仲、枸杞、莲须、香附、阿胶、川芎各二两，乌药一两半。

上药制净，用乌骨鸡一只，闷杀之，干去毛去杂，连骨椎碎，用酒、醋各半同药煮熟，去骨烘干，共为末，即将余汁少入面打糊为丸。任意用引送下。

（唐氏）乌鸡丸

人参、怀生、怀熟、青蒿子（去梗）、香附（四制）、鳖甲各三两，白术、枣仁肉、枸杞、麦冬、云苓、地骨皮（去骨）、丹皮（去骨）、白芍各二两，归身二两半，川芎、甘草各一两。

上先将诸药备完听用，乃取丝毛乌骨白公鸡一只，约重一斤许者，扑倒，去毛秽头足肠杂不用，将鸡切作四块。先以鳖甲铺铜锅底，次入杂药以免焦腐，渐渐加童便约至斗许，煮至极烂捞起，晒干为末。将鳖甲去裙，并鸡骨俱以原汁醮炙至干，为末，同前药炼蜜为丸，桐子大。每空心用清汤送下百余丸。

《秘方》乌鸡煎丸

治妇人百病，血气虚劳，赤白带下。

人参、官桂、地骨皮各二两，茯苓三两，黄芪（蜜炙）、当归各六两，生地、熟地、香附各四两。

上将乌骨白鸡一只，男用雌，女用雄，笼住。将黄芪末和炒面丸如芡实，喂鸡二七日，将鸡缚死，干扫去毛，并肠杂令净，捶碎其骨，入前药于腹内缝密，用酒、醋各一瓶煮一宿，取去骨，焙干为末，用前汁打面糊丸，桐子大。每服五六十丸，空心盐汤下。

妇人规·下卷·附：《类经图翼·针灸要览》

癥瘕

三焦俞、肾俞、中极、会阴。

子宫、子户，左子宫，右子户，在关元旁各开三寸，《千金翼》以三寸为气门穴，详奇俞类。

不孕

命门、肾俞、气海、中极、关元（七壮至百壮，或三百壮）、胞门、子户（二穴详奇俞类）、阴廉、然谷、照海（子宫冷）。

一法灸神阙穴，先以净干盐填脐中，灸七壮，后去盐，换川椒二十一粒，上以姜片盖定，又灸十四壮，灸毕即用膏贴之，艾炷须如指大，长五六分许。

胎屡堕

命门、肾俞、中极、交信、然谷。

妇人规·下卷·子嗣类·药食（药食一）

种子之方，本无定轨，因人而药，各有所宜。故凡寒者宜温；热者宜凉；滑者宜涩；虚者宜补。去其所偏，则阴阳和而生化著矣。今人不知此理，而但知传方，岂宜于彼者亦宜于此耶？且或见一人偶中，而不论宜否而遍传其神，竞相制服，又岂知张三之帽，非李四所可戴也。今录十方于后，择宜用之，庶获济矣。

妇人血气俱虚，经脉不调，不受孕者，惟毓麟珠随宜加减用之为最妙。其次则八珍益母丸亦佳。若脏寒气滞之甚者，用续嗣降生丹亦妙。

毓麟珠（见《新方八阵·因阵》）

治妇人气血俱虚，经脉不调，或断续，或带浊，或腹痛，或腰酸，或饮食不甘，瘦弱不孕，服一二斤，即可受胎。凡种子诸方，无以加此。

人参、白术（土炒）、茯苓、芍药（酒洗）各二两，川芎、炙甘草各一两，当归、熟地（蒸，捣）各四两，菟丝子（制）四两，杜仲（酒炒）、鹿角霜、川椒各二两。

上为末，炼蜜丸弹子大，每空心嚼服一二丸，用酒或白汤送下，或为小丸吞服亦可。如男子制服，宜加枸杞、胡桃肉、鹿角胶、山药、山茱萸、巴戟肉各二两。如女子经迟腹痛，宜加酒炒破故纸、肉桂各一两，甚者再加吴茱萸五钱，汤泡一宿炒用。如带多腹痛，加破故纸一两、北五味子五钱，或加龙骨一两醋煅用。如子宫寒甚，或泄或痛，加制附子、炮干姜随宜。如多郁怒气，有不顺而为胀为滞者，宜加酒炒香附二两，或甚者再加沉香五钱。如血热多火，经早内热者，加川续断、地骨皮各二两，或另以汤剂暂清其火，而后服此，或以汤引，酌宜送下亦可。

八珍益母丸（见《妇人规古方》）

治血气两虚，脾胃并弱，饮食少思，四肢无力，月经不调，或腰酸腹胀，或断或续，赤白带下，身作寒热，罔不获效。服一月之后，即可受胎。虚甚者用药一斤，必能受子。

人参、白术（土炒）、茯苓、川芎各一两，当归（酒洗）、熟地（酒洗）各二两，炙甘草五钱，芍药（醋炒）一两，益母草四两（五六月采取，只用上半截带叶者，不见铁器晒，杵为末）。

上为末，炼蜜丸，弹子大，空心蜜汤或酒下一丸，或为小丸亦可。脾胃虚寒多滞者，加砂仁一两，姜汁炒。腹中胀闷者，加山楂肉一两，饭上蒸熟。多郁者加香附一两，酒制。此徐思鹤医统方。又一方名八珍益母十全丸，于前方内用益母草八两，外加沉香四钱。思鹤曰：资益坤元，补养气血，除淋带，壮形体，胎前和气，产后补虚，真妇人之圣剂，超古今之神方，有室家者，不可不知也。予哂斯世之医，惟集古方香附胜金丹为女人开郁调经之要药，殊不审古今虚实之异，古人气实，故可用香附开导。香附味辛性燥，但能开破而已，多用之大耗气血，虚者愈虚，病者愈甚，而于滋补何有哉？今世十妇九虚，非补不可，再用香附以耗之，寖成怯弱之证，是辨之不早则危殆而难痊矣。妇人经脉不调，或气血两虚，而身体素弱者，宜服此以调养之。经不通者，服一料即通，不调者一月即调，素不孕者，服一月即孕。胎前间用一服，则胎固而安。产后用一服，以童便、酒化开调下，则无壅滞血晕之候。多服之补虚活血，凡治产后诸疾极稳。若急欲取效，以酒调化服。

续嗣降生丹（见《妇人规古方》）

治妇人五脏虚损，子宫冷惫，不能成孕。并治男子精寒不固，阳事衰弱，白浊梦泄。妇人带下寒热，诸虚百损，盗汗短气，无不感应。此方乃温隐居《求嗣保生篇》所载，云东京焦员外三世无嫡嗣，后遇一神僧，问其故，曰，无嗣者有三：一、祖宗无德，自身无行；二、夫妻年命，恐犯禁忌（按：此均属唯心之词）；三、精神不守，妻妾血寒。焦公曰：治之有道乎？僧曰：先修德，后修身。三年之后到台山，令行童赐以方药，名续嗣降生丹，依方服之，后不及二十年，子孙数人皆贵显。此方无怪诞克伐之品，且温且固，凡血海虚寒者，服之必佳，但温力有余，补力不足，倘益以人参、白术、熟地、川芎、炙甘草各一两，则八珍全而温补赞育之功，当非浅也。因命名曰加味续嗣降生丹。

当归（酒洗）、杜仲（酒炒）、茯神、益智仁、龙骨（煅）、桂心、吴茱萸（制）、干姜（半生半熟）、川椒（去目）、台乌药各一两，白芍药（酒炒）、川牛膝（酒浸）、半夏（制）、防风、秦艽、石菖蒲（去毛）、北细辛、桔梗各五钱，附子一枚（重一两者，脐下作一窍，入朱砂一钱，面裹煨熟，取出朱砂，留为衣），牡蛎（大片者，以童便浸四十九日，每五日一换，取出用硫黄一两为末，酒和涂遍，用纸皮糊实，米醋浸湿，外以盐泥厚固之，候干，用炭五斤，煅过为末，每料止用二两，余可收贮，再用）。

上为末，以酒煮糯米糊为丸，梧子大，以前朱砂为衣，每服三五十丸，渐至七八十丸，空心滚白汤或盐汤、温酒下。

男子脏气平和而惟精血不足者，宜还少丹、全鹿丸、无比山药丸。若右肾阳气不足者，宜右归丸或毓麟珠俱妙。若阳痿精衰虚寒，年迈艰嗣者，必宜赞育丹。若阳盛阴虚，左肾精气不足者，宜左归丸或延年益嗣丹。若火盛水亏，多内热者，宜大补阴丸。此外，如河车种玉丸、乌鸡丸、黑锡丹之类皆可用之。

杨氏还少丹（见《古方八阵·补阵》）

治脾肾虚寒，饮食少思，发热盗汗，遗精白浊，其气亏损，肌体瘦弱等证。

熟地黄二两，山药、山茱萸、杜仲（姜汤炒）、枸杞二两，牛膝（酒浸）、远志（姜汁浸，炒）、肉苁蓉（酒浸）、北五味、川续断、楮实子、舶茴香、菟丝子、巴戟肉各一两。

上为细末，炼蜜丸，桐子大，每服五十丸，空心盐、酒下。

《秘方》全鹿丸（见《古方八阵·补阵》）

此药能补诸虚百损，五劳七伤，功效不能尽述。人制一料服之，可以延年一纪。其法须四人共制一鹿，分而服之，逾年又共制之，四人共制四年，则每人得一全鹿。若一人独制一料，恐久留变坏，药力不全矣。

中鹿一只，缚杀之，退去毛，将肚杂洗净，同鹿肉加酒煮熟，将肉横切，焙干为末，取皮同杂，仍入原汤熬膏和药末、肉末，加炼蜜和捣为丸，其骨须酥炙为末，同入之。

人参、白术（炒）、茯苓、炙甘草、当归、川芎、生地黄、熟地黄、黄芪（蜜炙）、天门冬、麦门冬、枸杞、杜仲（盐水炒）、牛膝（酒拌蒸）、山药（炒）、芡实（炒）、菟丝（制）、五味子、锁阳（酒拌，蒸）、肉苁蓉、破故（酒炒）、巴戟肉、葫芦巴（酒拌，蒸）、川续断、覆盆子（酒拌，蒸）、楮实子（酒拌，蒸）、秋石、陈皮，上各一斤，川椒（去目，炒）、小茴香（炒）、沉香、青盐各半斤。

上先须精制诸药，为末，和匀一处，候鹿胶成就，和捣为丸，桐子大，焙干，用生黄绢作小袋，约盛一斤，悬置透风处，用尽一袋，又取一袋。阴湿天须用火烘一二次为妙，每服八九十丸，空心临卧姜汤、盐汤、白汤任下，冬月温酒亦可。

《局方》无比山药丸（见《古方八阵·补阵》）

治诸虚损伤，肌肉消瘦，耳聋目暗。常服壮筋骨，益肾水，令人不老。

山药二两，菟丝子三两（酒浸，蒸），五味（拣净）六两，肉苁蓉四两（切片，酒浸，焙），杜仲三两（酒炒），牛膝一两（酒浸，蒸），熟地、泽泻、山茱萸、茯苓、巴戟肉、赤石脂各一两。

上为细末，炼蜜为丸，桐子大，每服三五十丸，食前温酒或米饮下。

右归丸（见肾虚经乱）

赞育丹（见《新方八阵·因阵》）

治阳痿精衰，虚寒无子等证妙方。

熟地八两（蒸，捣），白术（用冬术）八两，当归、枸杞各六两，杜仲（酒炒）、仙茅（酒蒸一日）、巴戟肉（甘草汤炒）、山茱萸、淫羊藿（羊脂拌，炒）、肉苁蓉（酒洗，去甲）、韭子（炒黄）各四两，蛇床子（微炒）、附子（制）、肉桂各二两。

上炼蜜丸服，或加人参、鹿茸亦妙。

左归丸（见肾虚经乱）

延年益嗣丹（见血热论外方）

丹溪大补阴丸（见《古方八阵·寒阵》）

降阴火，补肾水。

黄柏（盐酒炒）、知母（盐酒炒）各四两，熟地（酒洗，蒸，捣烂）、龟板（酥炙黄）各六两。

上为细末，用猪脊髓蒸熟，和炼蜜同捣为丸，桐子大，每服五六十丸，空心姜、盐、酒送下。

《局方》黑锡丹（见《古方八阵·热阵》）

治痰气壅塞，上盛下虚，肾水亏竭，心火炎盛，或一应下虚阴寒、真头痛等证，及妇人血海久冷无子，赤白带下。

黑锡（去滓）二两炒末，硫黄二两，肉桂五钱，附子（炮）、木香、沉香、舶茴香、故纸、阳起石（水飞）、葫芦巴（酒浸，炒）、肉豆蔻（面裹煨）、金铃子（蒸，去皮、核）各一两。

上用新铁铫将锡花开，下硫黄末，提起，以木杵擂极细，放地上退火毒，同余药研一日，至黑光色为度，酒糊丸，桐子大，阴干入布袋内，擦令光莹，每服四十丸，空心姜、盐汤下，女人艾、枣汤下。

妇人规·下卷·子嗣类·用药法（药食二）

凡男女胎孕所由，总在血气。若血气和平壮盛者，无不孕育，育亦无不长。其有不能孕者，无非气血薄弱；育而不长者，无非根本不固。即如诸病相加，无非伤损血气，如果邪逆未除，但当以煎剂略为拨正，拨正之后，则必以调服气血为主，斯为万全之策。所以凡种子丸散，切不可杂以散风、消导及败血、苦寒、峻利等药。盖凡宜久服而加以此类，则久而增气，未有不反伤气血，而难于孕者也。

再若香附一物，自王好古曰“乃妇人之仙药，多服亦能走气”，而后世不言走气，但相传曰“香附为妇人之要药”，由是但治妇人，则不论虚实，无弗用之。不知香附气香、味辛、性燥，惟开郁、散气、行血、导滞乃其所长，若气虚用之，大能泄气；血虚用之，大能耗血。如古方之女金丹及四制香附丸之类，惟气实血滞者用之为宜。凡今妇人，十有九虚，顾可以“要药”二字而一概用之乎？用之不当，则渐耗渐弱，而胎元之气，必反将杳然矣。

妇人规·下卷·子嗣类·女病（疾病二）

妇人所重在血，血能构精，胎孕乃成。欲察其病，惟于经候见之；欲治其病，惟于阴分调之。盖经即血也，血即阴也，阴以应月，故月月如期，此其常也。及其为病，则有或先或后者；有一月两至者；有两月一至者；有枯绝不通者；有频来不止者；有先痛而后行者；有先行而后痛者；有淡色、黑色、紫色者；有瘀而为条、为片者；有精血不充而化作白带、白浊者；有子宫虚冷而阳气不能生化者；有血中伏热而阴气不能凝成者；有血癥、气痞，子脏不收，月水不通者。凡此皆真阴之病也。真阴既病，则阴血不足者，不能育胎；阴气不足者，不能摄胎。凡此摄育之权，总在命门。正以命门为冲任之血海，而胎以血为主，血不自生，而又以气为主，是皆真阴之谓也。所以凡补命门则或气或血，皆可谓之补阴，而补阴之法，即培根固本之道也。凡自壮至老，乃人人之所不可缺者，而矧以先天、后天之肇基，又将舍是而何求乎？是以调经种子之法，亦惟以填补命门，顾惜阳气为之主。然精血之都在命门，而精血之源又在二阳心脾之间。盖心主血，养心则血生，脾胃主饮食，健脾胃则气布。二者胥和，则气畅血行。此情志饮食，又当先经脉而为之计者，亦无非补阴之源也。使不知本末先后，而妄为之治，则又乌足以言调经种子之法？（以上《宜麟策》终）

妇人规·下卷·癥瘕类·血癥

妇人久癥宿痞，脾肾必亏，邪正相搏，牢固不动，气联子脏则不孕；气联冲任则月水不通。内治之法宜如前，外以阿魏膏贴之，仍用熨痞方，或用琥珀膏亦可，然必须切慎七情及六淫、饮食、起居，而不时随证调理，庶乎可愈。

阿魏膏（见《外科钤古方》）

治一切痞块，更服胡连丸。

羌活、独活、玄参、官桂、赤芍药、穿山甲、生地黄、两头尖、大黄、白芷、天麻、红花各半两，木鳖十枚去壳，乱发一团，槐、柳、桃枝各半两。

上用麻油二斤四两，煎药黑去渣，入发再煎，发化，仍去渣，入上好真正黄丹，煎收软硬得中，入后细药，即成膏矣。

阿魏、芒硝、苏合油、乳香、没药各五钱，麝香三钱。

上，凡贴膏药，须先用朴硝随患处铺半指厚，以纸盖，用热熨斗熨良久，如硝耗，再加熨之，二时许方贴膏药。若是肝积，加芦荟末同熨之。

熨痞方（见《古方八阵·攻阵》）

一层用麝香二三分掺肉上，二层阿魏一二钱，三层芒硝一二两铺盖于上。

上，先用荞麦面和成条，量痞大小围住铺药于内，以青布盖之，随烧砖四五块，轮流布上熨之，觉腹中气行宽快，即是痞消之兆。以手烘热摩之亦妙。内须服调养气血之药。

（十二）《济阳纲目》[45]

卷六十七·种子·治方

延龄种子仙方

男妇同服。

当归身（酒浸）、川牛膝（酒浸）、生地黄（酒浸）、熟地黄（酒浸）、片芩（酒浸）、麦门冬（去心，米泔水浸）、天门冬（去心，米泔水浸）、山萸肉各四两，知母四两，盐酒各浸二两，黄柏去皮九两，蜜水盐酒各浸三两，辽五味、川芎、山药、龟板（酥炙）、白芍药（酒浸）各二两，人参六钱。

上制作法，晒干，不犯铁器，为极细末，用白蜜三斤，不见火炼。将竹筒二节凿一窍孔，去穰，入蜜在内，并入清水一小盏和匀，绵纸封固七层，竖立重汤锅内，柴火煮一昼夜，和药数千杵，丸如桐子大，每服百丸，清晨盐汤，晚酒送下，男妇皆然。以服药之日为始，忌房事一个月，愈久愈妙。延龄种子，其效如神。

延龄育子方

天门冬（去心）、麦门冬（去心）、川巴戟（去心）、肉苁蓉（去心）、人参、白术、白茯苓、川牛膝、莲须（金色者）、生地（酒洗）、熟地黄、枸杞子、菟丝子、白茯神（去木）、山药（姜汁炒）、山茱萸（去核）、柏子仁、鹿角胶、沙苑蒺藜（炒）、鹿角霜各五两，酸枣仁、远志（去心）、五味子、石斛各二两。

上为细末，炼蜜丸如桐子大，每服一百丸，早晨盐汤吞下。

荫按：盖男女构精，乃能有孕。然精者五脏之所生，而藏之肾者也。故欲藏精于肾者，必调五脏，五脏盛而精生矣。是方也，人参、五味、天麦门冬补肺药也，茯神、远志、柏仁、枣仁、生地补心药也，白术、茯苓、山药、石斛补脾胃也，熟地、枸杞、菟丝子、巴戟、牛膝、茱萸、蒺藜补肝肾也。鹿角胶，血气之属，用之所以生精。角霜、莲须，收涩之品，用之所以固脱。如是则五脏皆有养而精日生，乃能交媾而孕子矣，百脉齐到矣。

长春广嗣丹

男妇艰嗣者，此方主之。

人参（去芦）、天门冬（去心）、当归（酒洗）、山茱萸（去核）、泽泻（去毛）、石菖蒲（炒）、赤石脂、五味子（去梗）、覆盆子（去萼）、白茯苓、车前子、广木香、柏子仁各一两，山药（姜汁炒）、川椒（去目及闭口者，炒出汗）、川巴戟（去心）、川牛膝（酒洗）、生地（酒洗）、熟地黄、地骨皮、杜仲各二两，远志（去心）、肉苁蓉（酒洗出心膜）、枸杞子各三两，菟丝子（酒洗去土，仍用酒蒸捣饼，晒干）四两。

上为末，炼蜜丸如桐子大，每服三十丸，盐汤酒任下，日三服。

五子衍宗丸

添精补髓，疏利肾气，不问下焦虚实寒热，服之自能单补。此药气味专精，功深效大。

枸杞子、菟丝子各八两，五味子一两，覆盆子四两，车前子二两。

惯遗精者，去车前，加韭子。

上为末，炼蜜丸如桐子大，每空心九十丸，临卧五十丸，淡盐汤下，冬月温酒下。

种子方

彭用光曰：男子欲儿，当益荣而补精。且人无子之因，起于父气之不充，岂可尽归咎于母血之不足与虚寒耶。或禀赋薄弱，或房劳太过，以致肾气欠旺，不能直射子宫，宜此温清之剂，古方热药切不可用。

巴戟（酒浸，去心）二两，益智仁（盐水炒）、杜仲（去皮，酥炙）、牛膝（去芦，酒洗）、白茯神（去皮、木）、干山药（蒸）各一两，菟丝子（酒浸去泥，土炒）、远志（甘草水煮，去心）、蛇床子（去壳）、川续断（酒洗）各一两五钱，山茱萸（酒浸，去核）三两，当归身（酒洗）一两，熟地黄（酒蒸）三两，鹿茸（去毛，酥炙）一两。

上为细末，炼蜜为丸，如桐子大，每三五十丸，空心酒下，或炒盐汤下亦可，临时亦服。若妇人月候已尽，此是生子期也，一日可服三五次，平时只一次，在外勿服。如精虚，加五味子一两。

阳道衰，倍加续断一两五钱。精不固，加牡蛎、龙骨，火煅过七次，盐酒淬，井底浸三日，取起晒干，各一两三钱，更加鹿茸五钱。

温肾丸

治阴痿精薄而冷。

巴戟二两，当归、鹿茸、益智、杜仲、生地（酒炒）、茯神、山药、菟丝子、远志、蛇床子、续断各一两，山茱萸、熟地黄各三两。

上为末，炼蜜丸如桐子大，每三五十丸，空心温酒下。精虚加钟乳粉、五味子。阳道衰倍续断。不固加龙骨、牡蛎，倍鹿茸。多房室者倍加蛇床子。痿倍加远志肉。欲刚倍鹿茸。

玄牝太极丸

久服神清气爽，长颜色，温骨髓，倍进饮食，调和脏腑，精浓能施，生子有效。

苍术四两（用盐水、酒、醋、米泔各浸炒一两，补脾），当归、熟地黄各二两（补血），川芎一两，葫芦巴一两二钱（益气），芍药一两二钱，磁石一两三钱（补阳），黄柏（盐水炒）、知母（盐水炒，治相火）、巴戟（佐肾）、五味子（去痰，收肺气）、白术（补脾）各一两半，破故纸（补肾）、枸杞（补肝）、小茴香（治小肠气）、白茯苓（盐酒蒸，补心）各二两半，木瓜（用牛膝水浸）、杜仲、苁蓉各二两，没药一两（治肾损，益心血），阳起石一两（用黄芩水浸，装入羊角内，以泥封固，火煅青烟起用出，以指研对日不坠为度，如坠复煅）。

上为末，择壬子、庚申旺日，用鸡子六十个，打开一孔，去内拭干，以末入内，用纸糊住，令鸡抱子出为度，取药炼蜜为丸，如桐子大，每服八十一丸，空心盐汤下。

金锁思仙丹

治男子嗜欲过多，精气不固。

莲蕊、莲子、芡实各等分。

上为末，金樱膏丸如梧子大，每三十丸，空心盐汤下，一月见效。即不走泻，候女人月信住，取车前子，水煎服之，一交即孕。久服精神完固，能成地仙。平时忌葵菜、车前子。

千金种子方（一名芡实丸）

治梦泻及阳虚未交先泻者神效，久服令人多子。

沙苑蒺藜四两（微炒），莲花蕊四两（金色者佳），山茱萸（去核）三两，覆盆子（去蒂、心）二两微炒，芡实（去壳）四两，龙骨（五花者佳，入砂罐内煅红，淬童便凡七次，挂井底出火毒，或埋地中半月亦可，一方无此味）五钱。

上各为细末，炼蜜丸如桐子大，每服六七十丸，空心盐汤或莲肉煎汤下，须忌房事三十日，愈久愈妙。如觉精气太秘，将交感之日，其早先以车前子一合煎汤服之。此方不问阴虚阳虚，皆可通用。

种子大补丸

人参、麦门冬、生地（酒炒）、熟地（砂仁炒）、巴戟天、杜仲、沙苑潼蒺藜、天门冬、枸杞子、黄柏、白茯神、白茯苓、白术、白芍药各四两，牛膝、当归、黑桑椹、芡实、圆眼肉、鹿角胶各五两。

上为末，用雄鹿血和炼蜜为丸，如桐子大，每服五十丸，空心温酒盐汤任下。

十子丸

治五劳七伤，心神恍惚，梦遗鬼交，及五痔七疝等证。

槐子（蒸七次）、覆盆子、枸杞子、桑椹子、冬青（二味共蒸）各八两，没石子、菟丝子、蛇床子、五味子、柏子仁各四两。

上为末，炼蜜丸如桐子大，每服五十丸，空心盐汤下，以干物压之。如女血不足，去柏子，加香附、川芎、当归、生地黄、熟地黄。如酒色过度，不能生育，加鹿角霜、巴戟、山茱萸、生地黄、枳壳、黄柏、何首乌。

聚精丸

鱼鳔半斤，切细，面炒成珠，再加酥油炒黄色，当归二两，酒浸，沙苑蒺藜一两，炒黄色。

上为细末，炼蜜为丸如桐子大，每服五十丸，空心温酒，或盐汤下，忌鱼腥。

真精妙合丸

治虚弱，阴阳俱耗者，男女并可服。此以人补人之法，非草木之滋味可比。服一服，胜他药百服。苟能无间，可以长生，岂但生子而已。

紫河车一具（用男子初胎者佳，米泔水洗净，用竹刀挑去筋内紫血，以老酒洗过入瓶，重汤煮一日，捣烂如泥），秋石二两（择童男女洁净无体气者，与以精洁饮食及盐汤，忌葱韭肉茶等，取便，熬成秋石），人乳干四两（取壮实妇人初胎香浓乳汁，置大瓷盘内烈日中速晒干），红铅五钱（择女子洁净无体气者，候天癸初至，以铅打血样合阴户上，随到随取，中有痒结如粟米珠子，或三或五，或七颗者，名曰枚子，尤妙。然北方女子多有，南方未易得，既取以澄过茯苓末收之）。

上为末，同河车和匀，炼蜜为丸如桐子大，每服一二十丸，空心白沸汤下。

全鹿丸（又名延寿百子丹）

大补元精，种子神效。

黄柏七斤（去粗皮，用青盐煮酒浸焙干，取净末五斤，又以鹿血拌焙），菟丝子七斤（水淘净，酒浸，蒸净末五斤，枸杞子七斤，真甘州者用牛乳浸，焙干，取净末五斤），金樱子三斤（捣去刺，剖开，去核，取净末一斤），五味子三斤（去枝、梗，酒洗净，晒干，净末一斤半），车前子三斤（水淘净，晒干，一斤），煮鹿时加桑白皮、楮实子各一斤半。

上前六味，各不见铁，务另研为细末，用鹿一只，须极肥壮，角有神气者为佳，先以红枣、茶叶喂养七日方用，止去毛，连肉五脏，去其大肠秽物，熬膏滤出听用，其骨角，加桑皮、楮实子，另煮连昼夜，以极研如粉为度，绞和前汁，同药末内拌匀，加秋石七八斤，愈多愈妙，槌化如膏，内加炼蜜共为丸如桐子大。每空心临卧服七八十丸或二钱，空心垃酒或秋石汤或盐汤送下，以干物压之，其效如神。煮鹿时，用砂锅二口，以鹿肉入于大坛内，以箬包紧，隔汤煮烂，然后滤出内汁听用。如坛内汤干，另用一锅煮熟水，逐时添入，不用生水。其骨角亦如上隔汤煮数昼夜，连胶并前滤出肉汁和药，肉柤不用。工夫全在煮时，柴用桑柴为妙，须不断火，连日夜，更番制成，不可歇息。丸成药后，有秋石在内，恐发潮，切不可远火，时时焙着。食后步履轻便，加食，即其验也。合时以冬月为妙，恐肉浓汁味少变耳。

七子散

治丈夫精气衰少，无子。

牡荆子、五味子、菟丝子、车前子、菥蓂子、山药、石斛、熟地黄、杜仲、鹿茸、远志（去心）各八分，附子（炮）、蛇床、川芎各六分，山茱萸、天雄各五分，桂心十分，白茯苓、牛膝、人参、黄芪各五分，巴戟十二分，苁蓉七分，钟乳粉八分。

上为末，每服钱许，酒调日二服。一方加覆盆子二钱。

庆云散

治丈夫阳气不足，不能施化。

覆盆子、五味子各二升，菟丝子一升，白术（炒）、石斛各三两，麦门冬、天雄各九两，紫石英二两，桑寄生四两。

上为末，食后酒调服钱许，日三服。或米饮调亦可。冷去桑寄生，加细辛四两。阳事少去石斛，加槟榔十五个。

加味六子丸

此方不寒不热，可以常服。男子阳痿，及妇人久不孕者均宜。

菟丝子（酒浸）、杜仲（麸炒去丝）各一两半，覆盆子二两五钱，肉苁蓉二两三钱，车前子（洗）、白蒺藜子（炒，去刺）、破故纸、麦门冬（去心）、川牛膝、山茱萸（去核）、牡蛎（盐泥同煅过）各二两，黄芪（盐水浸）、熟地黄（忌铁、铜）各一两，五味子、大甘草各五钱。

夏月加黄柏二两，冬月加干姜五钱。

上为细末，捣饭丸如桐子大，每服五七十丸，空心盐汤，午间临卧，用酒送下。

固本健阳丹

凡人无子，多是精血清冷，或禀赋薄弱，间有壮盛者，亦是房劳过甚，以致肾水欠旺，不能直射子宫，故令无子，不可尽归咎于母血之不足也。

菟丝子（酒煮）一两半，白茯神（去木）、山药（酒蒸）、牛膝（酒洗）、杜仲（酒洗，酥炙）、当归（酒洗）、肉苁蓉（酒浸）、益智仁（盐水炒）、五味子、嫩鹿茸（酥炙）各一两，熟地黄（酒蒸）、山茱萸（酒蒸，去核）各三两，川巴戟（酒浸，去心）二两，续断（酒浸）、远志（去心）、蛇床子（炒，去壳）各一两半。

加人参二两，枸杞子三两，尤效。

上为细末，炼蜜丸如桐子大，每服五七十丸，空心盐汤下，酒亦可，临晚再进一服。若妇人月候已尽，此是种子期也，一日可服三次。如精不固，加龙骨、牡蛎火煅，盐酒淬三五次，各一两五钱，更加鹿茸五钱。如下元虚冷，加附子、覆盆子各二两。

（十三）《简明医彀》[46]

卷之七・交感

黄帝曰：妇人有彻老不生男女，何也？曰：因多房事，损动脏腑；或天癸不通，子宫挟寒；或男子事狂，阳弱精少，清寒不能射，又不既济而相接，此所以不生也。或有正生产，断六七年，数岁不生，何也？亦由女人有上数疾，劳损身体，以致经脉不调，虽有亦微弱，难以容纳阳精也。且夫妇之道，交合以时，生子必壮，聪慧永寿。古人有图，择生男之月，而王隐君谓春取甲乙日，夏丙丁、秋庚辛、冬壬癸，四季月后各十八日。取戊己为旺相日，及天月二德诸吉日，论时，则取妇人经行适当三十时。诀云：三十时辰两日半，二十八九君须算，落红满地是佳期，金水过时空霍乱。霍乱之时枉费工，树头树底觅残红，但解花开能结子，何愁丹桂不成丛。此云妇人月经方止，金水初生时，子宫正开，乃受精结胎之候，妙合太和之际，宜以人事副之，庶不失造化之理也。过此佳期，则子宫闭而不受胎矣。然妇人经水来时，有两日半净者，有三、五、七日净者，惟以败血去尽，新血初生，但以洁白布帛拭之。如鲜红者，未尽也；浅淡者，太过也；看新血如金色者，正当时也，交合无不成孕。更宜净后一、三、五日成男，双日成女，宜子时后，得遇天月二德及诸吉辰，不近秽污，择净洁之处，则有福德善慧灵光托化，得子必神气清秀，聪慧胜人。又云：男子施精向左，女子屈左足，而左侧卧成男。胎成之后，不宜连续交合，最宜安静调养，乃保弥月而诞生福寿之子嗣矣。或曰：女子受孕，此常道也，何苦是之难乎？曰：大矣哉！人之有生也，其阴阳造化之妙乎。夫阴阳生生不息之德，其在于物，则本乎乾坤；其在于人，则根乎精血。是故虽有道体之妙，而实遇修用之机。自其常而观之，则愚夫愚妇无不知也；自其变而言之，虽博综之士，亦有所不能焉。是故体则阴阳精血，用则阴阳配合也。精血盈足；配合中时，此其常也，及其变也，当忝所以变之理。达人君子，可不于有变之际而加意焉。子嗣之求，研究圣贤之蕴，以赞化育之机者也。世之人知所以用，则螽斯兆于此矣。锡祚永之胤，终大地之功，岂小补云。俗有男子精气未足，女子经脉未通，而成合卺之体，男子有成劳怯，女子多成崩淋。虽不能如古人男子三十，女子二十为父母者，必待男成冠纳室，女及笄于归，自成孕育，分娩无虞。蕃衍胤嗣，更何病之有哉？

妇人不孕，不可概谓子宫虚寒冷闭，而通用温热之药。有体瘦而多气郁，全是内火煎熬，阴血津液枯涸，但宜滋阴养血，兼以清热乃效。若全用温热之药，则阴血愈亏，非惟无孕，变生他病，祸不旋踵矣。脉法沉涩，气郁；洪数，内火；微迟，虚寒。微弱细涩，气血两虚，少年无孕，中年绝产。六脉相停，滑而和乃成孕。

主方（男服）：秋石四两，鹿角霜四两，人参、枸杞子（甘州）、山茱萸肉、麦冬、天门冬、杜仲（姜炒断丝）、生地黄、熟地黄（酒蒸）各二两。上为末，老米粉作糊丸桐子大。每服五十丸，空心白汤下。

一月后候女子月经过，金水正生时，男子空心服车前子汤半盏，夜交合得孕。随时更以前方参酌修合兼服。

主方（女服）：香附子一斤（四制，春、秋三，夏二，冬七日，晒干为末，筛去头、末，取中末半斤用），当归（酒浸）、白术（土炒）各三两，川芎、白芍药、熟地黄、生地黄、阿胶、丹皮、黄芩（炒）、益母草、柴胡、臭椿根白皮各二两。上末，醋糊丸桐子大，每六十丸空心淡醋汤下，干物压之。

（十四）《宜麟策》[47]

女病（疾病二）

妇人所重在血，血而构精，胎孕乃成。欲察其病，惟于经候见之。欲治其病，惟于阴分调之。盖经即血也，血即阴也。阴以应月，故月月如期，此其常也。及其为病，则有或先或后者，有一月两至者，有两月一至者，有枯绝不通者，有频来不止者，有先痛而后行者，有先行而后痛者，有淡色黑色紫色者，有瘀而为条为片者，有精血不充而化作白带白浊者，有子宫虚冷而阳气不能生化者，有血中伏热，而阴气不能凝成者，有血癥气痞，子脏不收，月水不通者。凡此皆真阴之病也。真阴既病，则阴血不足者，不能育胎。阴气不足者。不能摄胎，是以求子之法，首重调经。

（十五）《竹林女科证治》[5]

卷一・调经上・经来如铜绿水

经一全无红色，乃大虚大冷也。忌用凉药，宜服乌鸡丸。半月非特病愈，而且有孕。

乌鸡丸

乌鸡肉（去皮、油不用，酒蒸熟）三两，山药（炒）、肉桂、肉苁蓉

（酒洗净，炒）、蒲黄（炒黑）、当归、山茱萸、白芍各一两，熟地黄一两五钱，大附子三钱（制），鹿茸一钱（酥制），川芎五钱。

共为末，粳米糊丸，空心酒下百丸。

卷一・调经上・经来全白色

经来白色，五心烦热，小便作痛，面色青黄，乃血气虚也。亦忌凉药，宜服乌鸡丸（方见前），半月即有孕。

卷二・安胎上・妊娠宜知静养

胎前静养乃第一妙法，不校是非，则气不伤矣。不争得失，则神不劳矣。心无嫉妒，则血自充矣。情无淫荡，则精自足矣。安闲宁静，即是胎教。绍宗祧之重承舅姑之欢，叶琴瑟之和，衍螽斯之庆。所以古人必先静养。无子者遵之即能怀孕，怀孕者遵之即能易产，静养所关，岂不大哉？

卷四・求嗣上・求嗣总论

生人之道，始于求嗣，而求嗣之法，不越乎男养精、女养血两大关键。盖阳精溢泻而不竭，阴血时下而无愆，阴阳交畅，精血合凝，胚胎结而生育滋矣。若阳虚不能下施于阴，阴亏不能上承夫阳，阴阳抵牾，精血乖离，是以无子。主治之法：男当益其精而节其欲，使阳道之常健；女当养其血而平其气，使月事以时下，交相培养，有子之道也。世人不察方，且推生克于五行，蕲补养于药饵，以伪胜真，以人夺天，虽孕而不育，育而不寿者多矣。

卷四・求嗣上・求嗣必先养精

种子之法，男子必先养精，女子必先养血。今人之无子者，往往勤于色欲，岂知施泄无度阳精必薄，纵欲适情真气乃伤，妄欲得子，岂能孕乎？夫男主乎施，女主乎受，一施一受胎孕乃成。今所施者，全非先天浓郁之气，不过后天渣滓之物，纵使阴受可化，而实乏阳施之用矣。故求嗣者，毋伤于思虑，毋耗其心神，毋意驰于外而内虚，毋志伤于内而外驳，毋以酒为色媒，毋以药而助火，清心寡欲，安神惜精，静养日久，气足神完，依时而动，其一点先天之真精，生气勃然，随阳之痿而溢出，自万举而万当矣。内经云：阴平阳秘，精神乃治；阴阳离决，精气乃绝。老子曰：必清必静，毋摇尔精。人镜经曰：精气盛则生二男，益谓此也。

卷四·求嗣上·童稚不孕

方苞方萼生气未舒，甫童甫笄天癸未裕，曾见有未实之粒可为种，未足之蚕可为茧乎？强费心力即日姑俟异日，而年衰者其能待乎，是坐失其时而已矣。

卷四·求嗣上·暗产须防

胎元初成，形如珠露，此其橐龠无依，根荄无地，巩之则固，决之则流。故凡受胎之后，极宜节欲，以防泛溢。而少年纵情，罔知忌惮，往往恃强而不败，或既败而复战。当此之时，主方欲静，客不肯休，无奈狂徒敲门撞户，顾彼水性热肠，有不启扉而从，随流而逝者乎。斯时也，落花与粉蝶齐飞，火枣共交梨并逸合污同流已，莫知其昨日孕而今日堕矣，朔日孕而望日堕矣，随孕随堕本无形迹。盖明产胎已成形小产必觉，而暗成胎仍似水直溜，何知？故术家多无大产，以小产之多也。娶娼妓者多无子息，以其子宫滑而惯于小产也。余尝见世之艰嗣者，问其阳事，则曰能战；问其功夫则曰尽通；问其意况，则怨叹曰：人皆有子我独无夫！岂知人之明产而已之暗产耶。此外，如受胎三五七月而每有堕者，虽衰弱之妇多有之，然必由纵欲不节，致伤母气而堕者为尤多也。故凡恃强过勇者多无子，以强弱之自相残也；纵肆不节者多不育，以盗损胎元之气也，岂悉由妇人之罪哉。求嗣者思患而预防之，则庶乎其可矣。

卷四·求嗣上·妇人不孕病源

妇人所重在血，血能构精胎孕乃成，欲察其病，惟于经候见之；欲治其病，惟于阴分调之。盖经即血也，血即阴也，阴以应月，故月月如期，此其常也。及其为病则有或先或后者，有一月两至者，有两月一至者，有枯绝不通者，有频来不止者；有先痛而后行者，有先行而后痛者；有淡色、紫色、黑色者，有瘀而为条、为片者；有精血不充而化作带浊者，有元气下陷而变为崩漏者；有子宫虚冷而阳气不能生化者，有血中伏热而阴气不能凝成者；有血癥气瘕，子脏不收、月水不通者，皆真阴之病也（主治之法详载调经上、下两卷）。夫真阴既病，则阴血不足者不能育胎，阴气不足者不能摄胎。摄育之权总在命门，以命门为冲任之血海，而胎以血为主，血不能自生而又以气为主，是皆真阴之谓也。故凡补命门，或气或血，皆可谓之补阴，而补阴之法，即培根固本之道也。凡自壮至老，乃人人之所不可缺者，而况为先天后天之肇基舍，是无以用其力矣。是以调经种子之法，亦惟以填补命门顾惜阳气为主。然精血之都在命门，而精血之源又在二阳心脾之间。盖心主血，养心则养血，脾胃主饮食，健脾胃则气布，二者胥和则气畅血行，此情志饮食，又当先经血而为之计者，无非补阴之源也。使不知本末先后而妄为之，治则乌足以言调经种子之法。

卷四・求嗣上・妇人虚弱不孕

妇人气血俱虚，经脉不调，或断续，或带浊，或腹痛，或腰酸，或饮食不甘，瘦弱不孕，宜服毓麟珠一二斤，即可受胎。凡种子诸方无以加此。

毓麟珠

人参、白术（蜜炙）、茯苓、白芍（酒炒）各二两，川芎、炙甘草各一两，当归、熟地黄各四两，菟丝子（制）四两，杜仲（酒炒）、鹿角霜、川椒（去目）各二两。

上为末，蜜丸弹子大。空心嚼服一、二丸，白汤下，或作小丸吞服。

如经迟腹痛，加破故纸（酒炒）、肉桂各一两，甚则再加吴茱萸（汤泡，炒）五钱。如带多腹痛，加破故纸（酒炒）一两、北五味五钱，或加龙骨（醋煅）一两。如子宫寒甚，或泄或痛，加附子（制熟）、干姜（炮）各数钱。如血热多火、经早内热者，加川续断、地骨皮各二两，或另以汤剂暂清其火，而后服此，或以汤引，酌宜送下。

卷四·求嗣上·妇人脏寒不孕

妇人五脏虚损，子宫冷惫，赤白带下，盗汗短气、畏寒恶冷，宜续嗣降生丹。此方无怪诞克伐之品，且温且固，凡血海虚寒者，服之必佳。但温力有余，补力不足，倘益以人参、白术、熟地黄、川芎、炙甘草各一两，则温补赞育之功，非浅鲜也。因名曰：加味续嗣降生丹。

续嗣降生丹

当归（酒洗）、杜仲（酒炒）、茯神、益智仁、龙骨（煅）、桂心、吴茱萸（汤泡）、干姜（半生半熟）、川椒（去目）、乌药（炒）各一两，白芍（酒炒）、川牛膝（酒浸）、半夏（制）、防风、秦艽、石菖蒲（去毛）、北细辛、桔梗各五钱，朱砂一钱（用大附子一枚，脐下作窍，入朱砂于内，面裹煨热，取出朱砂为末，去附子不用，研细水飞），牡蛎（大片者，童便浸四十九日，每五日一换，取出用硫黄一两，为末，酒和涂遍，用皮纸糊实，米醋浸湿，外以盐泥固之，候干，用炭五斤，煅过为末，每料只用二两，余可收储，留下再用）。

上为末，酒煮糯米糊丸，梧子大，朱砂为衣。每服三十丸，渐加至八九十丸，空心白汤下。

卷四·求嗣上·妇人形肥不孕

痰气盛者体必肥，肥则下体过胖，子宫缩入，难以受精。即或男茎长健，鼓勇而战精直射入，而湿由膀胱，必有泛滥之患，宜涤痰汤吞送涤痰丸。

涤痰汤

当归（酒洗）、白术（蜜炙）、白芍、半夏（制）、香附米、陈皮、甘草各一两，茯苓四两，川芎七钱五分。

分作十剂，每剂姜三片，水煎吞服涤痰丸。

涤痰丸

白术二两（蜜炙），半夏曲、川芎、香附米各一两，神曲（炒）、茯苓各五钱，橘红四钱，甘草二钱。

上为末，粥丸。每服八十丸，热加黄连、枳实（麸炒）各一两。

卷四・求嗣上・妇人瘦弱不孕

妇人瘦弱，多由血少不能受孕，宜常服大补丸。

大补丸

天冬（去心）、麦冬（去心）、石菖蒲、茯苓、人参、益智仁、枸杞子、地骨皮、远志肉各等分。

为末，蜜丸桐子大。空心酒下三十丸。

卷四・求嗣上・妇人素弱不孕

妇人受胎，必气足血充而后能养。倘气虚则阳衰，血虚则阴衰，气血两虚则胞胎下坠而不能升举，小产之不免也。宜八珍益母丸。

八珍益母丸

人参、白术（蜜炙）、茯苓、川芎各一两，当归、熟地黄各二两，甘草（蜜炙）五钱，白芍（醋炒）一两，益母草四两（五六月采取，只用上半截带叶者，不见铁器，晒杵为末）。

上为末，蜜丸弹子大，空心白汤下一丸。或作小丸亦可。脾胃虚寒多滞者，加砂仁（姜汁炒）一两；腹中胀闷，加山楂肉（米饭上蒸熟）一两；多郁者，加香附（酒制）一两。

卷四・求嗣上・妇人相火盛

相火旺者，过于焚烧枯燥之土，又苦草木难生，况火盛耐战，男精早泄而女兴未浓，何以成胎，宜一阴煎。

一阴煎

干地黄、熟地黄各三钱，白芍、麦冬（去心）、丹参各二钱，牛膝一钱五分，甘草一钱。

水二钟，煎七分服。

火盛烦躁加龟胶二钱，气虚加人参一二钱，心虚不眠加酸枣仁、当归各一二钱。

卷四·求嗣上·妇人脾胃寒

脾胃虚寒，则带脉必然无力，精即直射子宫，又安能胜任耶？宜补中丸。

补中丸

川芎、当归、黄芪（蜜炙）、白术（蜜炙）、人参、白芍、杜仲（盐水炒）、川续断、阿胶（炒珠）、五味子（炒）各一两，甘草（蜜炙）五钱。

上为末，蜜丸白汤下。

卷四·求嗣上·妇人气郁不孕

妇人思郁过度，致伤心脾冲任之源，血气日枯，渐至经脉不调，何以成胎？宜合欢丸。

合欢丸

当归、熟地黄各三两，茯神、白芍各一两五钱，酸枣仁（炒）、远志肉（制）各一两，香附（酒炒）、炙甘草各八分。

上为末，蜜丸，白汤下。气虚加人参一两。

卷四·求嗣上·妇人血滞不孕

妇人血虚经滞蓄积不行，小腹疼痛，久不成胎。宜五物煎。

五物煎

当归、熟地黄各三钱，白芍（酒炒）二钱，川芎、肉桂各一钱。

气滞加香附（制）一钱，阴虚疝痛加小茴香一钱，水道不利加泽泻一钱，呕恶加干姜一钱。

水煎服。

卷四·求嗣上·妇人经乱不孕

妇人经水不调，气血乖和，不能受孕，或生过一胎之后，停隔多年，宜种玉酒服至百日，即能受孕。如气血不足，经滞痰凝者，服至半年自能见效。

种玉酒

全当归五两（切片，此能行血养血），远志肉五两（甘草汤洗，此能散血中之滞，行气消痰）。

上二味用稀夏布袋盛之，甜酒十斤，安药浸之，密封口，浸过七日后，临卧温服，随量饮之。切弗间断，服完再制。

又经净后，每日用青壳鸭蛋一个，针刺七孔，蕲艾五分，水一碗，将蛋安艾水碗内，饭上蒸熟，食之。每月多则吃五六个，少则吃二三个亦可。

卷四·求嗣上·妇人经水不调

妇人惟经水为育嗣之期，经水不调，即非受孕之兆，纵使受之，亦不全美，宜大生丸。此通治调经之剂也。若赤白带下，久不受孕，宜调经种玉丸。若阴虚不孕，宜加味地黄丸。若经行腹痛，宜坤厚资生丸。

大生丸

熟地黄（酒蒸）、当归身各四两，续断（盐水炒）、阿胶（蒲黄末炒珠）、杜仲（盐水炒）、丹参（炒）各二两，黄芪（蜜炙）、白芍（酒炒）、延胡索（炒）、川芎各一两五钱，广皮五钱，香附（四制者，各一两）。

上为末，蜜丸，每服三钱，空心白汤下。行经时加二钱，若先期色紫（改为煎剂，一两改作一钱），加黄芩八分，姜三片，水煎空心服，临卧再服。若后期色淡，加肉桂、熟艾、干姜各五分，生姜三片。水煎服。

若经未至而腹痛，则用丹参一两，为末，黄酒下二钱。俱以经尽为止，仍常服前丸。

调经种玉丸

香附（四制）、杜仲（姜汁炒）各八两，川芎、白芍、当归身、干地黄、陈皮、小茴香（酒炒）、玄胡索（微炒）、肉苁蓉（酒炒）、青皮（陈者，麸炒）、乌药（炒）、枯黄芩（酒炒）、乌鲗鱼骨（酥炙）各四两。

共为末，醋和面糊为丸，每服百丸，空心好酒下。（一方无地黄、陈皮，有人参、黄芪各二两）

加味地黄丸

熟地黄四两，山萸肉、山药各二两，牡丹皮、茯苓各一两五钱，泽泻、香附（童便制）各一两，蕲艾（去筋，醋炙）五钱。

为末，蜜丸，每服七十丸，白汤下。

坤厚资生丸

熟地黄、当归（酒蒸）各四两，白芍（酒炒）三两，川芎（酒蒸）一两五钱，丹参（酒蒸）三两，茺蔚子（酒蒸）四两，香附四两（醋、油、姜汁、盐水各浸各炒一两），白术四两（蜜水炙黄）。

为末，以益母草八两，酒、水各半，熬膏，和蜜为丸，每服四钱，空心白汤下。

月经先期脉数属热，加生地黄、牡丹皮。后期厥冷脉迟属寒，加肉桂。将行腹痛是气滞也，加乌药、木香。食少气虚、面色皖白、四肢无力，是气血两亏也，方内香附减半，加人参、黄芪、茯神、远志肉、酸枣仁。

卷四・求嗣上・相女有法

求嗣者，必先择女，犹种植者必先择地。盖砂砾之场，难期稻黍；而薄福之妇，安望熊罴？故为后嗣计，不可不选择也。大都妇人之质，贵静而贱动，贵重而贱轻，贵厚而贱薄，贵苍而贱嫩。故唇短嘴小者不堪，此子嗣之部位也；耳小轮薄者不堪，此肾气之外候也；声细而不振者不堪，此丹田之气本也；形体薄弱者不堪，此藏蓄之宫城也；饮食纤细者不堪，此仓廪血海之源也；发焦齿豁者不堪，肝亏血而肾亏精也；睛露臀削者不堪，脏不藏而后无后也；山根唇口多青气者不堪，阳不胜阴，必多肝脾之滞逆也；脉见紧张弦涩者不堪，必真阴亏弱经候不调，而乏生生之气也。他如未笄之女，阴气未完，欲盛之妇，所生多女。性情和者，调经自易；性情妒者，月水不匀。相貌恶者形重，颜容美者福薄。肉肥胜骨者脂满子宫，骨瘦如柴者子宫无血。又有虎头熊项、蜂目豺声、横面竖眉者，必多刑克；泼悍奸险、阴恶刻薄者，均不利于子嗣。求嗣者不可不急讲也。

（十六）《女科经纶》[48]

卷一·月经门·调经先以顺气为主论

《济生方》曰：经云百病皆生于气。有七气，有九气。喜怒忧思悲恐惊，七气也。益之以寒热，为九气。气之为病，男子妇人皆有之，唯妇人之气为尤甚。盖人身血随气行，气一滞，则血为气并。或月事不调，心腹作痛；或月事将行，预先作痛；或月事已行，淋沥不断；或作寒热，或为癥瘕；或疼痛连腰胁，或引背膂，上下攻刺，吐逆不食，肌肉消瘦。非特不能受孕，久不治，转为劳瘵者多。是皆气之为病也。故调经养血，莫先以顺气为主。

卷二·嗣育门·不成男女为阴阳驳气所乘

朱丹溪曰：或问有男不可为父，女不可为母，与男子之兼形者，若何分之？曰：男不可为父，得阳道之亏者也。女不可为母，得阴道之塞者也。兼形者，由阴为驳气所乘，为状不一。有女兼男形者，又有下为女体，上具男之全形者，此又驳之甚也。或曰：驳气所乘，独见于阴，而所成之形，又若是不同耶？曰：阴体虚，驳气易乘。驳气所乘，阴阳相混，无所为主，不可属左，不可属右，受气于两歧之间，随所得驳气之轻重而成形，故所兼之形有不同也。

慎斋按：以上三条，序受孕有双胎之异，有不成男女之形，此皆阴阳变常，驳气所感，理之所不可稽者也。

卷二·嗣育门·经论男女有子本于肾气之盛实

《素问》曰：女子七岁，肾气盛，齿更发长，二七而天癸至，任脉通，太冲脉盛，月事以时下，故有子。七七任脉虚，太冲脉衰少，天癸竭，地道不通，故形坏而无子。丈夫八岁，肾气实，齿更发长，二八肾气盛，天癸至，精气溢泻，阴阳和，故能有子。八八则齿发去，五脏皆衰，筋骨懈惰，天癸尽矣。故发鬓白，身怯，行步不正而无子。

慎斋按：以上经论一条，序男女有子，本于天癸至，而肾气盛实之候也。昔人论种子，必先调经。故妇人调经一门之后，即继以嗣育之道。若《良方》与《济阴纲目》序调经经闭证后，遂编入妇人血崩带下，与中风诸疾，未免序次不伦矣。

卷二·嗣育门·求子须知先天之气论

胡孝曰：男女交媾，其凝结成胎者，虽不离精血，犹为后天滓质之物，而一点先天之气萌于情欲之感者，妙合于其间。朱子所谓禀于有子之初，《悟真篇》所谓生身受气初者是也。医之上工，因人无子，语男则主于精，语女则主于血。著论立方，男子以补肾为要，女子以调经为先。又参以补气行气之说，察其脉络，究其盈亏，审而治之，然后一举可孕也。

卷二·嗣育门·种子必保养心肾二脏论

王宇泰曰：严冬之后，必有阳春。是知天地之间，不收敛则不能发生，自然之理也。今人既昧收藏之理，纵欲竭精，以耗真气。及其无子，既云血冷，又谓精寒，燥热之剂投而真阴益耗矣，安得而有子。大抵无子之故，不独在女，亦多由男。房劳过度，施泄过多，精清如水，或冷如冰，及思虑无穷，皆难有子。盖心主神，有所思则心驰于外，致君火伤而不能降。肾主智，有所劳则智乱于中，俾肾亏而不能升，上下不交，水火不媾，而能生育者，无有也。

卷二·嗣育门·妇人无子属冲任不足肾气虚寒

《圣济总录》曰：妇人所以无子，由冲任不足，肾气虚寒故也。《内经》谓：女子二七天癸至，任脉通，太冲脉盛，阴阳和，故能有子。若冲任不足，肾气虚寒，不能系胞，故令无子。亦有本于夫病妇疾者，当原所因调之。

卷二·嗣育门·妇人不孕属风寒袭于子宫

缪仲淳曰：女子系胞于肾及心胞络，皆阴脏也。虚则风寒乘袭子宫，则绝孕无子，非得温暖药，则无以去风寒而资化育之妙。唯用辛温剂，加引经，至下焦，走肾及心胞，散风寒，暖子宫为要也。

卷二·嗣育门·妇人不孕属冲任伏热真阴不足

朱丹溪曰：妇人久无子者，冲任脉中伏热也。夫不孕由于血少，血少则热，其原必起于真阴不足。真阴不足，则阳胜而内热，内热则荣血枯，故不孕。益阴除热，则血旺易孕矣。《脉诀》曰：血旺易胎，气旺难孕是也。

卷二·嗣育门·妇人不孕属阴虚火旺不能摄精血

缪仲淳曰：女子血海虚寒而不孕者，诚用暖药。但妇人不孕，亦有阴虚火旺，不能摄受精血，又不可纯用辛温药矣。

卷二·嗣育门·妇人不孕属血少不能摄精

朱丹溪曰：人之育胎，阳精之施也，阴血能摄之，精成其子，血成其胞，胎孕乃成。今妇人无子，率由血少不足以摄精也。血少固非一端，然欲得子者，必须补其精血，使无亏欠，乃可成胎孕。若泛用秦桂丸之剂，熏戕脏腑，血气沸腾，祸不旋踵矣。又曰：瘦弱妇人，性躁多火，经水不调，不能成胎。以子宫干涩无血，不能摄受精血故也。益水养阴，宜大五补丸、增损三才丸加减，以养血主之。东垣有六味丸。补妇人阴血不足无子，服之能胎孕。

卷二·嗣育门·妇人不孕戒服秦桂丸热药论

朱丹溪曰：无子之因，多起于妇人。医者不求其因起于何处，遍阅古方，唯秦桂丸，用温热药，人甘受燔灼之祸而不悔，何也？或曰春气温和，则万物发生，冬气寒冽，则万物消陨，非秦桂温热，何以得子脏温暖成胎？予曰：妇人和平，则乐有子。和则气血匀，平则阴阳不争。今服此药，经血必紫黑，渐成衰少。始则饮食渐进，久则口苦而干，阴阳不平，血气不和，病反蜂起，以秦桂丸耗损真阴故也，戒之。

按：秦桂丸为妇人子宫虚寒积冷不孕者设。若血虚火旺，真阴不足，不能摄精者服之，则阴血反耗，而燥热助邪矣。

慎斋按：以上六条，序妇人不孕，有虚寒、伏热、肾虚、血少，为不足之病也。

卷二·嗣育门·妇人不孕属脂膜闭塞子宫

朱丹溪曰：妇人肥盛者，多不能孕育。以身中有脂膜闭塞子宫，致经事不行。瘦弱妇人不能孕育，以子宫无血，精气不聚故也。肥人无子，宜先服二陈汤，四物去生地，加香附，久服之。丸更妙。

卷二·嗣育门·妇人不孕属湿痰闭子宫

朱丹溪曰：肥盛妇人，禀受甚厚，恣于酒食，经水不调，不能成孕。以躯脂满溢，湿痰闭塞子宫故也。宜燥湿、去痰、行气，二陈加木香、二术、香附、芎、归，或导痰汤。

卷二·嗣育门·妇人不孕属于积血

陈良甫曰：妇人有全不产育，及二三十年断绝者，荡胞汤主之，日三服，夜一服，温覆汗，必下积血及冷赤脓如豆汁，力弱大困者，一二服止。

卷二·嗣育门·妇人不孕分肥瘦有痰与火之别

何松庵曰：有肥白妇人不能成胎者，或痰滞血海，子宫虚冷，不能摄精，尺脉沉滑而迟者，当温其子宫，补中气，消痰为主。有瘦弱妇人不能成胎者，或内热多火，子宫血枯，不能凝精，尺脉洪数而浮者，当滋阴降火，顺气养血为主。

慎斋按：以上五条，序妇人不孕，有痰饮、积血、脂膜，为实邪有余之病也。

卷二·嗣育门·妇人不孕病情不一论

薛立斋曰：妇人不孕，亦有六淫七情之邪伤冲任。或宿疾淹留，传遗脏腑，或子宫虚冷，或气旺血衰，或血中伏热。又有脾胃虚损，不能荣养冲任。更当审男子形质何如。有肾虚精弱，不能融育成胎。有禀赋原弱，气血虚损。有嗜欲无度，阴精衰惫。各当求原而治。至大要，则当审男女尺脉。若右尺脉细，或虚大无力，用八味丸。左尺洪大，按之无力，用六味丸。两尺俱微细，或浮大，用十补丸。若误用辛热燥血，不唯无益，反受其害矣。

慎斋按：以上一条，序不孕之理，兼男女病情而论之也。

卷五·产后证上·产后十二癥病

《千金方》曰：妇人产后十二癥病。带下无子，皆是风冷寒气，或产后未满百日，胞络恶血未尽，便利于悬圊，及久坐寒湿入胞里，结在小腹，牢痛积聚，小如鸡子，大者如拳，按之跳手隐隐然，或如虫啮，或如针刺，气时抢心，两胁支满，不能食，食饮不消。

卷七·带下证·带下属风冷伤于胞络

严用和曰：妇人赤白带下，此由劳伤冲任，风冷据于胞络，妇人平居，血欲常多，气欲常少，而疾不生。或气倍于血，气倍生寒，血不化赤，遂成白带。若气平血少，血少生热，血不化红，遂成赤带。寒热交并，赤白俱下，其脉右尺浮，浮为阳，阳绝者无子。若足冷带下，轻则漏下，甚则崩中，皆心不荣血，肝不藏血所致。

卷八·杂证门·癥瘕痃癖证·妇人八瘕属血脉精气不调所生

巢元方曰：八瘕者，皆胞胎生产，月水往来，血脉精气不调所生也。肾为阴，主开闭，左为胞门，右为子户，主月水、生子之道。胞门子户，主精血神气出入，合于中黄玉门四边，主持关元，禁闭子精。脐下三寸，名曰关元，主藏魂魄。妇人之胞，三焦之腑，常所从止。若妇人经脉俞络合调，月水以时来至，能生子而无病。如经络荣卫继绝不通，邪气便得往来，入合于脏。若生血未尽而合阴阳，即令血脉挛急，小腹重急，支满胸胁，四肢酸痛，饮食不调，结牢恶血不除，月水不时，因生积聚，如怀胎状，阴中肿，内生风，小便不利，若痛如淋状，久不复生子。

慎斋按：《巢氏病源》论妇人八瘕，不外新产、月水之后，感寒湿风冷，凝泣血脉，留滞经络，闭塞隧道而成也。乃强分黄瘕、青瘕、燥瘕、血瘕、脂瘕、狐瘕、蛇瘕、鳖瘕之名，以惑世诬名，宜其为张戴人所斥也。夫瘕者，假也，不过假人身之气血，加以食积痰饮，胶结成形。《内经》止有石瘕，生于胞中一证，何尝有为黄为青之名色耶？既有八瘕之证，医者亦难辨其是狐是蛇是鳖也，因删之。《妇人良方》中，但存八瘕之名，而不载条目，最有见。

卷八·杂证门·癥瘕痃癖证·妇人癥痞属脾胃亏损邪正相抟

《大全》曰：妇人癥痞，由饮食失节，脾胃亏损，邪正相抟，积于腹中，牢固不动，有可征验，故名曰癥。气道壅塞，故名曰痞。得冷则发，冷入子脏则不孕，入胞络则月水不通。

薛立斋按：此证若脾胃虚弱，六君子加芎、归。若肝脾虚弱，补中汤及归脾汤。若肝火郁滞，佐以芦荟、地黄二丸，外贴阿魏膏。患者须慎七情六淫，饮食起居。治者不时审察病机而药之，庶几有效。

（十七）《傅青主女科》[49]

女科上卷·种子·身瘦不孕

妇人有瘦怯身躯，久不孕育，一交男子，即卧病终朝。人以为气虚之故，谁知是血虚之故乎。或谓血藏于肝，精涵于肾，交感乃泄肾之精，与血虚何与？殊不知肝气不开，则精不能泄，肾精既泄，则肝气亦不能舒。以肾为肝之母，母既泄精，不能分润以养其子，则木燥乏水，而火且暗动以铄精，则肾愈虚矣。况瘦人多火，而又泄其精，则水益少而火益炽，水虽制火，而肾精空乏，无力以济，成火在水上之卦，所以倦怠而卧也。此等之妇，偏易动火。然此火因贪欲而出于肝木之中，又是偏燥之火，绝非真火也。且不交合则已，交合又偏易走泄，此阴虚火旺不能受孕。即偶尔受孕，必致逼干男子之精，随种而随消者有之。治法必须大补肾水而平肝木，水旺则血旺，血旺则火消，便成水在火上之卦。方用养精种玉汤。

大熟地一两（九蒸），当归五钱（酒洗），白芍五钱（酒洗），山萸肉五钱（蒸熟）。

水煎服。三月便可身健受孕，断可种子。此方之用，不特补血而纯于填精，精满则子宫易于摄精，血足则子宫易于容物，皆有子之道也。惟是贪欲者多，节欲者少，往往不验。服此者果能节欲三月，心静神清，自无不孕之理。否则不过身体健壮而已，勿咎方之不灵也。［服药三月后不受孕，仍用原方加杜仲二钱（炒断丝），续断二钱，白术五钱（土炒焦），云苓三钱，服数剂后必受孕］

女科上卷·种子·胸满不思食不孕

妇人有饮食少思，胸膈满闷，终日倦怠思睡，一经房事，呻吟不已。人以为脾胃之气虚也，谁知是肾气不足乎。夫气宜升腾，不宜消降。升腾于上焦则脾胃易于分运，降陷于下焦则脾胃难于运化。人乏水谷之养，则精神自尔倦怠，脾胃之气可升而不可降也明甚。然则脾胃之气虽充于脾胃之中，实生于两肾之内。无肾中之水气，则胃之气不能腾；无肾中之火气，则脾之气不能化。惟有肾之水火二气，而脾胃之气姑能升腾而不降也。然则补脾胃之气，可不急补肾中水火之气乎？治法必以补肾气为主，但补肾而不兼补脾胃之品，则肾之水火二气不能提于至阳之上也。方用并提汤。

大熟地一两（九蒸），巴戟一两（盐水浸），白术一两（土炒），人参五钱，黄芪五钱（生用），山萸肉三钱（蒸），枸杞二钱，柴胡五分。

水煎服。三月而肾气大旺。再服一月，未有不能受孕者。此方补气之药多于补精，似乎以补脾胃为主矣。孰知脾胃健而生精自易，是脾胃之气与血，正所以补肾之精也水也。又益以补精之味，则阴气自足，阳气易升，自尔腾越于上焦矣。阳气不下陷，则无非大地阳春，随遇皆是化生之机，安有不受孕之理与！（胸满不孕。人每误为脾胃虚寒，不能克食。用扶脾消导之药。肾气愈虚，何能受孕。妙在立方不峻补肾火，所以不用桂附等药，但专补肾气，使脾胃之气不复下陷，则带脉气充，胞胎气暖，自然受孕无难矣）

女科上卷·种子·下部冰冷不孕

妇人有下身冰冷，非火不暖，交感之际，阴中绝无温热之气。人以为天分之薄也，谁知是胞胎寒之极乎！夫寒冰之地，不生草木；重阴之渊，不长鱼龙。今胞胎既寒，何能受孕。虽男子鼓勇力战，其精甚热，直射于子宫之内，而寒冰之气相逼，亦不过茹之于暂而不能不吐之于久也。夫犹是人也，此妇之胞胎，何以寒凉至此，岂非天分之薄乎？非也。盖胞胎居于心肾之间，上系于心而下系于肾。胞胎之寒凉，乃心肾二火之衰微也。故治胞胎者，必须补心肾二火而后可。方用温胞饮。

白术一两（土炒），巴戟一两（盐水浸），人参二钱，杜仲三钱（炒黑），菟丝子三钱（酒浸，炒），山药三钱（炒），芡实三钱（炒），肉桂三钱（去粗，研），附子三分（制），补骨脂二钱（盐水炒）。

水煎服。一月而胞胎热。此方之妙，补心而即补肾，温肾而即温心。心肾之气旺，则心肾之火自生。心肾之火生，则胞胎之寒自散。原因胞胎之寒，以至茹而即吐，而今胞胎既热矣，尚有施而不受者乎？若改汤为丸，朝夕吞服，尤能摄精，断不至有伯道无儿之叹也。（今之种子者多喜服热药，不知此方特为胞胎寒者设，若胞胎有热则不宜服。审之）

女科上卷·种子·胸满少食不孕

妇人有素性恬淡，饮食少则平和，多则难受，或作呕泄，胸膈胀满，久不受孕。人以为赋禀之薄也，谁知是脾胃虚寒乎。夫脾胃之虚寒，原因心肾之虚寒耳。盖胃土非心火不能生，脾土非肾火不能化。心肾之火衰，则脾胃失生化之权，即不能消水谷以化精微矣。既不能化水谷之精微，自无津液以灌溉于胞胎之中，欲胞胎有温暖之气以养胚胎，必不可得。纵然受胎，而带脉无力，亦必堕落。此脾胃虚寒之咎，故无玉麟之毓也。治法可不急温补其脾胃乎？然脾之母原在肾之命门，胃之母原在心之包络。欲温脾胃，必须补二经之火。盖母旺子必不弱，母热子必不寒，此子病治母之义也。方用温土毓麟汤。

巴戟一两（去心，酒浸），覆盆子一两（酒浸，蒸），白术五钱（土炒），人参三钱，怀山药五钱（炒），神曲一钱（炒）。

水煎服。一月可以种子矣。此方之妙，温补脾胃而又兼补命门与心包络之火。药味不多，而四经并治。命门心包之火旺，则脾与胃无寒冷之虞。子母相顾，一家和合，自然饮食多而善化，气血旺而能任。带脉有力，不虞落胎，安有不玉麟之育哉！（少食不孕与胸满不思饮食有间。一补肾中之气，一补命门与心包络之火。药味不多，其君臣佐使之妙。宜细参之）

女科上卷·种子·少腹急迫不孕

妇人有少腹之间自觉有紧迫之状，急而不舒，不能生育。此人人之所不识也，谁知是带脉之拘急乎。夫带脉系于腰脐之间，宜弛而不宜急。今带脉之急者，由于腰脐之气不利也。而腰脐之气不利者，由于脾胃之气不足也。脾胃气虚，则腰脐之气闭，腰脐之气闭，则带脉拘急。遂致牵动胞胎，精即直射于胞胎，胞胎亦暂能茹纳，而力难负载，必不能免小产之虞。况人多不能节欲，安得保其不坠乎？此带脉之急，所以不能生子也。治法宜宽其带脉之急。而带脉之急，不能遽宽也，宜利其腰脐之气。而腰脐之气，不能遽利也，必须大补其脾胃之气与血，而腰脐可利，带脉可宽，自不难于孕育矣。方用宽带汤。

白术一两（土炒），巴戟五钱（酒浸），补骨脂一钱（盐水炒），人参三钱，麦冬三饯（去心），杜仲三钱（炒黑），大熟地五钱（九蒸），肉苁蓉三钱（洗净），白芍三钱（酒炒），当归二钱（酒洗），五味三分（炒），建莲子二十粒（不去心）。

水煎服。四剂少腹无紧迫之状，服一月即受胎。此方之妙，脾胃两补，而又利其腰脐之气，自然带脉宽舒，可以载物而胜任矣。或疑方中用五味、白芍之酸收，不增带脉之急，而反得带脉之宽，殊不可解。岂知带脉之急，由于气血之虚，盖血虚则缩而不伸，气虚则挛而不达。用芍药之酸以平肝木，则肝不克脾。用五味之酸以生肾水，则肾能益带。似相妨而实相济也，何疑之有。（凡种子治法，不出带脉胞胎二经。数言已泄造化之秘矣）

女科上卷·种子·嫉妒不孕

妇人有怀抱素恶不能生子者，人以为天心厌之也，谁知是肝气郁结乎。夫妇人之有子也，必然心脉流利而滑，脾脉舒徐而和，肾脉旺大而鼓指，始称喜脉。未有三部脉郁而能生子者也。若三部脉郁，肝气必因之而更郁，肝气郁则心肾之脉必致郁之极而莫解。盖子母相依，郁必不喜，喜必不郁也。其郁而不能成胎者，以肝木不舒，必下克脾土而致塞。脾土之气塞，则腰脐之气必不利。腰脐之气不利，必不能通任脉而达带脉，则带脉之气亦塞矣。带脉之气既塞，则胞胎之门必闭，精即到门。亦不得其门而入矣。其奈之何哉？治法必解四经之郁，以开胞胎之门，则几矣。方用开郁种玉汤。

白芍一两（酒炒），香附三钱（酒炒），当归五钱（酒洗），白术五钱（土炒），丹皮三钱（酒洗），茯苓三钱（去皮），花粉二钱。

水煎服。一月则郁结之气开，郁开则无非喜气之盈腹，而嫉妒之心亦可以一易，自然两相合好，结胎于顷刻之间矣。此方之妙。解肝气之郁，宣脾气之困，而心肾之气亦因之俱舒，所以腰脐利而任带通达，不必启胞胎之门，而胞胎自启。不特治嫉妒考也。[方似平平无奇，然却能解妒种子，不可忽视。若怀娠而仍然嫉妒，必致血郁堕胎。即幸不堕胎，生子多不能成。方加解妒合煎之，可保无虞，必须变其性情始效。解妒饮：黍、谷各九十粒，麦（生用）、小黑豆各四十九粒（豆炒熟），高粱五十粒]

女科上卷·种子·肥胖不孕

妇人有身体肥胖，痰涎甚多，不能受孕者。人以为气虚之故，谁知是湿盛之故乎。夫湿从下受，乃言外邪之湿也。而肥胖之湿，实非外邪，乃脾土之内病也。然脾土既病，不能分化水谷以养四肢，宜其身躯瘦弱，何以能肥胖乎？不知湿盛者多肥胖，肥胖者多气虚，气虚者多痰涎，外似健壮而内实虚损也。内虚则气必衰，气衰则不能行水，而湿停于肠胃之间，不能化精而化涎矣。夫脾本湿土，又因痰多，愈加其湿。脾不能受，必浸润于胞胎，日积月累，则胞胎竟变为汪洋之水窟矣。且肥胖之妇，内肉必满，遮隔子宫，不能受精，此必然之势也。况又加以水湿之盛，即男子甚健，阳精直达子宫，而其水势滔滔，泛滥可畏，亦遂化精成水矣，又何能成妊哉。治法必须以泄水化痰为主。然徒泄水化痰，而不急补脾胃之气，则阳气不旺，湿痰不去，人先病矣。乌望其茹而不吐乎！方用加味补中益气汤。

人参三钱，黄芪三钱（生用），柴胡一钱，当归三钱（酒洗），白术一两（土炒），升麻四分，陈皮五分，茯苓五钱，半夏三钱（制）。

水煎服。八剂痰涎尽消，再十剂水湿利，子宫涸出，易于受精而成孕矣。其在于昔，则如望洋观海；而在于今，则是马到成功也。快哉！此方之妙，妙在提脾气而升于上，作云作雨，则水湿反利于下行。助胃气而消于下，为津为液，则痰涎转易于上化。不必用消化之品以损其肥，而肥自无碍；不必用浚决之味以开其窍，而窍自能通。阳气充足，自能摄精，湿邪散除，自可受种。何肥胖不孕之足虑乎！［再十剂后方加杜仲一钱半（炒断丝），续断钱半（炒），必受孕矣］

女科上卷·种子·骨蒸夜热不孕

妇人有骨蒸夜热，遍体火焦，口干舌燥，咳嗽吐沫，难于生子者。人以为阴虚火动也，谁知是骨髓内热乎。夫寒阴之地固不生物，而干旱之田岂能长养？然而骨髓与胞胎何相关切，而骨髓之热，即能使人不嗣，此前贤之所未言者也。山一旦创言之，不几为世俗所骇乎。而要知不必骇也，此中实有其理焉。盖胞胎为五脏外之一脏耳，以其不阴不阳，所以不列于五脏之中。所谓不阴不阳者，以胞胎上系于心包，下系于命门。系心包者通于心，心者阳也；系命门者通于肾，肾者阴也。是阴之中有阳，阳之中有阴，所以通于变化。或生男或生女，俱从此出。然必阴阳协和，不偏不枯，始能变化生人，否则否矣。况胞胎既能于肾，而骨髓亦肾之所化也。骨髓热由于肾之热，肾热而胞胎亦不能不热。且胞胎非骨髓之养，则婴儿无以生骨。骨髓过热，则骨中空虚，惟存火烈之气，又何能成胎？治法必须清骨中之热。然骨热由于水亏，必补肾之阴，则骨热除，珠露有滴濡之喜矣。壮水之主，以制阳光，此之谓也。方用清骨滋肾汤。

地骨皮一两（酒洗），丹皮五钱，沙参五钱，麦冬五钱（去心），元参五钱（酒洗），五味子五分（炒，研），白术三钱（土炒），石斛二钱。

水煎。连服三十剂而骨热解，再服六十剂自受孕。此方之妙，补肾中之精，凉骨中之热，不清胞胎而胞胎自无太热之患。然阴虚内热之人，原易受妊，今因骨髓过热，所以受精而变燥，以致难于育子，本非胞胎之不能受精。所以稍补其肾，以杀其火之有余，而益其水之不足，便易种子耳。（治骨髓热所以不用熟地，方极善。用者万勿加减。凡峻药病去七分即止，不必拘泥三十剂、六十剂之数。三元生人不一，余类推）

女科上卷·种子·腰酸腹胀不孕

妇人有腰酸背楚，胸满腹胀，倦怠欲卧，百计求嗣不能如愿。人以为腰肾之虚也，谁知是任督之困乎。夫任脉行于前，督脉行于后，然皆从带脉之上下而行也。故任脉虚则带脉坠于前，督脉虚则带脉坠于后，虽胞胎受精亦必小产。况任督之脉既虚，而疝瘕之症必起。疝瘕碍胞胎而外障，则胞胎缩于疝瘕之内，往往精施而不能受。虽饵以玉燕，亦何益哉！治法必须先去其疝瘕之病，而补其任督之脉，则提挈天地，把握阴阳，呼吸精气，包裹成形，力足以胜任而无虞矣。外无所障，内有所容，安有不能生育之理！方用升带汤。

白术一两（土炒），人参三钱，沙参五钱，肉桂一钱（去粗，研），荸荠粉三钱，鳖甲三钱（炒），茯苓三钱，半夏一钱（制），神曲一钱（炒）。

水煎。连服三十剂，而任督之气旺。再服三十剂，而疝瘕之症除。此方利腰脐之气，正升补任督之气也。任督之气升，而疝瘕自有难容之势。况方中有肉桂以散寒，荸荠以祛积，鳖甲之攻坚，茯苓之利湿，有形自化于无形，满腹皆升腾之气矣。何至受精而再坠乎哉！［此方为有疝瘕而设，故用沙参、荸荠粉，鳖甲以破坚理气。若无疝瘕，去此三味加杜仲一钱半（炒黑），泽泻一钱半（炒），甘枸杞二钱，三味服之，腰酸腹胀自除矣。鳖甲破气，不可误服］

女科上卷·种子·便涩腹胀足浮肿不孕

妇人有小水艰涩，腹胀脚肿，不能受孕者。人以为小肠之热也，谁知是膀胱之气不化乎。夫膀胱原与胞胎相近，膀胱病而胞胎亦病矣。然水湿之气必走膀胱，而膀胱不能自化，必得肾气相通，始能化水，以出阴器。倘膀胱无肾气之通，则膀胱之气化不行，水湿之气必且渗入胞胎之中，而成汪洋之势矣。汪洋之田，又何能生物也哉？治法必须壮肾气以分消胞胎之湿，益肾火以达化膀胱之水。使先天之本壮，则膀胱之气化；胞胎之湿除，而汪洋之田化成雨露之壤矣。水化则膀胱利，火旺则胞胎暖，安有布种而不发生者哉！方用化水种子汤。

巴戟一两（盐水浸），白术一两（土炒），茯苓五钱，人参三钱，菟丝子五钱（酒炒），芡实五钱（炒），车前二钱（酒炒），肉桂一钱（去粗，研）。

水煎服。二剂膀胱之气化，四剂难涩之症除，又十剂虚胀脚肿之病形消。再服六十剂，肾气大旺，胞胎温暖易于受胎而生育矣。此方利膀胱之水，全在补肾中之气。暖胞胎之气，全在壮肾中之火。至于补肾之药，多是濡润之品，不以湿而益助其湿乎？然方中之药，妙于补肾之火，而非补肾之水，尤妙于补火而无燥烈之虞，利水而非荡涤之猛。所以膀胱气化，胞胎不湿，而发荣长养无穷与。［便涩、腹胀、足浮肿，此病极多。不惟不能受孕，抑且渐添杂症，久而不愈，甚有成劳瘵摄不治者。此方补水而不助湿，补火而使归原，善极，不可加减一味。若无好肉桂，以破故纸一钱（炒）代之。用核桃仁二个，连皮烧黑去皮，用仁作引。若用好肉桂，即可不用核桃引］

女科上卷·调经·经水先期

妇人有先期经来者，其经甚多，人以为血热之极也，谁知是肾中水火太旺乎！夫火太旺则血热，水太旺则血多，此有余之病，非不足之症也，似宜不药有喜。但过于有余，则子宫太热，亦难受孕，更恐有铄干男精之虑，过者损之，谓非既济之道乎！然而火不可任其有余，而水断不可使之不足。治之法但少清其热，不必泄其水也。方用清经散。

丹皮三钱，地骨皮四钱，白芍三钱（酒炒），大熟地三钱（九蒸），青蒿二钱，白茯苓一钱，黄柏五分（盐水浸，炒）。

水煎服。二剂而火自平。此方虽是清火之品，然仍是滋水之味，火泄而水不与俱泄，损而益也。

又有先期经来只一二点者，人以为血热之极也，谁知肾中火旺而阴水亏乎！夫同是先期之来，何以分虚实之异？盖妇人之经最难调，苟不分别细微，用药鲜克有效。先期者火气之冲，多寡者水气之验，故先期而来多者，火热而水有余也；先期而来少者，火热而水不足也。倘一见先期之来，俱以为有余之热，但泄火而不补水，或水火两泄之，有不更增其病者乎！治之法不必泄火，只专补水，水既足而火自消矣，亦既济之道也。方用两地汤。

大生地一两（酒炒），元参一两，白芍药五钱（酒炒），麦冬肉五钱，地骨皮三钱，阿胶三钱。

水煎服。四剂而经调矣。此方之用地骨、生地，能清骨中之热。骨中之热，由于肾经之热，清其骨髓，则肾气自清，而又不损伤胃气，此治之巧也。况所用诸药，又纯是补水之味，水盛而火自平理也。此条与上条参观，断无误治先期之病矣。（妇科调经尤难，盖经调则无病，不调则百病丛生。治法宜详察其病源，细审其所以不调之故，然后用药，始能见效。此书虽有先期、后期、先后无定期之分，然须与种子、带下门参看，临症时自有进见）

女科上卷·调经·经前泄水

妇人有经未来之前，泄水三日，而后行经者，人以为血旺之故，谁知是脾气之虚乎！夫脾统血，脾虚则不能摄血矣；且脾属湿土，脾虚则土不实，土不实而湿更甚，所以经水将动，而脾先不固；脾经所统之血，欲流注于血海，而湿气乘之，所以先泄水而后行经也。调经之法，不在先治其水，而在先治其血；抑不在先治其血，而在先补其气。盖气旺而血自能生，抑气旺而湿自能除，且气旺而经自能调矣。方用健固汤。

人参五钱，白茯苓三钱，白术一两（土炒），巴戟五钱（盐水浸），薏苡仁三钱（炒）。

水煎。连服十剂，经前不泄水矣。此方补脾气以固脾血，则血摄于气之中，脾气日盛，自能运化其湿，湿既化为乌有，自然经水调和，又何至经前泄水哉！（与胖人不孕参看，自得立方之妙）

（十八）《辨证录》[50]

卷之十一·妇人科·受妊门（十则）

妇人有瘦怯身躯，久不孕育，一交男子，卧病终朝，人以为气虚之故也，谁知血虚之故乎？夫血藏肝中，精涵肾内，若肝气不开，则精不能泄，及精既泄，肝气益虚，以肾为肝之母，母既泄精，不能分润以养肝木之子，而肝燥无水，则火且暗动以烁精，肾愈虚矣。况瘦人多火，又加泄精，则水益少而火益炽，水难制火，腰肾空虚，所以倦怠而卧也。此等之妇，偏易动火，然而此火出于肝木之中，又是雷火，而非真火，不交合则已，交则偏易走泄，阴虚火旺，不能受胎。即偶尔受胎，逼干男子之精，有随种而随消者也。治法必须大补肾水，平其肝木，水旺而血亦旺，血旺而火亦减也。方用养阴种玉汤：

熟地五钱，白芍五钱，当归五钱，茯苓二钱，山茱萸五钱，甘菊花一钱，丹皮二钱，山药三钱，杜仲二钱，牛膝一钱。

水煎服。服一月便可受孕，服三月身健，断断可以种子。

此方不特补血，纯于填精，精满则子宫易于摄精，血足则子宫易于容物，皆有子之道也。惟是世人贪欲者多，节欲者少，服此药必保守者二月，定然坐孕，否止可身健，勿咎药品之未灵也。

此症用五美丹亦效。

熟地一两，当归、山茱萸、麦冬、山药各五钱。

水煎服。十剂可以受胎矣。

妇人有饮食少思，饱闷倦怠，惟思睡眠，一行房事，呻吟不已，人以为脾胃之气虚也，谁知肾气之不足乎？夫气宜升腾，不宜降陷。升腾于上焦，则脾胃易于分消，降陷于下焦，则脾胃难于运化。人无水谷之养，则精神自然倦怠。惟是脾胃之气，实生于两肾之内，无肾中之水气，则胃气不能腾；无肾中之火气，则脾气不能化，故宜亟补肾中水火之气。然仅补肾而不用补脾胃之药，则肾中水火二气不能提于至阳之上也。方用兼提汤。

人参五钱，白术一两，熟地一两，山茱萸三钱，黄芪五钱，枸杞二钱，柴胡五分，巴戟天一两。

水煎服。服一月肾气大旺，再服一月，未有不可受孕者。

此方补气之药多于补精，似乎以补脾胃为主，孰知脾胃健而生精自易，是补脾胃正所以补肾也。脾胃既旺，又加补精之味，则阴气既生，阳气易升，不必升提，气自腾越于上焦，况原有升提之药乎。阳气不下降，无非大地之阳春，随遇皆是生机，安得不受育哉。

此症用旺肾汤亦甚效。

熟地一两，山茱萸、巴戟天各四钱，白术、人参各五钱，茯苓三钱，砂仁二粒。

水煎服。服一月自可受孕。

妇人有下身冰冷，非火不暖，交感之时，阴中绝不见有温热之气，人以为天分之薄也，谁知胞胎之寒乎？夫寒冰之地，不生草木，重阴之渊，不长鱼龙，胞胎寒冷，何能受孕哉！即茹之于暂，不能不吐之于久也。盖胞胎居于心肾之间，上系于心，下系于肾，胞胎之寒冷，乃心火之微，肾火之衰也。故治胞胎者，仍须补心肾之二火。方用温胞散。

人参三钱，白术一两，巴戟天一两，破故纸二钱，杜仲三钱，菟丝子三钱，芡实三钱，山药三钱，肉桂二钱，附子三分。

水煎服。连服一月，胞胎热矣。

此方补心即补肾，温肾即温心，心肾气旺，则心肾之火自生，心肾火生，则胞胎之寒自散。原因胞胎之寒，以致茹而即吐，胞胎既热，岂尚有施而不受者乎！倘改方为丸。朝夕吞服，则尤能摄精，断不至悲伯道无儿之叹也。

此症用春温汤亦佳。

人参、巴戟天、白术、杜仲各五钱，破故纸三钱，肉桂一钱，菟丝子五钱。

水煎服。服十剂自然温和，可以受胎矣。

妇人有素性恬澹，饮食用少，多则难受，作呕作泻，胸饱闷胀，人以为天分之薄也，谁知是脾胃之虚寒乎？夫脾胃虚寒，亦是心肾之虚寒也。胃土非心火不生，脾土非肾火不化，心肾之二火衰，则脾胃失其生化之权，即不能传化水谷，以化精微矣。脾胃既失生化之权，不能化水谷之精微，自无津液以灌注于胞胎，欲胞胎有温暖之气，以养胎气，必不得之数也。总能受胎，而带脉之间，断然无力，亦必坠落者也。然则治法，可不亟温补其脾胃乎。然脾之母在于肾之命门，胃之母在于心之包络，温补脾胃，必须温补二级之火，盖母旺而子不弱，母热而子不寒也。方用温土毓麟汤。

巴戟天一两，覆盆子一两，白术五钱，人参三钱，神曲一钱，山药五钱。

水煎服。连服一月，可以种子。

盖所用之药，既能温命门之火，又能温心包之火，火旺则脾胃无寒冷之虞，自然饮食多而善化，气血日盛而带脉有力，可以胜任愉快，安有不玉麟之毓哉！

此症用培土散亦效。

肉桂一钱，茯苓三钱，蛇床子二钱，肉豆蔻一枚，北五味子一钱，陈皮五分，神曲一钱，人参、白术各五钱，肉苁蓉三钱。

水煎服。

妇人有小腹之间，自觉有紧迫之状，急而不舒，断难生子，乃带脉太急，由于腰脐之不利也。腰脐之不利者，又由于脾胃之不足。脾胃虚而腰脐之气闭，使带脉拘急，胞胎牵动，精虽直射于胞胎，胞胎虽能茹纳，力难载负，必有小产之虞。且人又不能节欲，安保不坠乎。治法必须利其腰脐之气，而又大补脾肾，则带脉可宽也。方用宽带汤。

白术一两，巴戟天五钱，补骨脂一钱，肉苁蓉三钱，人参三钱，麦冬三钱，五味子三分，杜仲三钱，莲肉二十个（不可去心），熟地五钱，当归二钱，白芍三钱。

水煎服。连服四剂，腹无紧迫之状，服一月，未有不受胎者。

此方脾肾双补，又利其腰脐之气，自然带脉宽舒，可以载物胜任。或疑方中用五味、白芍之类酸以收之，不增带脉之急乎？不知带脉之急，因于气血之虚。血虚则缩而不伸，气虚则挛而不达。芍药酸以平肝，则肝不克脾，五味酸以生肾，则肾能益带，似乎相碍而实能相成也。

此症用宽带汤亦效。

白术二两，杜仲一两，甘草二钱。

水煎服。服四剂无急迫之状矣。

妇人有怀抱素恶，不能生子，乃肝气之郁结也。夫有子之心脉必流利而滑，肝脉必舒徐而和，肾脉必旺大鼓指，未有三部脉郁结而能生子者。即心肾二部之脉不郁不结，而肝部之脉独郁独结，即非喜脉矣。肝气不舒，必下克脾土，脾土之气塞，而腰脐之气不利，何能通任脉而达带脉乎？带脉之气闭，而胞胎之口不开，精到门亦不受。治法必须开其胞胎之口，但舍开郁，无第二法也。方用开郁种子汤。

香附三钱，白芍一两，当归五钱，丹皮三钱，陈皮五分，白术五钱，茯苓三钱，天花粉一钱。

水煎服。连服一月则郁结之气尽开，无非喜气之盈腹，自然两相好合，结胎于顷刻矣。

此方解肝气之郁，宣脾气之困，腰脐气利，不必通任脉而任脉自通，不必达带脉而带脉自达，不必启胞胎而胞胎自启也。

此症用郁金舒和散。

白芍一两，当归五钱，郁金、香附、神曲各一钱，枳壳三分，白术三钱，川芎二钱。

水煎服。郁开自易得子矣。

妇人身体肥胖，痰多，不能受孕，湿盛之故耳。夫湿从下受，乃言外邪之湿也。妇之湿，实非外邪，乃脾土内病也。因气衰肉胜，外似健旺，内实虚损，不能行水，而湿停于肠胃，不化精而化涎矣。且肥胖之妇，内肉必满，遮隔子宫，难以受精，何况又多水湿，亦随入而随流出矣。治法必须以泻水化痰为主。但不急补脾土，则阳气不旺，湿痰未必去，人先病矣。方用补中益气汤加味治之。

人参三钱，当归三钱，黄芪三钱，白术一两，陈皮五分，甘草一钱，柴胡一钱，半夏三钱，升麻四分，茯苓五钱。

水煎服。连服八剂而痰气尽消，再服十剂而水亦利，子宫涸出，易于受精。

此方提脾气而升于上，则水湿反利于下行，助胃气而消于下，则痰涎转易于上化，不必用消克之药以损其肌，不必用浚决之味以开其窍。阳气旺，自足以摄精；邪湿散，自可以受种也。

此症用敦厚散亦佳。

白术一两，半夏、人参各二钱，益智仁一钱，茯苓五钱，砂仁二粒。

水煎服。十剂痰消，易于得子。

妇人口干舌燥，骨蒸夜热，遍体火焦，咳嗽吐沫，断难生子，人以为阴虚火动也，谁知骨髓之内热乎？夫寒阴之地，不能生物，而火燥旱田之内，何能望禾黍之油油也。然骨髓与胞胎何相关切，而能使人无嗣？盖胞胎为五脏外之脏，因其不阴不阳，所以不列入于五脏之中。不阴不阳者，以其上系于心包，下系于命门。系心包者，通于心；系命门者，通于肾也。阴中有阳，阳中有阴，所以善于变化，生男生女，俱从此出。然必阴阳两平，不偏不枯，始能变化生人，否则正不能生人也。且骨髓者，肾之所化也，骨髓热而肾热，肾热而胞胎亦热矣。况胞胎无骨髓之养，则婴儿何以生，骨髓热而骨中空虚，惟存火气，何能成胎而作骨哉？！治法必须清骨中之热。然骨热由于水虚，补肾中之阴，骨热自除，胞胎无干烁之虞矣。方用清骨汤。

地骨皮一两，丹皮五钱，沙参五钱，麦冬五钱，玄参五钱，北五味子五分，金钗石斛二钱，白术三钱。

水煎服。连服一月而骨中之热自解，再服二月，自可受孕矣。

此方补肾中之精，凉骨中之髓，不清胞胎，胞胎无太热之患矣。阴虚内热之人，原易受胎，今因骨髓过热，所以受精变燥，以致难于育子，本非胎之不能受精也。所以少调其肾，以杀其火之有余，况又益其水之不足，更易种子耳。

此症用解氛散亦效。

地骨皮一两，丹皮、沙参各五钱，白芥子三钱，山药一两。

水煎服。服一月骨蒸自退，便可望子矣。

妇人有腰酸背楚，胸中胀闷，腹内生瘕，日日思寝，朝朝欲卧，百计求子，不能如愿，人以腰肾之虚，谁知任、督之困乎。夫任脉行于前，督脉行于后，然皆从带脉上下而行也。故任、督脉虚，而带脉坠于前后，虽受男子之精，必多小产。况任、督之间有疝瘕之症，则外多障碍，胞胎缩入于疝瘕之内，往往精不能施。治法必去其疝瘕之病，而补其任、督之脉，则提挈有力，足以胜任无虞。外无所障，内有可容，安得不受孕乎。方用升带汤。

白术一两，人参三钱，沙参五钱，肉桂一钱，荸荠粉三钱，鳖甲（炒）三钱，神曲二钱，茯苓三钱，半夏一钱。

水煎服。连服一月，任督之气旺，再服一月，疝瘕亦尽消也。

此方利腰脐之气，正升补任、督之气也。任、督之气升，而疝瘕有难存之势。况方中有肉桂之散寒，有荸荠之祛积，有鳖甲之攻坚，有茯苓之利湿，有形自化于无形，无非升腾之气，何至受精而再坠乎。

此症亦可用任督两滋汤。

白术一两，人参五钱，肉桂一钱，茯苓三钱，白果十个，黑豆一大把，杜仲五钱，巴戟天五钱。

水煎服。十剂而任、督之脉气旺，可以摄精而受孕也。

妇人有小水艰涩，腹中作胀，两腿虚浮，不能坐孕，乃膀胱之气不能化也。夫膀胱与胞胎相近，水湿之气必走膀胱，然而膀胱不能自己分消，必得肾气相通，始能化水从阴器以泄。倘膀胱无肾气之通，则气化不行，水湿必且渗入于胞胎，汪洋之田，何能生物哉？治法必须分消胞胎之湿。然肾气不旺，胞胎之水气何从而化，故须治肾中之火，使火气达于膀胱也。方用化水种玉丹。

人参三钱，白术一两，巴戟天一两，肉桂二钱，菟丝子五钱，茯苓五钱，车前子二钱，芡实五钱。

水煎服。二剂，膀胱之气化矣；四剂，艰涩之症去；又服十剂，虚胀之形尽消；连服二月，肾气大旺，易于受胎。

此方利膀胱之水，全在补肾中之气。然而补肾之药，多是濡润之品，不以湿而益助其湿乎。方中所用之药补肾之火，非益肾之水。补火无燥烈之虞，利水非荡涤之甚，所以膀胱气化，胞胎不至于过湿，安有布种而难于发育者乎。

此症用参术加桂汤亦效。

茯苓一两，白术一两，肉桂一钱，人参五钱。

水煎服。十剂而膀胱通利，腹亦不胀，可以受娠矣。

（十九）《孕育玄机》[51]

卷中·无子之因（男女均有精）·附：种子方

夫有夫妇必有生育，天地间之常也。今有妇人，容貌起居如常，又无大病，月水依期，自少迄壮，绝不生育。薛氏曰：丹溪云，人之育胎者，阳精之施也。阴血能摄精成其子，血成其胞，胎孕乃成。今妇人无子者，卒由血少，不足以摄精也。然欲得子者，必使补其精血，无使亏欠，乃可以成肥孕。若泛用秦桂丸等剂戕脏腑，祸必旋踵矣。窃谓妇人之不孕，亦有因六淫七情之邪，有伤冲任；或宿疾淹留，传遗脏腑；或子宫虚冷；或气旺血衰；或血中伏火；又有脾胃虚损，不能荣养冲任。更当察其男子之形，虚实何如？有肾虚精弱，不能融育成胎者；有禀赋原弱，气血虚损者；有嗜欲无度，阴精衰惫者，各当察其原。而治之大要，当审男女之尺脉：若左尺微细，或虚大无力者，用八味丸；左尺洪大，按之有力者，用六味丸；两尺俱微细，或浮大者，用十补丸。若误用辛热燥火，不惟无益，反受其害矣。无子者，其因不同，不独妇人之无生也。或风水不利，或夫妇年命相克，或夫妇俱有疾病。夫风水年命，非药可救。若夫疾病，必须药治，不生子而治妇人，人知之矣。然独非男子之故哉。男子有肾虚精滑；有精冷精清；或临事而不坚，坚即流而不射；有盗汗梦遗；有便溺淋涩；有腰惫不能转摇；有好色以致阴虚；有劳热；有虚寒者，诸如此类，必按症治之，以药犹可育也。盖无山不草木，无地不生物，要在栽培而灌溉之，生机勃然不可遏也。又有人所不及知，而己所独知，不语诸人，不疗以药，先辈无剖露之言，后世昧治疗之法，终于孤独，委之天命，良可悲哉。予故吐露其理，以示诸人。男子之交，交其神也，交其精也。神交而精不交，何以成形？既交而即泄，则阴精之后至也，犹或可以成女。有等宫墙外望，不睹室家之好，垂首而返，两无缱绻之情，是神与精两不交也。夫两石相击，而后火生焉。两不交而何以成生育哉？观此则难独咎于妇人矣。世人若有是病，急求治疗，毋诿诸天。生育之道，男女各输其精，然后成形，非男精女血之谓也。予尝以其理而详辨之。《黄帝素问》曰：女子二七而天癸至，七七而天癸绝；男子二八而天癸至，八八而天癸绝。然男女均称为天癸，则男女均有精也。世人认男子之精为天癸，以其所见于外者言也；认女子之血为天癸，亦以所见于外者言也。予思女子之经行，乃真精之充长，故经血之外见，因经行而知天癸至矣。若以经血即为天癸，则男女之身，尺寸之肤，皆有血养，则尺寸之肤皆天癸耶？特以女子属阴，血有余而月脱。男子属阳，血不足而无下也。按《上古天真论》曰：由是男女交媾，各输其精，胎孕乃成。若云男输精，女输血，岂理也耶？果使女输血而无精，何古圣历历言之耶？《易》曰：阳精阳气，聚而成物。又曰：男女媾精，万物化生。又曰：二五之精，妙合而凝。《灵枢·决气篇》曰：两神相搏，合而成形，常先身生，是谓之精。盖精者，五脏六腑之真液，内含生气，而具有魂魄神意志，故能施化而成形也。《心印经》亦云：人各有精，精各有神，神合其气，气合其真。《子华子》云：生之所自谓之精，两精相薄谓之神。《关尹子》亦云：两精相薄而神应之。历观古圣先贤之言，未曾有以血言者也。知此则知女人天癸为阴之精，男之天癸为阳之精，而成胎非血有明据矣。且肾为藏精之所，男女皆有肾，则皆有精藏焉。未闻女子之肾，所藏者独血也。肾之所藏者非血，而交感以施泄者，独为血，万万无是理也！有志斯道，惟细详之，毋学侏儒观场，随众喧喝可耳！

妇人受胎，气血壮健，略无少病，月经如期，一交而孕者，常也。有艰于子嗣者，经水不调之故耳。经水不调，真精不足可知矣，焉能妙合而凝耶？然有生平多病之妇，常卧衽席之间，亦能生子。此肾中阳气，先天禀素旺也。亦有月经先期一二日者受胎，若先期多日，并逾期者，万无受孕之理也。或曰：妇人受胎，大都必气血壮盛者。今有痨怯之妇，气血已大虚矣，故为反能成胎？答曰：此如枯木，犹有生意未绝，开花结果，终致萎谢，不成正果也。夫劳怯之妇，血已干涸，结胎者，肾之真精犹未尽乏也。此见生子，不在于血矣。

凡求子者，交会之禁，固所当遵。转女为男，理之所有。其受孕以一、三、五日为男，二、四、六日为女，理之常也。然其化生之妙，恐未必然也。过六日不成胎，尤未必然也。若妇人怯弱，经既净后，元气未复，生意不浓，直至十二三日后，精神稍复，交感方娠。不然，虽一、三、五日，亦罔益也。大抵阳精先泄则成女，阴精先至则成男，此不易之确论也。

附：种子方

滋阴百补丸

治妇人劳伤气血，诸虚百损，五劳七伤，阴阳不和，乍寒乍热，心腹疼痛，不思饮食，尪羸乏力。

香附一斤（分四制），益母草半斤（火焙干，另为末，不见日并铁器），炒玄胡索二两，当归六两，川芎、熟地、芍药（炒）三两，人参二两，白术、茯苓各四两，炙甘草一两。

上末，蜜丸，梧子大，每服六七十丸，空心白汤送下。

螽斯丸

治妇人赤白带下，经候不调，或前或后，行时小腹作痛，腿膝麻痹，腰腹疼痛，子宫不能摄受。

生地、熟地、当归各四两，陈皮、五灵脂、苏木、红花各一两，白茯苓、川芎、赤芍、枳壳、黄芩、青皮、玄胡索各二两，制香附一斤，干姜（炒）五钱。

上末，用艾汤入醋一盏，打糊为丸，如梧子大，每服五六十丸，白汤送下。

滋血暖宫丸

气血不足服此药，无不孕者。

香附（制）十二两，当归二两，艾叶（酒煮，晒干），白芍（酒炒）、川芎、熟地、阿胶（炒）。

上为末，醋糊丸，梧子大，每服百丸，空心，淡醋汤下，以食压之。

妙应丸

治妇人气虚痰盛，满溢子宫，不能受精，肥胖妇人服此大效。

苍术（米泔浸，酒炒）、人参、黄芪（蜜炙）、白术（土炒）、生地、陈皮、半夏、当归、茯苓各一两，滑石、炙甘草各七钱。

上为末糊丸，梧子大，每服五十丸，空心姜汤下。

加味养荣丸

此药能使妇人速孕，且无小产之患。

熟地、当归、白术各三两，白芍、黄芩（炒）各一两五钱，川芎、人参、茯苓、香附、陈皮（去白）、麦冬、贝母各一两，阿胶（炒）、炙甘草各五钱，黑豆四十粒（炒去壳）。

上末，蜜丸，梧子大，每服八十丸，食前温酒或盐汤任下，忌诸血。

神效墨附丸

治久不孕育，月经不调及数堕胎甚效。

香附一斤（四制），艾叶四两（醋四大碗，同香附捣烂，捏饼如钱，新瓦烙干，研末），熟地、当归、川芎、人参、茯苓、南木香各一两，京墨一两（火煅烟尽，醋淬）。

上末，糊丸，梧子大，每服六十丸，空心温酒下。

八珍益母丸

专治气血两虚，脾胃虚弱，饮食少思，四肢无力，月经违期，或先期而至，或腰腹胀，缓而不收，或断或续，或赤白带下，身作寒热，服之无不效。一月之后即可受胎，甚者服药一斤，必对期受孕。

益母草四两，人参、白术（土炒）、茯苓、炙甘草、川芎、白芍（醋炒）、熟地（酒蒸）。

上末，蜜丸，弹子大，空心，蜜汤下一丸。如作小丸，则丸如小豆大，每服七八十丸。如脾胃虚寒者，加砂仁一两，姜炒；如腹中胀满者，加山楂肉一两，饭上蒸晒。

经验种子方

人参一两二钱，白术二两，茯苓一两五钱，炙甘草五钱，当归二两，川芎一两，芍药一两五钱，熟地四两，鹿角霜一两五钱，阿胶一两，玄胡索、破故纸、杜仲、牛膝、黄芩、桑寄生各一两，香附四两（四制），益母草（末）四两，枸杞子二两，麦冬一两五钱，山药二两，黄芪一两五钱。

上除熟地酒蒸烂另捣外，余共为末，蜜丸，梧子大，每服一百丸，空心淡盐汤下。

以上治女。

聚精丸

精清薄者用之，神效。

鱼鳔八两（切细，面炒成珠，再加酥油，炒黄色），当归一两（炒黄色），沙苑蒺藜一两（炒黄色）。

上为末，蜜丸，梧子大，每服五十丸，空心酒下，或盐汤下。人年四十以外，加童便煮大附三钱。服药忌鱼。

老龟丸

专补原阳精髓，腰肾强健，委可兴，速可久，兼治五劳七伤，乌须种子。神效。

龟半斤以上者一个（清水煮熟，去甲用肉，以好酒浸，火干，研末），人参一两，羯羊肝四两（煮熟），韭菜根（去须、干）二两，菟丝子（酒煮）二两，当归、枸杞子、银杏仁（去衣、心）、莲肉（去心）各二两。

上末，入羊肝、龟肉，捣千余下，丸，梧子大，空心，白汤或酒送百丸。

种子鹿兴丸

鹿兴三条（酒炙熟，锉片，用头男胎人乳浸，晒，七次），蜜鱼胶一个（淡者佳，约重二三两，切片，铜锅炒干，发泡时加豆酒一碗，以干为度），沙苑蒺藜四两（微炒），川归、白芍各四两，菟丝子二两。

上为细末，蜜丸，如梧子大，每服四五十丸，陈酒送，早晨及临卧服。忌葱、韭。

延寿丹

黄狗肾三副（酥炙），黄芪二两（蜜炒），山药二两，人参四两，山萸肉三两，鹿茸二对，鹿角胶三两，枸杞子三两，杜仲二两半，鹿跑草三两，茯苓三两，破故纸、天冬、锁阳、仙茅各二两，紫河车二具，牛膝、五味子各一两，熟地、沙苑蒺藜、菟丝子、丹皮、鱼鳔（面炒成珠，加酥油炒黄）各四两。

上为末，蜜丸，梧子大，每服百丸，空心白汤下。

资始乾健丸

男子少病而无子宜服。

秋石、鹿角霜各四两，人参、枸杞子、山萸肉、麦冬、天冬、杜仲（姜炒）、生地、熟地各二两。

上为末，老米面糊为丸，如桐子大，每服五十丸，空心白汤下。一月后，俟女子月经净，男子空心服车前草汤半盏，交即有孕。

端效丸

元气不足，肾虚阳脱易萎易泄，尺脉微弱，壮阳益气，补虚添精。

菟丝子、枸杞子、破故纸（酒炒）、韭子（炒）、茴香（盐炒）、穿山甲、京墨（煅）、远志、莲芯、红花、莲肉、母丁香、芡实、牛膝（酒洗）、木香各一两，巴戟天（酒浸，去心）、益智仁、川楝肉、青盐、沉香。

上为末，酒糊丸，桐子大，每服五十丸，空心酒或盐汤下。

还少丹

尺脉细微，阳事痿弱，精气不射无子。

熟地、枸杞子各一两五钱，川牛膝、制远志、山药、山萸肉、白茯苓、川巴戟、五味子、石菖蒲、楮实子、肉苁蓉（酒洗）、杜仲（姜炒）、茴香（炒）各一两。

上末，蜜和，枣肉丸，梧子大，每服五十丸，食前温酒下，或盐汤下，日三服。

加味虎潜丸

肾脉虚弱，精神短少，腰膝无力，此药健筋骨，补肾壮精。

人参、黄芪（蜜炙）、白芍、当归、山药各一两，锁阳（酥炙）、虎骨（酥炙）、龟板（酥炙）、菟丝子、补骨脂（炒）、杜仲（姜炒）、五味子各七钱半，牛膝（酒浸）二两。

上末，蜜共猪脊髓丸，梧子大，每服七十丸，空心盐汤下。

滋阴大补丸

肾虚微弱，阴阳两虚，补阴和阳，生精益血，润肌泽肤，强筋壮骨。

牛膝、山药各一两五钱，杜仲、山萸肉、巴戟、肉苁蓉、五味子、茯苓、茴香（炒）、远志、石菖蒲、枸杞子各五钱，熟地二两。

上为细末，炼蜜和红枣肉为丸，如梧子大，每服七十丸，空心酒或盐汤下。

以上治男。

（二十）《身经通考》[52]

卷四方选・种子门

万灵至宝仙酒

治男子精清精滑，白浊遗溺，诸虚百损，五劳七伤，诸风杂症。生精益肾，助阳补阴，身体强健，阳痿举发。又治妇人赤白带下，月水不调，肚冷脐痛，未孕者即孕。

淫羊藿（酒洗净）十两（剪碎），仙茅（糯米泔浸一宿，竹刀削去粗皮黑顶）四两，雄黄二两（碎），当归（酒浸，洗净）八两，黄柏（去粗皮）二两，列当四两（如无，以肉苁蓉代之），知母（去尾）二两，上切碎，用无灰酒十五斤，装入瓶内封固，桑柴文武火悬煮三个时，埋地内三昼夜，去火毒，抱出，待七日将药捞出，晒干，为细末，稻米面打糊，丸桐子大，酒药同服，仍以干物压之，此酒用银壶或磁壶重汤煮热服，酒后不可妄泄，待时而动，少则三月，多则半年，精泄胞成，屡试屡验。王完虚公，服药两月随获三胎，三仆服之皆孕，内一人六十，妇五十二矣，已绝产念，二年亦孕，则尤异也。邹平县一人精清无子，服之生一男。忌牛肉、铁器，宜阴脏人。

黑须育子青娥丸

川杜仲去粗皮，净一斤切片，用盐四两煎汤浸，主治肾疼骨痿。川故纸净一斤，分二份，酒、姜汁各浸八两，主治劳损肾冷，阳衰。萆薢去节刺，净一斤，分四份，处人乳、童便、姜汁、酒，各浸，主导膀胱宿水关节者。上药浸三日取出，去汁不用，共一处阴三日，晒三日，星月全夜露天之下炒干为末，用糯米一官升煮烂，饭先用。核桃肉一斤去细皮，将饭与核桃肉合一处捣千槌，不见核桃肉白星为度，即于月下丸起，不得次日失太阴之精，丸桐子大，早晚二服，每服一钱五分，宜阴脏人。

种子乌须五加皮方

南五加皮不拘多少，铜刀刮去粗皮，无灰酒浸一宿，取出微炒，为细末，不炒则泻，空腹无灰酒下三五茶匙，或用面糊丸绿豆大，每服七八十丸，空心酒盐汤、白水任下。化积气，去垢滞，固肾健阳，聪耳明目。服未十余日，小便出，汗稠粘，此疾去也。勿惧，服丸月余方见效。鲁定公母单服此酒不死。张子声等服之生二十余子，寿三百。南者微白而软大，类桑白皮，北者微黑而硬，此其辨也。五叶者良，三叶、四叶者次之。煨蛇脱、人参，宜远志叶，散痹疹，根茎煎酒，活四肢风痹。

鹿杞膏

枸杞一斤入水锅内，桑柴煮，以杞无味为度。去滓存汁，再熬如面糊，入鹿胶一斤，磁盂内重汤煮，候筋挑一二尺高，成线不断，取起，俟稍凝，切成片，服时先用水顿化，临服酒调，空心服。初一钱，渐加至二钱大，能益寿助阳种子，妙难尽述。

三才丸（方见补益）

久服体健无疾，阴不足者，服者更效。

又方，阳不足者，服此药兼服前药，妙难尽述，沙苑、白蒺藜净八两（微炒），甘州枸杞子净八两（微炒），南鱼鳔（细长白净者）八两，切豆大块，蛤粉炒成珠，为细末，炼蜜丸梧子大，空心，好酒下二钱半。

地黄丸

生精养血，补肾益肝，退翳膜遮睛，除羞涩多泪。并治暴赤热眼，祛风明目。久服能黑须发，多子，是治阳脏人。

怀生地、熟地（俱酒洗）各两四，沙苑蒺藜（炒）、川牛膝（酒洗）、甘州枸杞、独活、菟丝子（酒浸，晒）、知母（盐水炒）、黄柏（酒炒）各二两，共九品，上为细末，炼蜜丸桐子大，每服八十丸，夏月淡盐汤下，余月酒下。忌烧酒、白萝卜、鸽子。

种子方

净鱼胶一斤（白者佳，面炒成珠，研用），知母二两（去尾，酒炒），破故纸二两（酒浸，炒），生、熟地各三两，韭子二两，鹿角霜二两（酥炙用），沙苑蒺藜三两（酒煮，晒干为末），山萸肉三两，大当归四两（去尾），核桃肉四两（捣用），青盐一两，枸杞三两，炼蜜丸如梧子，每服五十丸，酒或盐汤。

又五子衍宗丸

枸杞子八两，菟丝子八两，覆盆子五两（去目），辽五味一两，车前子二两，加仙茅八两。春用丙丁巳午日，夏用戊己庚戌丑未，秋壬癸亥子日，冬甲乙寅卯日，合日忌鳏寡妇人、鸡犬见之，蜜丸酒下。

种子方

蒺藜四两（同州者佳，再用重箩箩二两粗末，二两用水煎膏），加莲须四两（黄色者佳），山萸肉三两（研极细末），覆盆子三两（南者佳），鸡头肉四两，龙骨（五色者佳，入锅火炼），上共为末，蒺藜膏肉加蜜为丸，清晨临卧俱服。

又黑豆神方

何首乌八钱（用黑豆酒制），骨碎补五钱（铜刮舌毛，蜜水拌蒸），当归五钱（酒洗），枸杞一两，五加皮五钱，蒺藜四钱（桩去刺，酒拌，蒸），牛膝七钱（酒浸，蒸），槐角一两，生地五钱，青皮五钱（去穰），金樱子六钱（去毛净），枣仁五钱，杜仲五钱（姜汁炒，断丝），肉苁蓉四钱（酒洗去鳞膜），远志五钱（甘草水浸），蛇床子四钱（酒拌，蒸），青盐二两，破故纸六钱（微炒），巴戟五钱（酒洗，去骨），附子五钱（童便、甘草、姜三制），锁阳五钱（以酥油涂炙），紫梢花五钱（去骨），上药，入水二十碗，煎十碗，渣再煎十碗，共三十碗，药用小黑豆十五碗拌、浸、蒸、晒，以药完为干（年少之人后四味不必用）。

（二十一）《胎产心法》[53]

卷之上·种子补益受胎寿子论

凡妊妇冲任经虚，血气羸弱，此本来禀赋不足，若一受孕，气血分而荫胎，则虚证自然百出，或孕成随堕，或胎不长养，必资药力以助母安胎、寿子。是以虚人屡产生子无气，及育而不寿者，皆父母元气不足故也。若少男得壮盛之妇为之配，又能爱精如持宝，计落红始尽，妇人双岁单月，或单岁双月，必经尽后一、三、五、七单日，合阳气日时而施受焉，则一举成男矣。即妇人双月双岁、单月单岁，若经期逢单日而来，必逢单日而止，仍以一、三、五、七日交合，亦成男孕。所以往往依俗计算而不准者，此之谓也。此乃阴阳至理。如精养俱足，所禀既厚，体满骨坚，何病之有？何用药为？自然生子神足无病而有寿。若壮阳弱阴成孕，则母无余血以荫胎，必借药力滋补，生血培养，方能生子精神体壮。如弱男衰翁，得壮盛妇女，必须异床寡欲，加以药味填补精血，等候经期尽而阳施阴受，方能成孕，生子神健易长。若不远帷幕，相火易动，则阳一举，即未交合，而灵精数点，随痿而出，虽候经期，又何益哉！倘遇强阴氤氲之候，即或感而成胎，亦必易堕。苟全足月，所生之子，骨少肉多，五迟、五软，势所必然，又安望其长年耶。经云：阴平阳秘，精神乃治。又曰：因而和之，是谓圣度。焉得而不藉补益之药力以回天乎？医可通神，切勿漫视而忽之。

种子丹

治男子阳事不举，不能坚久，精薄无子。并治妇人下元虚弱，不能受孕。服此丹自能受孕，又能安胎。

生地（酒洗，择顶大枝头）、熟地（择顶大枝头者，用无灰酒九蒸九晒）、天冬（去心）、麦冬（去心）各三两，黄柏十二两（匀分作四份，酒浸一份，人乳浸一份，童便浸一份，盐水浸一份，各浸一宿，俱炒褐色），鹿茸一对（重五六两者）。

以上药味，俱忌铁器。为末，炼蜜丸，桐子大。空心盐汤或酒送服八十丸。鹿茸须择形如茄子，色如玛瑙者，看紫润圆短者为上，破之如朽木者良。毛瘦枯皱，尖长生歧者为下。太嫩者，血气未足无力。酥涂灼去毛，微炙用。不涂酥，则伤茸。但不可炙焦，有伤气血之性。亦有用酒炙者，炙后去顶骨，用茸。鹿茸不可嗅，嗅之有虫恐入鼻颡。鹿茸、麋茸，罕能辨别。大抵其质粗壮，脑骨坚厚，毛苍黧而杂白毛者，为麋茸。其形差瘦，脑骨差薄，毛黄泽而无白者，为鹿茸。鹿茸补督脉之阳，麋茸补督脉阴中之阳，不可不辨。

种子奇方

此药艰于子者，服至百日后，择妇人单岁双月，双岁单月，及经后阳日时，与妇人交，即能受孕，兼胎固子寿。且久服须发不白，颜色如童。

当归（分作四份，以童便、乳汁、酒、醋各浸一份，浸一宿，各晒干用）、鱼胶各一斤，生地（如当归治法）、枸杞、沙苑蒺藜、茯苓各八两，人参四两。

上末，炼蜜为丸，桐子大。每服八九十丸，空心煮酒吞之。

坎离丸

乌须黑发，壮筋骨，大有补益。精壮，则妇人感而受孕，其子必寿。

黑豆不拘多少，用桑椹汁浸透，蒸熟。再浸，再蒸。共五遍。

上为末，另用红枣，量足配豆末成丸之数。蒸熟，去皮核，捣如泥，和黑豆末为丸，或印成饼。随便食。

延嗣酒

大有补益。早晚男妇各随量，饮三五杯，妇人经不对者自正，经正者即受胎矣。

生地（酒洗）、熟地（九蒸九晒）、天冬（去心）、麦冬（去心）各四两，仙灵皮八两（饭上蒸），当归二两（酒洗），枸杞一两（酒浸）。

俱切碎，绢袋盛入大坛酒内，重汤煮，自卯至酉为度，埋土内七日，取起用。

补益大豆方

此方秘传固精补肾，健脾降火，乌须黑发延年。服之既久，与妇人交感有孕，其胎自固而子多寿。

大黑豆三升，何首乌四两（选大而赤者），茯苓三两，青盐八钱，甘草一两。

锉为片。先晚以瓷钵一个盛豆，入水八碗，用绢包药置内，次日以砂锅内煮，候水干为度，去药不用，取豆略晒，用瓷瓶收贮。每早晚白滚汤不时服。

山精寿子丸

此丸能延己寿，而生子又寿。无论有病者宜服，即无病服之犹妙。凡壮年之男种玉无成，幼岁之妇从不受孕，或受胎而中怀堕落，或得正产而又生女匪男，或生而不育，或育而夭殇，即苟延性命，难免多疾病者，此皆由真阳不足之故，均宜服此丸。

山药二两五钱（用心结实者，有蛀者勿用。脾虚易泄泻者，可加多用），黄精五两二钱（取真者，另杵膏待用。若九蒸九晒，干杵末用更好），黑枣七两五钱（择肥大者，去皮、核及腐烂者，另杵膏待用），怀牛膝一两五钱（去芦，净，酒拌蒸。或衬何首乌蒸，晒干用。或竟以牛膝易石斛亦可，然须加倍用。石斛生六安山中，形如蚱蜢髀，味甘体粘方正。如孕妇忌用牛膝，竟以石斛三两代之），大何首乌二两五钱（或三两亦可。用黑豆汤浸软，木棒打碎，置瓦器中，底注黑豆汤，务以豆汤拌湿，蒸一柱线香时，候冷取晒。俟水干，又拌蒸，如是九次。夏月一日三四回蒸晒可也。晒极干，称准），川杜仲二两（炒，碾取净末，称准），川续断二两（酒润，剥净肉，锉，晒干），大熟地四两（煮熟者气味皆失，不堪用，必须九蒸九晒为妙。阴虚之人可用六两），草覆盆子三两五钱（俗名拍盘果，又名麦泡果，蔓生，藤叶有刺，叶面青背白，有齿尖，开紫花，结子聚成覆盆样，子端有芒，先绿后黄，老熟时红紫，味甘酸，可生食，四五月熟。取七八分熟者，去蒂，以酒拌，焙干，研末用。阳痿者多用。有一种木覆盆，乃树上结者，只解酒毒，不补阳，勿用。有一种蓬藁，名稻黄莓，其茎粗高，结子大，八九月熟，色紫黑，感秋阴所成者，亦补阴虚，阳虚不可用也。有一种蛇莓，系蔓生草藤，叶无刺，有白毛，结子红，三四月熟，味淡，除解胃热外，余不堪用），沙苑蒺藜二两五钱（其形如猪腰子，半截米大，嗅味似绿豆，炒用。肝虚滑精者多用），川巴戟天二两（酒浸，去骨，蒸熟，晒干用。相火不足者，多加用），肉苁蓉二两（酒洗，去泥甲，但不可过洗尽滑腻，恐伤去肉，隔纸烘干，再称准分两），远志二两（甘草汤浸，去骨，仍以甘草汤拌，炒干用，取浮肉，称准），菟丝子四两（择色异而大者去净，以布袋盛之，洗至水清，以瓦器蒸开肚皮，杵烂做饼，晒干称用），白茯苓二两（选结白者。出六英山中或云南者佳。各处市买咀片多有连膜者，非为未水漂，其膜不能去。然过水，力已减矣。或用云南整块茯苓，自去膜用，不令见水，盖不切为片，则膜易去），山萸肉二两（去核，取净肉，称准，酒蒸杵烂，晒干。精滑者多用，经行多，或淋沥不断者多用。肝气抑结者少用），辽五味子二两（肝气抑结，肺有热者少用），甘州枸杞五两（去梗、蒂，净）。

上药共十八味，除精、枣二膏，余皆共为细末，徐徐上于精枣膏内，杵和极匀，加炼蜜为丸，小豆大。每早空心，百沸淡盐汤顺下三四钱，久服愈好。高益谦曰：补阳而专事参、附、芪、硫辈，骤补其火，不惟壮火食气，难免阳长阴消，阴不敌阳，而能寿能子又难。此方药性不寒不热，类多平和，补阳不致阴消，久服长年无疾。效过多人，笔难罄书。

补阳益气煎

此方益气强阳，服至十剂，顿然改观矣。再用后丸药三料，可补气填精也。

人参、枸杞（酒洗）、白术（麸炒黄）各一钱五分，熟地五钱（可加至八钱，九蒸九晒），巴戟天一钱（可加至一钱五分，酒洗，去骨），肉苁蓉（酒洗，去筋膜鳞甲）、茯神、杜仲（盐水炒断丝）各一钱，远志肉七分（甘草水制），肉桂五分，山萸肉二钱（酒洗），龙眼肉四枚。

用水一碗半，煎至八分，渣在煎服。弱衰之甚，多服十剂，精浓气足。

补阳益气丸

此丸大能填精益气，虽老年亦能举子，兼别有妙益。

人参、肉苁蓉（酒洗，去鳞甲泥）、白茯苓、白芍药（酒洗）、巴戟天、当归身（酒洗）、麦冬（去心）各三两，大熟地八两，山萸肉（蒸，去核）、白术（土炒）、怀山药（炒）各四两，川附子一个（重一两二钱，童便制，去皮、脐），鹿茸一付（乳酥炙），紫河车一具（首胎者佳，火焙干，捣粉入药），肉桂、远志肉（制）、柏子仁（炒，研，去油）、杜仲（盐水炒断丝）、补骨脂（盐水炒）、五味子、枣仁（炒，去壳）、炙草各一两，砂仁五钱（去壳，炒）。

共为细末，炼蜜为丸如桐子大。每日空心服五钱，淡盐汤送下。

济阴寿子饮

此方大益胎元而分娩易，生子易育，疮痘稀。妇人孕成后，每月十五服。弱甚者，一日一服，抑有余而补不足。加减附于方后，用者择之。

人参一钱（弱者倍之），当归身（土炒）、熟地（择顶大枝头，无灰酒拌，九蒸九晒）、白术（土炒）各二钱，川芎八分，紫苏、陈皮、炙草各四分。

大枣一枚，水煎，不拘时食远温服，渣再煎服。如虚肥人，陈皮去白，加蜜炙黄芪五分。泄泻，加去心莲子十枚，带皮砂仁三分，减地黄。多怒，加木香二分，磨冲药服。口燥，加去心麦冬一钱。怔忡，加炒枣仁一钱，益智仁一钱，龙眼肉十枚。

济阴大造丸

妇人孕成后，服济阴寿子饮，兼服此助胎犹妙。并治产后日久肾虚腰痛。

人参、熟地各一两五钱，当归身二两五钱（酒洗），麦冬（去心）、天冬（去心）、山药（炒）各一两，五味子五钱，黄柏八钱。

上各为末，加头胎壮盛紫河车一具，水洗，挑去经络污血，净，酒蒸捣烂，入诸药末，炼蜜为丸如桐子大。每服三钱，白水、桂圆汤任下，早晚俱可服。如脾胃患泻，去黄柏，减地黄，加土炒白术一两。

河车大造育麟丸

治妇人血气不足，苦于小产，或生而难育，或产下草迷而死。皆气血虚而胎不旺也，宜服此丸甚妙。

熟地四两（九蒸九晒），紫河车一具（头胎肥大者，洗净蒸烂），山药（炒）、白术（土炒）各一两五钱，茯神、茯苓、人参、枣仁（去壳，炒，研）、麦冬（去心）、阿胶（蛤粉炒成珠）、续断肉（酒蒸）、杜仲（盐水炒断丝）、沙参、黄芪（蜜炙）、神曲（炒）、建莲肉（炒）、条芩（酒炒）、白芍药（酒炒）、丹皮各一两，当归身一两五钱（酒洗），五味三钱（炒研）。

如血不热，去条芩、丹皮，加肉桂三五钱亦可。蜜丸，梧子大。早晚秋石、桂圆汤任下，每服二三钱。

（二十二）《医宗金鉴》（《妇科心法要诀》）[54]

调经门·妇人不孕之故

不孕之故伤任冲，不调带下经漏崩，或因积血胞寒热，痰饮脂膜病子宫。

嗣育门·安胎审宜调治

形瘦不宜过热品，体盛补气恐动痰。安胎芩术为要药，佐以他药任抽添。火盛倍芩痰倍术，血虚四物气四君。杜续胶艾胎不稳，气盛苏腹枳砂陈。

附方：

①四物汤。

②四君子汤。

附妇人不孕诸方：

①加味地黄丸：治妇人经水不调，不能受孕，即使受之，亦不全美，宜常服此方。

熟地四两，山萸肉、山药各二两，牡丹皮、白茯苓各一两五钱，泽泻、香附各一两。

上为末，炼蜜丸如梧子大，每服七十丸，白沸汤送下。

②涤痰汤：治妇人肥盛者多不受孕，以身中有脂膜闭塞子宫也。以此汤途后丸药。

当归一两，茯苓四两，川芎七钱五分，白芍药、白术（土炒）、半夏

（制）、香附米、陈皮、甘草各一两。

上作十贴，每贴，姜三片，水煎，吞后丸子。

③涤痰丸：白术二两（土炒），半夏曲、川芎、香附米各一两，神曲（炒）、茯苓各五钱，橘红四钱，甘草二钱。

上为末，粥丸，每服八十丸。如热者，加黄连、枳实各一两。

④大补丸：治妇人瘦弱，多由血少不能受孕，宜常服此方。

天冬（去心）、麦冬（去心）、菖蒲、茯苓、人参、益智仁、枸杞子、地骨皮、远志肉。

上为细末，炼蜜丸，如桐子大，空心酒下三十丸。

⑤苁蓉菟丝子丸：此方不寒不热，助阴生子。

肉苁蓉一两三钱，覆盆子、蛇床子、川芎、当归、菟丝子各一两二钱，白芍药一两，牡蛎（盐泥固煅）、乌贼鱼骨各八钱，五味子、防风各六钱，条芩五钱，艾叶三钱。

上为末，炼蜜丸，如桐子大，每服三四十丸，盐汤下，早晚皆可服。

⑥调经丸：理气养血，调经种子。

香附、川杜仲八两（姜汁炒），大川芎、白芍药、当归（去尾）、怀生地、陈皮、小茴香（酒炒）、延胡索（略炒）、肉苁蓉（酒炒）、旧青皮（麸炒）、台乌药（炒）、枯黄芩（酒炒）、乌贼鱼骨（酥炙），以上各四两。

上十四味，称足，真正好醋和面打糊为丸，如梧桐子大，每服百丸，空心好酒送下。一方无陈皮、地黄，有人参、黄芪各二两。

（二十三）《绛雪园古方选注》[55]

下卷·女科丸方

加味香附丸

金华香附一斤（四两煮酒浸两宿，捣碎焙干，磨为末；四两米醋浸，同上法；四两童便浸，同上法；四两用炒山栀四两，煎浓汁，去滓，入香附浸，同上法），泽兰六两（净叶酒洗），海螵蛸六两（捣稍碎，炒），当归四两（酒洗），川芎三两，白芍四两（酒炒），怀熟地八两（捣膏，焙干）。

上为末，用浮小麦粉酒醋水打糊为丸，如绿豆大，每日早晚服两次。忌食莱菔及牛肉生冷。

震，阳也，其动也厉；巽，阴也，其正也贞。巽阴从阳，非泛从也，阴不失柔顺从容中正之道，乃能洁齐乎阳。若女子经水不调，赤白带下，腹寒胞闭，梦与鬼交，有绝产十二症者，半属奇经，半属肝虚，即不能从阳得子，宜服香附丸。以四物和肝之阴阳，乌鲗骨治使内肝伤，泽兰叶调病伤八脉，任通冲盛，精气溢泻，自能有子。

《千金》吉祥丸

天麻（煨）一两，芎䓖一两，桂心一两，桃仁一百枚，牡丹皮一两，桃花瓣一两，柳絮一两，白术一两，熟地一两，菟丝子一升，覆盆子一升，五味子（去子）一两，茯苓一两，楮实子一升。

上为末，蜜丸如豆大，每服五丸，空心苦酒下，日三服。

吉祥者，《诗》言吉梦熊罴，男子之祥也。妇人血积胞门，或寒凝子宫，致任脉不荣，积年不孕，断绪绝产，阅古方用荡胞汤做导药，而闺中弱质，奚堪当硝、黄、虻、蛭猛烈之品。是方君以天麻者，以其有游子十二环围于外，结子透虚入茎中，潜生土内，复芎䓖下行血海，治血闭无子。李杲曰：女子肝虚不足，宜天麻、芎䓖以补之也，臣以桂心，通子宫破瘀，桃仁、丹皮补肝活血，桃花轻薄，柳絮癫狂，功皆下行走泄，其性可以辟除秽恶，其情足以感发春心，佐以白术、地黄，补脾肾之正气，再使以菟丝、覆盆、五味子，皆蔓延多子之品，茯苓入阳通气，楮实入阴通神，俾使内之时，精气神混合一气，自然一举而得子矣。方之取义甚佳，用亦屡验。

（二十四）《四圣心源》[56]

卷十·妇人解·经脉根原

经脉者，风木之所化生也。人与天地相参也，与日月相应也。（《灵枢经》

语）男子应日，女子应月，月满则海水西盛，鱼脑充，蚌蛤实，经脉溢，月晦则海水东盛，鱼脑减，蚌蛤虚，经脉衰。月有圆缺，阴有长消，经脉调畅，盈缩按时，月满而来，月亏而止者，事之常也。

金主收敛，木主疏泄，金敛而木不能泄，则过期不来，木疏而金不能敛，则先期而至，收敛之极，乃断绝而不行，疏泄之甚，故崩漏而不止。木郁或中变为热，水郁则始终皆寒，其重者，亡身而殒命，其轻者，绝产而不生，非细故也。

其凝而不解者，水寒而木郁也。肾肝阴旺，经脉凝沍，既堙郁而腐败，乃成块而紫黑，调经养血之法，首以崇阳为主也。

盖经水之原，化于己土，脾阳左旋，温升而生营血，所谓中焦受气取汁，变化而赤，是谓血也。（《灵枢经》语）血藏于肝而总统于冲任，阴中阳盛，生意沛然，一承雨露，煦濡长养，是以成孕而怀子。譬之于土，阳气冬藏，水泉温暖，春木发扬，冻解冰消，暖气升腾，故万物生焉。使冬无地下之暖，虽有阳和司令，亦成寒谷不生矣。

后世庸工，全昧此理，滋阴凉血，伐泻生阳，变膏腴之坏，作不毛之地，推后凋之木，为朝华之草。目击此风，良深永叹！仲景垂温经一法，吹邹子之暖律，飘虞地之熏风，古训昭然，来者当熟复而详味也。

（二十五）《惠直堂经验方》[57]

卷四·妇人门·妇人不孕方

鸡一只，黑骨白毛者佳。如无，用三年陈骟鸡亦可。益母草一斤（分四份，一酒、一醋、一姜汁、一川芎汁，各浸透炒干），总入鸡内，用重汤煮。鸡淡吃或酒送亦可。鸡骨并药渣焙干为末，加归身四两，续断二两，姜六钱为末，蜜丸。每日早、午、晚酒送各三钱，一料即孕。

（二十六）《续名医类案》[58]

卷二十三·求子

朱丹溪曰：肥盛妇人不能孕育者，以其身中脂膜闭塞子宫，而致经事不行，可用导痰汤之类。瘦怯妇人不能孕育者，以子宫无血，精气不聚故也，可用四物汤养血养阴等药。余侄女形气俱实，以得子之迟，服神仙聚宝丹，背上发痈疽，症候甚危。予诊其脉散大而涩，急以加减四物汤百余帖，补其阴血。幸其质厚，易于收救。质之薄者，悔将何及。

龚子材治刘小亭，年四十无子，阳事痿弱，精如冰冷。求诊，两寸脉洪，两尺沉微无力，此真元衰惫，平素斫丧过度所致。以固本健阳丹加人参、附子、枸杞、覆盆子各二两，制一料，服尽，觉下元温暖。如前又制一料，服至半料而止，果孕生一子。后传之于刘柏亭、刘敏庵，服之俱得子。

汪石山治一妇人，形肥色淡紫，年几三十，艰于育子。脉之，两尺皆沉微，法当补血。以形言之，肥人气虚，亦当补气。遂令多服八物汤，仍以补阴丸加参、芪，空腹吞之，三月余有孕。复为诊之，两尺如旧。以理论之，孕不当有。昔人云：脉难尽凭，殆此类与。

薛立斋治儒者钱思习子室，年三十余无嗣，月经淋沥无期。夫妇异处几年矣，思习欲为娶妾，以谋诸薛。薛意此郁怒伤肝，脾虚火动，而血不归经，乃肝不能藏，脾不能摄也。当清肝火，补脾气，遂与加味归脾、逍遥二药四剂，送至其家，仍告其姑，曰服此病自愈，而当受胎，妾可无娶也。果病愈，次年生子。

后妃不妒忌，而百斯男。独中山靖王饮酒好内，生子百十二人。世称全鹿丸为周文王所定，常服之，故生子众多。岂中山靖王亦常服是丸者耶，何生子之多于文王也？（《张氏丽言》）

冯楚瞻治金绍老，晨泻不已。就诊，按其脉，两寸关俱沉弱无力，两尺沉微更甚，曰：少年得此，不惟难愈，更恐嗣育之间，多女少男矣。适许某至，亦索诊，其脉亦然。各道连生数女而无子，令以八味去丹皮、泽泻，加补骨脂三两，菟丝子四两，五味子二两，早晚食前各服五钱，后各生子矣。《精要》云：久服令人肥健多子。信然。

吴孚先治蔡孝廉，年已五旬，苦乏嗣，遍求种子方备尝，十载无一验。诊得右尺神旺，真火本自不衰，惟左尺虚弱，乃真水干涸也。宜补阴配阳，与六味地黄丸加元武胶。越二年，果得一子。

万密斋曰：尝见男子阴痿者，多致无子，不可不虑也。惟其求嗣之急，易为庸医之惑。或以附子、蛇床、故纸为内补。或以蟾酥、阿芙蓉为外助。阳事未兴，内热已作，玉茎虽劲，顽木无用，以致终身无子，或有夭殁者。吾见此辈无辜，而受医药之害，遍访诸方，无越此者，出以示人，名曰壮阳丹。熟地黄四两，巴戟（去心）、破故纸（炒）各二两，仙灵脾一两，桑螵蛸（真者盐焙）、阳起石（煅，另研水飞）各半两。上六味合阴之数，研末炼蜜丸如桐子大。每三十丸，空心只一服，温酒下。不可恃此自恣也，戒之。（雄按：用石药弊滋甚矣）

生地四两，熟地四两，天冬四两，麦冬四两，当归二两，枸杞一两，仙灵脾八两，制碎，绢袋盛，浸大坛酒内，隔汤煮，从卯至酉，取出埋地下七日，夫妇日共饮五六杯。妇人经水不准者，即准而受孕。此方刻邹南皋仁文书院《集验方》中。吴银台、徐光禄俱云往往得验，因复记而笔之。（李日章《六砚斋笔记》。雄按：此集灵膏方也）

吴桥治胡翳卿。胡喜诙谐，故与桥习。胡以久不宜子，请壮阳方。桥诊曰：公寸脉洪，尺中沉涩，火炎而不降，水涸而不升，水火不交，是曰未济，法宜滋阴补肾，庶几相济相生。使复壮阳，则火益炎而水益涸，咳血呕血，将不可谋，殆矣。胡大笑曰：吾五十而善饭，不异丁年，何病？徒以阳痿滑精，愿得方药壮之。且吾服滋阴药，如奉漏卮无益。桥曰：技止此尔。胡后遇国人老而举子者，得壮阳方，至留都亟服之，咳而失音，已复咳血，久之肉削，大溲浸动，则遣使逆桥，桥谢不暇。病深请告归，即召桥，叹曰：不用公言至此矣。幸脉不数，声不喑，骨不蒸，血不咳，独大溲日三四行尔。桥曰：否，否，夫数者、喑者、蒸者、咳者，则阳火未息，犹可鼓而行之。今熄矣，即炉鞴无及也。无何而绝。

冯楚瞻曰：五脏之精华，轮归于肾，故经曰，五脏盛乃能泻，是五脏各有精，随所用而灌注于肾，岂止肾所藏而已哉？然精生于血，血少精何以生？夫心主血，故曰无子责乎心，发白责乎肾。是以重嗣育者，不独补肾，尤宜养心。不但养心，更宜调和五脏，使五脏精气常盛，而后肾家之充溢裕如也。设四脏燥槁不荣，将何物以输归于肾，而为嗣绪之本乎？余故制养心育脾，和肝清肺，滋肾，补荣益卫，膏滋丸与八味丸兼服。一补先天之不足，一助后天之发生，将见血气日长，螽斯衍庆，自可必也。方用嫩黄芪四两（蜜水拌炒），同人参补气以为君；当归身（酒拌炒）三两，养血宣血，调和荣分以为臣，酸枣仁（炒熟，捣碎）五两，宁心益肝，兼养脾土以为臣；熟地六两，滋水润燥，与白术同用，则白术补脾气，熟地滋脾阴，亦以为臣；于潜白术（人乳拌透，晒干，炒黄）四两，专补脾元以为臣；远志肉（用甘草浓汁煮去辣水）二两，养心神生脾土，下济肾气，使真精藏固，用以为佐；麦冬（同老米炒燥，去米）三两，保护肺金，以济白术之燥，用以为佐；白芍（蜜酒拌炒）二两四钱，甘寒入脾，酸敛入肝，既佐当归以和肝荣，复佐白术以养脾阴，用以为佐；杜仲（酒拌炒）三两，接引诸药深达至阴之所，川续断（酒拌炒）三两，熟地补肾精，杜仲补肾气，续断专调理于骨节筋络之间，用以为使；川牛膝（酒拌蒸）三两，焙干引诸药强壮下元，用以为使。莲子三斤，清水煮汁三十余碗，去渣入前药，煎取头二汁，去渣熬膏。以人参二两，茯苓、茯神各三两，研细末，和前膏为丸。临卧白汤送下四钱。

沈尧封曰：求子全赖气血充足，虚衰即无子，故薛立斋云，至要处，在审男女尺脉。若右尺脉细，或虚大无力，用八味丸；左尺洪大，按之无力，用六味丸；两尺俱微细，或浮大，用十补丸。此遵《内经》而察脉用方，可谓善矣。然此特言其本体虚，而不受胎者也。若本体不虚，而不受胎者，必有他病。缪仲淳主风冷乘袭子宫，朱丹溪主冲任伏热；张子和主胸中实痰；丹溪于肥盛妇人，主脂膜塞胞；陈良甫于二三十年全不产育者，胞中必有积血，主以荡胞汤。诸贤所论不同，要皆理之所有，宜察脉辨证施治。荡胞汤在《千金》为妇人求子第一方，孙真人郑重之。（雄按：荡胞汤，虽有深意，

其药太峻，未可轻用）

惟保胎神佑丸，善舒气郁，缓消积血，不但为保胎之良药，亦是调经易孕之仙丹。每日七丸，频服甚效。余历用有验，因附录之。白茯苓二两（于潜术米泔浸一日），黄土（炒香）一两，益母草（净叶去梗）一两，真没药（瓦上焙干，去油）三钱。上为末，蜜丸桐子大，每服七丸，白滚水下。若胎动，一日可服三五次，不可多服一丸。至嘱。

（二十七）《女科切要》[59]

卷二·经准不孕

妇人月信准而不受胎者，其故有三：有因痰闭子宫者，有因气食生冷者，有因男子阳伤易泄者。如痰闭子宫者，其妇必肥白，经来腹不痛，宜导痰汤，或人参半夏丸之类，或二陈合四物汤。如气食生冷所致者，其腹多痛，宜温之，《千金》吉祥丸之类，如咳嗽，又不宜服，以四物加陈皮、香附、山楂。如气作泻，用枳实丸。如男子精寒易泄，不能受孕者，与妇无干，只宜男子服药。或谓经水正而子宫寒者，万无是理也。盖子宫若寒，经水必过期矣。或又云：子宫寒者，因产时阴户着寒所致，第产后阴户着寒，产妇即便不语，岂能语者，尚谓着寒乎。薛古蒙曰：妇人经行不正，每不受胎，然参前而受胎者亦有之，其血热故也。女科书云：先期为血热，后期为血气，第有参前落后互兼者。何也？大抵妇人性执，多恼着气，则气不调矣。夫气为血之母，气乱则经期亦乱矣。故调经以理气为先，宜以归附丸、四物丸之类。又有冲任寒损，胎孕不成，或成而后多堕者，诜诜丸主之。

诜诜丸

干姜、白术、丹皮、元胡、肉桂、泽兰、熟地、川芎、白芍、当归、石斛。

上为末，醋糊丸，煮酒送下。

异痰汤

半夏、南星、橘红、枳实、茯苓、人参、菖蒲、竹茹、甘草。

加姜煎。

《千金》吉祥丸

天麻（煨）一两，川芎、肉桂、丹皮、熟地、白术、柳絮、五味、茯苓、菟丝子、覆盆、枳实、桃花片各一两。

上为末蜜丸，如豆大，每服五丸，空心，煮酒送下。

（二十八）《增广大生要旨》[60]

卷一·种子

求嗣之要在乎男精女血充实而无病也。故男以补肾为要，女以调经为先，男子之不足则有精滑、精清、精冷者，及临事不坚或流而不射，或梦遗频数，或便浊淋涩，或好色以致阴虚，或好僮俊以致阳极，或过于强固胜败不洽，或素患阴疝肝肾乖离，此外或以阳衰多寒，或以阴虚多热，若此者是皆男子之病，不得尽诿之，妇人虽广置姬妾，徒自戕贼性命终无益也。女子之不孕则有经之或先或后者，有一月两至者，有两月一至者，有枯绝不通者，有频来不止者，有先痛而后行者，有先行而后痛者，有淡色黑色紫色者有瘀而为条为片者，有精血不充而作白带白浊者，有子宫虚冷而独阴不成者，有血中伏热而孤阳不生者，有血瘕气痞子脏不收月水不通者，此皆女子之病不能育胎摄胎者也，当各因其病而治之。然精血尤为后天渣滓有形之物，而一点先天真一之灵气萌于情欲之感者，妙合于其间朱子，所谓禀于有生之初。悟真篇所谓：生身受气初者是也，故能滋肾调经之中，而参行气补气之法，更能养气于平时，然后一举而孕，天下之男无不父，女无不母矣。

大寒之后，必有阳春，天地之道，不蛰封则不发育也。今人之无子者，往往勤于色欲，岂知施泄无度，阳精必薄，纵欲适情，真气乃伤，妄欲得子，其能孕乎？夫男象天主施，女象地主受，一施一受，其妊始成。今其所施，全非先天浓郁之气，不过后天浇漓渣滓之物。纵使阴受可化，而实无阳施之用矣。故有心种子者，毋伤于思虑，毋耗其心神，毋意驰于外而内虚，毋志伤于内而外驳，毋以酒为色媒，毋以药而助火，葆精汇神，静养日久，及至阴阳交媾，两神相搏，其一点先天元真之气，勃勃生育之机，即寓于欲情大动之时，万举而万当矣。《内经》云：阴平阳秘，精神乃治，阴阳离决，精气乃绝。《老子》曰：必清必静，毋摇尔精。《人镜经》曰：精气盛则生二男。谚云：寡欲多男子。历历名言，不特老而无子者，当奉为龟鉴，即壮年难子者，亦须尊为节符。

天地之道，只贵和平，太热则阳亢，太寒则阴凝。阴凝肃杀，人果知之。阳亢消烁，人都不察。常见世之艰于子嗣者，构觅传方，希图种子。偶见一人用之而中竟不论己之宜否，而偏听如神，竞相制服将宜于彼者，竟谓亦以于此矣，况所编传种子之方大抵兴阳壮热之品居多，甚至锻炼金石，及制取毒秽悍劣诸物，炫诡矜奇但助房中之乐，不顾丧身之祸，深为可愍可恨，岂知种子之方本无定轨，因人而药，各有其宜，凡寒者温之，即种子也。热者凉之，即种子也。滑者涩之，虚者补之，去其所偏，使阴阳和平而生化，皆种子之法也。

加味地黄丸

妇人经事不调，即非受孕之兆，纵使受之亦不全美，此丸主之。男子阴虚内热者亦宜服此。

熟地四两，山萸肉、山药各二两，丹皮、白茯苓各一两半，泽泻、香附（童便浸三次，炒）各一两，蕲艾（去筋，醋炙）五钱。（男服去附、艾）

右为末，蜜丸桐子大，每服七十丸，白滚汤送下。

坤厚资生丸

治经事不调，临期腹痛，不能受孕。

九制熟地、当归（酒蒸）各四两，白芍（酒炒）三两，川芎（酒蒸）一两五钱，丹参（酒蒸）三两，茺蔚子（酒蒸）四两，香附四两（醋、酒、姜汁、盐水各炒一两），白术四两（陈土炒）。

右为末，以益母草八两，酒水各半熬膏和，炼蜜为丸，每早开水下四钱。

如月经先期而至，脉数，属血热，加生地、丹皮；后期而至，脉迟，为血寒，加肉桂；将行而腹痛是气滞，加乌药、木香；食少气虚，面色䏲白，四肢无力，是气血两虚，方中减香附一半，加人参、黄芪、茯神、枣仁、远志之类。

玉钥启荣丸

治女子一无他疾，经事调匀，容颜不损，但久不胎孕。

人参、白术、甘草、茯苓、当归、川芎、白芍、熟地、没药（去油）、藁本、丹皮、赤石脂、延胡索、白芷、白薇，以上各二两，除赤石脂、没药另研外，其余用醇酒浸三日焙晒干，香附去毛水醋浸三日，炒干为细末十五两。

右共为细末，炼蜜为丸，空心温酒下五十丸，如不饮酒白开水服亦可，服后即干物压之。

百子建中丸

调经养血，月事参差，服之期年即能孕子。

熟地、阿胶（蛤粉炒）、蕲艾（去筋、梗，醋煮干）、川芎（去芦）、当归（去尾、芦）、白芍（酒炒）各二两，香附八两（去毛，杵碎，水、醋各半浸一宿，晒，炒）。

右为细末，炼蜜丸桐子大，每服八十丸，空心以醋少许点汤下，内寒者温酒下。

神效墨附丸

治妇人久不孕，经事不调及数堕胎者。

香附十二两（去毛，杵成米粒，分作四份，米泔、酒、童便、醋四物各浸一分，一昼夜足，晒干炒），蕲艾四两（去筋、梗，用酒两碗，同香附一处煮干，石臼内杵烂，捻如钱厚大饼子，新瓦上炭火焙燥捣磨），白茯苓、人参（去芦）、当归身（酒浸）、川芎、熟地、上徽墨（煅，醋淬）各一两，广木香五钱。

右为末，醋和为丸桐子大，每服五十丸空心好酒下。

续嗣降生丹

治妇人五脏虚损，子宫冷惫不能成孕。

当归、杜仲（酒炒）、茯神、益智仁、龙骨（煅）、桂心、吴茱萸（制）、干姜（半生半熟）、川椒（去目）、乌药各一两，白芍（酒炒）、川牛膝（酒浸）、半夏（制）、防风、秦艽、石菖蒲、北细辛、桔梗各五钱，附子一枚（重一两者，脐下作一窍，入朱砂三钱，面裹煨熟，取出朱砂，为灰去附子），牡蛎（大片者，以童便浸四十九日，每五日一换，取出，用硫黄一两为末，酒和涂，用皮纸糊实，米醋浸湿，外用盐泥厚固之，候干，用炭五斤煅过为末，每料止用二两，余可收贮再用）。

右为末，以酒煮糯米糊为丸桐子大，用前朱砂为灰，每服五十丸渐增至九十丸，空心开水或盐汤温下。

（二十九）《妇科玉尺》[61]

卷一·月经·月水不调

陈自明曰：妇人月水不调，由风邪乘虚客于胞中，而伤冲任之脉，损手太阳、少阴之经。盖冲任之脉皆起胞中，为经血之海，与小肠、心为表里，乳汁下为月水。然月水乃经络之余，苟能调摄得宜，则经以时应矣。

刘完素曰：月水不调，则风热伤于经血，故血在内不通。或内受邪热，脾胃虚损，不能饮食，荣卫凝涩，或大肠虚，变为下利，流入关元，致绝子嗣。

李杲曰：经不调，右尺脉按之空虚，是气血俱脱大寒症。轻手其脉数疾，举指弦紧或涩，皆阳脱症，阴火亦亡，见热症于口鼻眼，或渴，此皆阴躁阳欲去也。用升阳举经汤，大升浮血气，补命门之下脱也。

戴思恭曰：月水或前后，或多少，或欲来先病，或来而断续，皆曰不调，和气饮加香附五分。经来或不来，皆腹痛，皆血不调也，欲调血先调气，四物加吴萸五分，痛甚，延胡索汤。然又恐感外邪、食积，宜详审，和气饮却能兼治。

李梴曰：以期言之，对期者，性和血足，易受孕，差一二日不为害。以色言之，心主血，阴从阳，故红为正。虽不对期，而色正者易调。或前后多少，或逾月不至，或一月再至，当归散、调经散、单丹参散。经前后痛，通用交加地黄丸、七制香附丸。

万全曰：经不调有三，一脾虚，二冲任损伤，三痰脂凝塞。胃为水谷之海，血气之母也，惟忧愁思虑，心气受伤，则脾气失养，郁结不通，腐化不行，饮食减少。斯有血枯血闭，及血少色淡，过期，或数月一行也。又脾为血海，冲任之系，或嫉怒褊急，以伤肝气，致冲任失守，血气妄行，或血未行而妄合，以动其血，或经未断而即合，冲任内伤，血海不固，为崩为漏，有一月再行者矣。肥硕之人，膏脂充满，元室之户不开，或痰涎壅滞，血海之波不流，故有过期而经始行，或数月而经一行及为浊、为带、为经闭、为无子之病者矣。

卷一·月经·治月经病方

琥珀调经丸

治妇人胞冷无子，能令经调。

香附一斤（分各半，童便、醋各浸九日，和净熟艾四两，再加醋五碗，砂锅内炒干），琥珀一两，川芎、当归、熟地、白芍、生地、没药各二钱。

醋糊丸，每百丸，空心艾醋汤下。

卷二·胎前

凡有胎者，贵冲任脉旺，元气充足，则饮食如常，身体壮健，色泽不衰，而无病患相侵。血气充实，可保十月满足，分娩无虞，母子坚牢，何疾之有？若血气不充，冲任脉虚，则经水愆期，岂能受孕。纵得孕而胞门子户虚寒，亦受胎不实。或冲任脉虚而协热，轻则胎动不安，重则三五七月即堕。更加外感六淫，内伤七情，或饮食伤脾胃，或淫欲损真元，皆致疾之由也。

卷五·带下

带下之因有四：一因气虚，脾精不能上升而下陷也；一因胃中湿热及痰流注于带脉，溢于膀胱，故下浊液也；一因伤于五脏，故下五色之带也；一因风寒入于胞门，或中经脉，流传脏腑而下也。然有赤白之分者，何也？赤者属血属热，热入小肠而成。若实热郁结，则为赤白兼下。白者属气属寒，寒入大肠而成。因血少复亡其阳，故白滑之物下流。亦有湿痰流注下焦，或肝肾阴淫之湿，或缘惊恐而木乘土位，浊液下流，或色欲太甚，肾精亏损之故，或产多之妇，伤血伤液，皆能成带下之疾。宜概用莲须、杜仲、续断之辈。大抵属痰与热者居多，以湿热下注而化痰也，宜投止涩升提之品。寒者十无一二，宜投鹿角胶温涩之品。然总要健脾燥湿，升提胃气，佐以补涩，如茯苓、白术、柴胡、川芎之类。总之，妇人多郁，郁则伤肝，肝伤则脾受克，湿土下陷，脾精不守，不能输为营血，而白物下流，宜开郁补脾。

若色如浓泔，臭秽者，湿热甚也，宜二术、芩、柏、半夏、车前，佐以升提。

下如鸡子白状，脾肾虚也，腰腿酸疼，面目浮肿，必脾肾双补，宜归脾丸、八味丸。

妇人又多忧思恚怒，伤损心脾，肺脏之火时发，血走不归经，而患赤白带下。白是脾虚，盖肝气郁则脾受伤，脾伤则湿胜，皆由风木郁于地中使然耳。宜开提肝气，助补脾元，宜补中益气汤加茯苓、枣仁、山药、苍术、黄柏、麦冬，或六味丸加杜仲、牡蛎。牛膝、海螵蛸。

若阴虚火盛，则以滋阴清火为要，宜六味丸加五味子、杞子、黄柏、车前、菟丝子。

昔人云：崩中日久，变为白带；漏下多时，骨水枯竭。何谓也？盖崩久气血虚脱，故白滑之物，下流不止也，必大补之。赤带多因心火，时炽不已，久而阴血渐虚，中气渐损，而下赤矣。必养心和肝，缓中凉血清气之品。

若赤带久不止，必血虚矣，宜胶艾四物汤加麦冬、杏仁、牡蛎。带下之因，不外乎此。其详更有可述者：

如白带腥臭，多悲不乐，阳气虚衰者，大寒也，宜桂附汤。

脉息沉微，赤白带下，腹中痛，阴中亦痛，经来愆期，子宫虚冷，不能成孕者，寒甚也，宜元戎六合汤。

白带久不止，脐腹冷痛，阴中亦痛，经水不止，或因崩后，脉弱无力而酸疼，由于虚也，宜东垣固真丸。

产后去血多，经水不调，白带如倾，淋沥臭秽，亦由虚也，宜卫生汤。

内热脉数，赤白带下不止，由于热也，宜杞子、生地。

内火盛，阴虚烦热而赤白带下，或七情所伤，脉数而带下，亦由于热也，宜二黄三白丸、白芷散，或益母草末酒服。

肥人白带，阴户痛，身黄皮缓体重，阴中如水湿也，宜升麻燥湿汤。

湿而挟热，大便或泄或闭，小便塞，脉涩而气盛，湿热也，宜十枣汤。

下身畏冷，带下如鸡子白，脾肾虚惫也，宜补骨脂丸加肉桂。

漏血久冷，赤白带下，月水不调，面黄肢弱，经水或多或少，如栀子汁，如屋漏水，血虚而寒也，宜血虚带下方。

白带淫水不绝，精神虚损也，宜八珍汤加升麻、南星、半夏、陈皮、香附。

血气不调，湿热白带，四肢倦怠，五心烦热，痰郁嘈杂也，宜解带散。

脉数而白带不止，七情所伤也，宜侧柏樗皮丸。

女人癥瘕痃癖，腹胀胸满，赤白带下，久患血气虚弱，萎黄无力，乃由寒湿也，宜大圣万安散。

赤白带下不止，燥热烦渴，由湿热郁于下焦之分也，宜宣明导水丸。

劳役过度，饮食不节，损伤脾胃，以致阳气下陷，白带久不止也，宜补中益气汤。

时时带下，由胃虚有痰，饮食减少，中气不和也，宜六君子汤。

健忘怔忡，惊悸不寐，怠惰体困，不思饮食，时常白带不止，由思虑过伤心脾也，宜归脾汤。

脐下冷，撮痛，阴冷大寒，而白带时下也，宜延胡苦楝汤。

劳伤血脉，胞络受寒，小便白浊，日夜无度，脐腹疼痛，腰膝无力也，宜内金鹿茸丸。

癞疝，白带下注，脚气，腰以下冷，尿数，与白带长流而不禁固，肌瘦身重，面白，目无见，行步欹侧，腿膝枯细，大便闭，心下痞闷，懊憹，饮食不下，背寒，此上中下三阳真气俱竭也。故哕呕不止，为胃寒已极，脉沉紧而涩，按之空虚，为阴寒已竭，宜酒煮当归丸。

老年白带白淫不止，日久淋沥，皆气多血少，虚寒力衰也，宜老年白带方、十全大补汤加益智仁。

室女带下纯白，冲任虚寒也，宜白蔹丸。

寡妇师尼室女，郁火盛炽，阴户或痒或痛，而成赤淋，乃血热也，宜泻膀胱之火，宜赤淋丸。其或白淋，则气虚也，宜乌金丸、乌艾丸。如是以治带病，宁有或遗哉？

卷五・带下・治滞下病方

元戎六合汤（又名元戎四物汤）

治赤白带下，脉沉微，腹痛，或阴中痛。

四物汤各一钱，加肉桂、附子各五分。

一方，四物加茴香、肉桂。

震灵丹（一名紫金丹）

治妇人血气不足，崩漏虚损，带下虚冷，胎脏无子。

乳香（另研）、五灵脂（另研）、没药（另研并去砂石）各二两，朱砂（飞）一两，禹余粮石（醋淬，捻得碎为度）、代赭石（同粮石制）、紫石英、赤石脂。以上四味，并作小块，入锅内，盐泥固济，候干，用炭十斤煅通红，火尽为度，埋地二宿，出火毒。糯米粉打糊，丸如芡子大，每丸空心醋汤送下。如有孕，不可服。

卷五·崩漏

大凡女子自天癸既通而后，气血调和，则经水如期，不先不后，自无崩漏之患。若劳动过极，以致脏腑亏伤，而冲任二脉，亦虚不能约束其经血，使之如期而下。故或积久或不须积久，忽然暴下，若山之崩，如器之漏，故曰崩漏。究其原，则有六大端：一由火热，二由虚寒，三由劳伤，四由气陷，五由血瘀，六由虚弱。

何以见火热之所由也？或脾胃伤损，下陷于肾，与相火相合，湿热下迫，血色紫黑，臭如烂肉。中挟白带，则寒作于中，脉必弦细；中挟赤带，则全由热作，脉必洪数。其症兼腰脐下痛，两胁急缩，心烦闷，心下急，不眠，欲崩先发寒热，平时临行经，亦发寒热。此必大补脾胃而升降气血，宜补中益气汤与凉血地黄汤相合加减用。或心气不足，心火大炽，旺于血脉之中，又脾胃失调，而心火乘之，肌肉颜色如常，此为心病，经水不时下，亦暴下不止。治必大补气血脾胃，少加镇坠心火，以治其心，补阴泻阳，而崩自止矣，宜六味丸加黄连、麦冬。或肝经有热，血得热而下行，宜四物汤加柴胡、山栀、苍术。或风热郁于肝经，血得风而妄行，宜加味逍遥散。或怒动肝火，肝家血热而沸腾，宜小柴胡汤加山栀、丹皮、龙胆。或脾经郁热，血为热迫而不归经，宜归脾汤加柴胡、山栀、丹皮。或悲哀太过，损伤胞络，令血下注，宜四君子汤加柴胡、升麻、山栀。或血为热伤，脉象虚洪，所下皆紫黑色，宜河间生地黄散。或血室有热，崩下不止，服温药不效，宜金华散。或天暑地热，阳来乘阴，经血沸溢，宜简易黄芩汤。以上皆火热所统之病也。

何以见虚寒之所由也？或心气不足，又劳役饮食不节，其脉两尺弦紧而洪，按之无力，其症脐下如冰，求厚衣被以御寒，白带白滑之物虽多，间下如屋漏水，下时有鲜血，不多，右尺脉时微洪，屋漏水多，暴下者，是急弦脉为寒多，而洪脉时见乃热少。合而言之，急弦者，北方寒水多也；洪脉时出者，命门包络之火也。黑物多，赤物少，合成屋漏水之状，宜丁香胶艾汤。（此条脉症与方本东垣）或经候过多，其色瘀黑，甚者崩下，呼吸少气，脐腹冷极，则汗出如雨，尺脉微小，由冲任虚衰，为风冷客乘胞中，气不能固，宜鹿茸丸。或气血劳伤，冲任脉虚，如经来非时，忽然崩下，或如豆汁，或成血片，或五色相杂，或赤白相兼，脐腹冷痛，经久未止，令人黄瘦口干，饮食减少，四肢无力，虚烦惊悸，宜伏龙肝散。或经血适下，过服寒凉之药等物，因愈崩漏，肚腹痞闷，饮食不入，发热烦躁，脉洪大而虚，由脾经气血虚而发躁，缓治则不救，宜八珍汤加炮姜。以上皆虚寒所统之病也。

何以见劳伤之所由也？或因劳役，令脾胃虚弱，气短气逆，自汗不止，身热闷乱，恶见饮食，肢倦便泄，漏下不止，其色鲜明，宜当归芍药汤。（此条亦本东垣）或思虑伤脾，不能摄血，致令妄行，并健忘怔忡，惊悸不寐，且心脾伤痛，怠惰少食，宜归脾汤。或忧思郁结，劳伤心经，不能为血之主，遂令妄行，宜柏子仁汤。或缘卒然大怒，有伤肝脏，而血暴下，宜养血平肝散。以上皆劳伤所统之病也。

何以见气陷之所由也？或经漏不止，鲜血，项筋急，脑痛，脊骨强痛，不思饮食，宜柴胡调经汤。或露下恶血，月水不调，或暴崩不止，多下水浆之物，皆由饮食不节，或劳伤形体，或素有心气不足，因饮食劳倦，致令心火乘脾，必怠惰嗜卧，四肢不收，困倦乏力，无气以动，气短上气，逆急上冲，其脉缓而弦急，按之洪大，得之脾土受邪也。脾主滋荣周身者也，心主血，血主脉，二者受邪，病皆在脉。脉者，血之府也；脉者，人之神也。心不主令，胞络代之。故曰：心之脉主属心系。心系者，胞络命门之脉也，主月事。皆由脾胃虚而心胞乘之，故漏下，血水不调也。况脾胃为血气阴阳之根蒂，当除湿、去热、益气，气上伸以胜其湿。又云，火郁则发之，宜调经升阳除湿汤。（此条亦本东垣）或冲任气虚，经脉不调，崩中漏下，宜断下汤。以上皆气陷所统之病也。

何以见血瘀之所由也？或血大至，纯下瘀血成腐，势不可止，甚则头目昏晕，四肢厥冷，腹痛，宜胶艾汤。或血崩不止，昏迷不省，宜五灵脂散。或瘀积血崩，所下皆成五色，宜香附子散。或瘀积久而血崩，脐腹疠痛，宜立效散。或室女二七之期，天癸未至而后至，亦有卒然暴下，淋沥不止，有若崩漏者，其失血必多，宜加减四物汤。以上皆血瘀所统之病也。

何以见虚弱之所由也？或崩中不止，结作血片，如鸡肝色，碎烂，宜小蓟根汤。或崩血无度，虚损羸瘦，宜鹿茸散。或诸虚不足，久不受孕，骨热形羸，而崩中带下，宜补宫丸。或带下漏血不止及风寒冷热劳损冲任，崩中暴下，腰重里急，淋沥不断，宜芎䓖汤。以上皆虚弱所统之病也。

就此六者，而分类推之，以究其原，崩漏之病，宁有遗哉？然其治之，亦必有道矣。方氏云：血属阴静，则循经荣内，动则错经妄行。凡人七情过极，则动五志之火，五志之火亢盛，则经血暴下，久而不止，谓之崩中，如风动木摇，火燃水沸之类。治崩次第，初用止血以塞其流，中用清热凉血以澄其源，末用补血以还其旧。若止塞流而不澄源，则滔天之热不可遏；若止澄源而不复旧，则孤孑之阳无以立。故本末不遗，前后不紊，方可言治。方氏此论，乃治崩要法，医者深悉乎六者之由，而运之以塞流、澄源、复旧三法，则庶几其得之矣。

卷五・崩漏・治崩漏病方

补宫丸

治诸虚不足崩漏。

白薇、牡蛎、白芍、鹿角霜、山药、白术、白芷、茯苓、乌贼骨等分。

糊丸。

地黄丸

治足三阴亏损，经行数日不止及带下无子。

熟地、山萸、芜荑仁、白芍（微炒）、代赭石各一两，僵蚕（炒）、炮干姜、厚朴各三钱。

蜜丸，酒下，日三。

卷六・妇女杂病

女子十三四岁，经脉将行，或一月二次，或过月不行，致生此疾，多生于寡薄虚弱之人。每乳上止有一核，可治。若串成三四个，即难疗。宜服败毒散加生地，再服黄矾丸，通用逍遥调经汤。其有乳硬者，多因厚味湿热之痰，停蓄膈间，与滞乳相搏而成。又有滞乳，因儿口气吹嘘而成，又有拗怒气激滞而生者，煅石膏、瓜蒌子、青皮、甘草节，皆神效药也，然此病若早治之，立消。有月经时，悉是轻病者；到五六十岁无月经时，不可作轻易看也。其有未产而乳自出者，谓之乳泣，生子多不育。产后乳汁自出者，乃胃气虚，宜服补药止之，或治以漏芦散亦可。以上皆不易作而难治之病也。

此外，若妇女气盛于血，往往无子，且变生诸症，头晕膈满，有所必至，抑气散、异香四神丸。若血风体痛，寒热盗汗，颊赤口干，胸满痰嗽，月水不调，脐腹疠痛，瘕癖成块，宜人参荆芥散。若风虚梦与鬼交，妄有所见，言语错乱，宜伏神汤。若经水不调，血气攻注，遂至腹胁疼痛，积聚成块，宜神仙聚宝丹。若怒气伤肝，不能藏血，血失常经，以致肌肤手足间，俱有血线络隐然可见，宜橘归丸。则皆妇女之病所不可忽者。至于寻常杂病，与男子略同者，已详《杂病源流》中，故可无赘。惟此种种，乃妇女所独，因不惮条载而缕述之焉。

脉法，《脉经》曰：妇人疝瘕积聚，脉弦急者生，虚弱者死。又曰：少阴脉浮而紧，紧则疝瘕，半产而堕伤，浮则亡血，恶寒绝产。

卷六·妇女杂病·治妇女杂病方

疗燥瘕方（照方治）

大黄如鸡子许，干姜二两，黄连三两，厚朴四两，桂心、郁李仁各一两，䗪虫（熬）三枚，鸡肶黄（炙）一枚。

每末三钱，清早酒服，瘕当下，养如产法，三月勿交，无子者当有。

（三十）《妇科冰鉴》[62]

卷四·嗣育门·不孕之故二

妇人纤疴不作，始能有子。若为三因之邪，伤其冲任二脉，则月经不调、赤白带下、崩经漏血诸病生焉。或宿血积于胞中，以致新血不行；或胞寒胞热，不能摄精。或体盛痰多，脂膜壅塞子宫，诸如此类，皆不孕之故也。当细审其因，按证调治，俾无疾作，乃可望其麟趾呈祥矣。然其男子有无疾病，亦所当察，设有肾虚精滑、精冷精清，或临事不坚，流而不射，盗汗梦遗，便浊淋涩等类，欲望其苗而秀，秀而实者，未之有也。

（三十一）《女科要旨》[63]

卷一·种子

门人问曰：妇人何以无子？

曰：妇人无子，皆由经水不调。经水所以不调者，皆由内有七情之伤、外有六淫之感，或气血偏盛、阴阳相乘所致。种子之法，即在于调经之中，前论已详矣。若经水既调，身无他病，而亦不孕者，一则身体过于肥盛，脂满子宫而不纳精也，前人有启宫丸一方颇超然。修园最厌女科书，排列许多方名，徒乱人意，究竟是二陈汤加苍术、川芎、六神曲、香附之类，不如直说出来更妙。一则身体过于羸瘦，子宫无血而精不聚也，景岳有育麟珠极效，然亦是八珍汤加菟丝子、鹿茸霜、川椒、杜仲四味，似亦不必另立名色也。其有生女不生男者，系以男人督脉不足，阳不胜阴；令其男人以鹿茸四具，人参一斤，远志四两，菟丝子半斤，醇酒为丸服之。所谓得其要者一言而尽，他书皆繁而无当也。

启宫丸（时方）

半夏（制）、苍术、香附（童便浸炒）各四两，六神曲（炒）、茯苓（生研）、陈皮（盐水炒）各二两，川芎三两。

蒸饼丸，酒下三钱服。（苍术，又一本作白术）

育麟珠（时方）

鹿角霜、川芎、白芍、生白术、茯苓各二两，川椒一两，人参二两，当归四两，杜仲、甘草各一两，菟丝、地黄各四两。

上为末，炼蜜为丸，如梧桐子大，米汤无灰酒送下。

门人问曰：妇人不能得孕，或易于得孕，可以诊脉而预知之否乎？

曰：陈楚良云，人身血气，各有虚实寒热之异，惟察脉可以知，舍脉而独言药者，妄也。脉不宜太过而数，数则为热；不宜不及而迟，迟则为寒；不宜太有力而实，实者正气虚，火邪乘之以实也。治法当散郁，以伐其邪，邪去而后正可补。不宜太无力而虚，虚乃血气虚也。治法当补其气血。又有女子气多血少，寒热不调，月水违期，皆当诊脉，而以活法治之。务使夫妇之脉，和平有力，交合有期，不妄用药，乃能生子也。

门人问曰：东垣言，妇人经水甫静，三日前交者成男，以精胜于血也；三日后交者成女，以血胜于精也。七日子宫既闭，虽交而亦不孕。褚氏言：血先至裹精以生男，精先至裹血则生女。《道藏》言：月水净后，一、三、五成男，二、四、六成女。《圣济》言：因气而左动，阳资之则成男；因气而右动，阴资之则成女。程鸣谦言：精之百脉齐到胜乎血则成男；血之百脉齐到胜乎精则成女。此皆一偏之言，不足以语乾坤、阴阳之道也。老子云："天法道，道法自然，亦惟顺之而已。"然天命虽听其自然，而人事亦不可不尽。敢问求嗣果有其法否乎？曰：袁了凡云，天地生物，必有氤氲之时；万物化生，必有乐育之候。猫犬至微，将受娠也，其雌必狂呼而奔跳，以氤氲乐育之气触之不能自止耳，此天然之节候，生化之真机也。凡妇人一月经行一度，必有一日氤氲之候，于一时辰间，气蒸而热，昏而闷，有欲交接不可忍之状，此的候也。此时逆而取之则成丹，顺而施之则成胎矣。

门人问曰：妇科论种子繁杂无所适从，而至当不易之法，当宗谁氏？

曰：宋·骆龙吉有《内经拾遗》一书，明人增补之，内附种子论一首，方三首，卓然不凡。论曰：男女媾精，万物化生，则偏阴不生，偏阳不长，理有必然者也。然夫妇交媾而不适其会，亦偏阴偏阳之谓也，则以无子而诿于天命，岂不泥乎！间有资药饵以养精血，候月经以种孕育，多峻补以求诡遇，又求嗣未得，而害已随之，深可痛可惜也！兹幸拜名师，于百年中而得有秘授焉：一曰择地，二曰养种，三曰乘时，四曰投虚。地则母之血也，种则父之精也，时则精血交感之会也，虚则去旧生新之初也。余闻之师曰：母不受胎者，气盛血衰之故也。衰由伤于寒气，感于七情，气凝血滞，荣卫不和，以致经水前后多少，谓之阴失其道，何以能受？父不种子，气虚精弱故也。弱由过于色欲，伤乎五脏，脏皆有精而藏于肾，肾精既弱，辟之射者力微，矢枉不能中的，谓之阳失其道，何以能种？故腴地也不发瘠种，而大粒亦不长硗地，调经养精之道所宜讲也。诚精血盛矣，又必待时而动，乘虚而入，如月经一来即记其时，算至三十时辰，则秽气涤净，新血初萌，虚之时也，乘而投之。如恐情窦不开，阴阳背驰，则有奇砭，纳之户内，以动其欲。庶子宫开，两情美，真元媾合，如鱼得水，虽素不孕者亦孕矣！此法历试历验，百发百中者也，岂谬言哉！及其既孕，欲审男女，先以父生年一爻在下，母生年一爻在上，后以受胎之月居中；或遇乾、坎、艮、震，阳象也，则生男；或遇巽、离、坤、兑，阴象也，则生女；有可预知者焉。呜呼！始而无子者，非天也，人自戕其天也。已而有子者，亦非天也，人定可以胜天也。

卷一·种子·时方三首

广嗣丸（此方乃论中所谓奇砭纳之户内者也）

沉香、丁香、吴萸、官桂、白芨各一钱，蛇床子、木鳖子、杏仁、砂仁、细辛各二钱。

上十味，炼蜜为丸，如绿豆大。

固精丸（以下二方，乃论中所谓养精调经之平和药也）

附子一枚（重八钱，脐心作窍如皂角子大，入朱砂三钱，湿纸包煨，用一半），牡蛎一枚（漳、泉二府所出者，童便遍涂，厚纸裹，米醋浸透，盐泥固济候干，以炭三斤煨之），桂心（去皮）、龙齿、当归（酒焙洗）、石菖蒲（烧去毛）、山茱（去枝、梗）、乌药（天台者）、益智（去枝、梗）、杜仲（酒洗去丝）、牛膝（浸酒）、秦艽、细辛、桔梗、半夏（盐汤泡七次）、防风、川椒（去子并合口者）、茯神、白芍各三钱，干姜一两半（炒半生），辽参一两。

上二十一味，研，糯米为丸，取附子肉、朱砂为衣，如桐子大，每服三十丸，加至七十丸，空心淡醋汤或盐汤任下。

增损地黄丸

治月经不调，久而无子。

当归二两（全用），熟地黄半斤（怀庆者佳），黄连一两（净）。

上三味，酒浸一宿，焙干为末，炼蜜为丸，桐子大，每服五十丸至一百丸。如经少，温酒下；经多，米汤下。

卷一·种子·外备方三首

五子衍宗丸

治男人精虚无子，阳事不举。

菟丝子八两，枸杞子、覆盆子各四两，五味子、车前子各三两。

炼蜜为丸，如梧桐子大，每早米汤送下三钱。时法以左尺虚，为天一之水衰，宜合六味地黄丸；右尺虚，为地二之火衰，宜合桂附地黄丸；两尺俱虚，为水火俱衰，宜合十补丸。余每用加人参、鹿茸、鱼鳔各四两，或以黄芪一斤，熬膏和蜜炼为丸，为效较速。

（长孙男心典）按：凡物之多子者，久服之亦令人多子。且菟丝子、车前煮汁，胶腻极似人精，故能益精而聚精；况又得枸杞、覆盆，皆滋润之品以助之乎！尤妙在五味子收涩，与车前子之通利并用，大具天然开阖之妙，亦时方之颇有意义者。

修园于女科择用数方之后，必短注数语，诸子读之，咸谓语短味长。起而问曰：脾胃之药以米汤送下，正法也。而治肝之剂亦用之者，聚震坤合德之义也。治肺之剂亦用之者，取火归土旺之义也。惟肾处最下，用药宜速其下行，若杂以脾胃之药，恐逗留其下行之性，濡滞于中而作胀。前者时行之某医，治一老妇，评于方后云：老年阴虚，当以六味地黄丸为主，而脾胃又须兼顾，加入粳米八钱，为脾胃双补立法。夫子闻之而喷饭。兹何以补肾诸丸，而以米汤送下乎？

曰：《内经》云，精不足者补之以味。味者，五谷之正味也。扁鹊云：损其肾者益其精。精者，五谷之精华也。《洪范》论味，而曰稼穑作甘。甘者，正味也。世间物惟五谷得味之正，但能淡食谷味，最能养精。袁了凡云：煮粥饭中，有厚汁滚作一团者，此米之精液所聚，食之最能补精。余于补肾各丸，必以米汤送下者，此物此志也。若时医以熟地黄与白术、粳米同用者，则有毫厘千里之差耳！

十补丸

治血气两虚，先天之水火俱衰，少年而有老态者。

鹿茸、泽泻、附子、肉桂、山茱、薯蓣、茯神、人参、当归、白术各等分。

炼蜜为丸，如梧桐子大，米汤送下三钱。此方与十全大补同意，但十全大补汤从气血之流行处着眼，气血者，后天有形之用也，此方从水火之根本处着眼，水火者，此是先天无形之体也，二方之分别在此。

新定加味交感丸

治妇人不育。

香附（去毛，水浸一昼夜，炒老黄色）半斤，菟丝子一斤（制），当归（童便浸，晒干）、茯神各四两（生研）。

（次孙男心兰禀）按：水与土相调，则草木生；脾与肾相和，则胎息成。菟丝子一物而备水土之气，故取之为君；当归能滋子宫之干燥，故取之为使；至于香附、茯神，铁瓮翁名交感丸，其效详载于《内经拾遗》中，不待赘论。

门人问曰：转女为男，果有此法否乎？

曰：于传有之。有令孕妇佩极大之雄黄者；有令着本夫之衣冠，环水井而左旋三周，面觑井中之形，不令人见者；又于床下暗存刀斧，刀背向上，刀口向下者；密存雄鸡毛羽于席下者。吾亦姑藏其说而弗论之。大抵厚积阴功广行善事，而不没人善，更为第一善事，不必持斋祈祷，定叫熊罴之占。

卷一·调经·古今方十九首

越鞠丸（《丹溪》）

解郁总方。《易思兰医案》治寒热虚实一切杂病，皆从此方变化，屡用屡验。

香附（童便制）、山栀、川芎、苍术、六神曲。

以蒸饼为丸，每服三钱，陈米汤送下。

温经汤

治经闭或经行过多，或崩漏不止，或久不受胎，统名带下。

吴萸三两，当归、川芎、芍药、人参、桂枝、阿胶、丹皮、甘草各二两，生姜三两（一本二两），半夏半升（一本一升），麦冬一升。

上十二味，以水一斗，煮取三升，分温三服。

亦主妇人少腹寒，久久不受胎，及过期不来。歌曰：口干腹满掌心烧，卅六痾该（谓十二瘕、九痛、七害、五伤、三痼，共三十六种，详于《金匮浅注》中，不赘）带下条，归芍胶芎权各二（权称钟也。称其数各二两），桂参丹草数相侔（八物同用二两也），整升重用（麦门）冬胜任，减半（一升减其半，止用半升也）相需（半）夏速求，更佐（吴茱）萸（生）姜各三两，闭（至期不来）崩（来而过多）不育（少腹寒，久不受胎者）各探幽。

（次男元犀）按：当归、川芎、芍药、阿胶，肝药也；丹皮、桂枝，即心药也；吴茱萸，肝药，亦胃药也；半夏，胃药，亦冲药也；麦门冬、甘草，即胃药也；人参补五脏；生姜利诸气也。病在经血，以血生于心藏于肝也；冲为血海也，胃属阳明，厥阴冲脉丽之也。然细绎方意，以阳明为主，吴茱萸用至三两，驱阳明中土之寒；即以麦门冬用至一升，滋阳明中土之燥；一寒一热，不使隅偏，所以谓之温也。半夏用至半升、生姜用至三两者，以姜能去秽而胃气安，夏能去逆而胃气顺也。其余皆相辅而成其温之之用，绝无逐瘀之品，故过期不来者能通之，月来过多者能止之，少腹寒不受胎者并能治之，其神妙不可言矣！

六味丸

壮水之主，以制阳光。

桂附八味丸

益火之源，以消阴翳。二方治妇人经病。无子加香附（童便浸）、川贝母、当归各三两，艾叶（醋炒）二两，多效。

（三十二）《彤园医书》（妇人科）[64]

卷一·调经大旨·妇人不孕之故

女子不孕，因伤其冲任也。经曰：二七而天癸至，任脉通，太冲脉盛，月事以时下，故能有子。若为三因之邪伤其冲任之脉，则有月水不调、带下、崩漏等症。或因宿血积于胞中，新血不能成孕。或因胞寒、胞热，不能采精成孕。或因体肥痰多，脂膜壅塞胞中而不孕，当分别治之。

（三十三）《医林改错》[65]

卷下·少腹逐瘀汤说

此方治少腹积块疼痛，或有积块不疼痛，或疼痛而无积块，或少腹胀满，或经血见时，先腰酸少腹胀，或经血一月见三五次，接连不断，断而又来，其色或黯，或黑，或块，或崩漏，兼少腹疼痛，或粉红兼白带，皆能治之，效不可尽述。

更出奇者，此方种子如神，每经初见之日吃起，一连吃五副，不过四月必成胎。必须男女年岁与月合成阳数方生子。如男女两人，一单岁，一双岁，必择双月方生子。如两单岁，或两双岁，必择单月方生子。择月不可以初一为定准，以交节为定准。要知偶有经过二十日结胎者，切记准日期。倘月份不对生女，莫谓余方不验。余用此方，效不可以指屈。

道光癸未年，直隶布政司素纳公，年六十，因无子甚忧，商之于余。余曰：此易事耳。至六月，令其如君服此方，每月五副，至九月怀孕，至次年甲申六月二十二日生少君，今七岁矣。此方更有险而不险之妙。孕妇体壮气足，饮食不减，并无伤损，三个月前后，无故小产，常有连伤数胎者，医书颇多，仍然议论滋阴养血、健脾养胃、安胎保胎，效方甚少。不知子宫内，先有瘀血占其地，胎至三月再长，其内无容身之地，胎病靠挤，血不能入胎胞，从旁流而下，故先见血。血既不入胎胞，胎无血养，故小产。如曾经三月前后小产，或连伤三五胎，今又怀胎，至两个月前后，将此方服三五副，或七八副，将子宫内瘀血化净，小儿身长有容身之地，断不至再小产。若已经小产，将此方服三五副，以后存胎，可保无事。此方去疾、种子、安胎，尽善尽美，真良善之方也。

少腹逐瘀汤

小茴香七粒（炒），干姜二分（炒），元胡一钱，没药二钱（研），当归三钱，川芎一钱，官桂一钱，赤芍二钱，蒲黄三钱（生），灵脂二钱（炒）。

水煎服。

方歌

少腹茴香与炒姜，元胡灵脂没芎当，
蒲黄官桂赤芍药，种子安胎第一方。

（三十四）《类证治裁》[66]

卷之八·痃癖癥瘕诸积论治·癥瘕脉候

妇人积聚疝瘕，脉弦急者生，虚弱者死。少阴脉浮而紧，紧则疝瘕，腹中痛，半产而堕伤，浮则亡血，恶寒绝产。

（三十五）《沈氏女科辑要笺正》[67]

第十节　求子

《素问》云：女子二七而天癸至，任脉通、太冲脉盛，月事以时下，故有子；七七而任脉虚，太冲脉衰少，天癸竭，地道不通，故形坏而无子。

沈尧封曰：求子全赖气血充足，虚衰即无子。故薛立斋曰：至要处在审男女尺脉，若右尺脉细，或虚大无力，用八味丸；左尺脉大，按之无力，用六味丸；两尺俱微细或浮大，用十补丸。此遵《内经》而察脉用方，可谓善矣。然此特言其本体虚而不受胎者也。若本体不虚而不受胎者，必有他病。缪仲淳主风冷乘袭子宫；朱丹溪主冲任伏热；张子和主胞中实痰；丹溪于肥盛妇人，主脂膜塞胞；陈良甫谓二三十年全不产育者，胞中必有积血，主以荡胞汤。诸贤所论不同，要皆理之所有，宜察脉辨证施治。荡胞汤在《千金》为妇人求子第一方，孙真人郑重之。

【笺正】生育之机，纯由天赋，本非人力之所能胜天，更何论乎药物。惟能遂其天机，而不以人欲乱性，断无不能生育之理。世之艰于孕育者，大率皆斩丧过度，自损天真，是以欲求孕育，惟有节欲二字，善乎袁简斋引某理学家言，答其门人求子者，谓汝能学鸟兽，则有子矣。乍聆此论，岂不可骇。须知鸟兽之合，纯是天机，不妄作为，应时而动，所以无有不生，而亦无有不长者。简斋更为之申一说曰：行乎其所不得不行，止乎其所不得不止。即生乎其所不得不主，是岂草木根黄所能代天宣化者。上古天真论谓任脉通，太冲脉盛，则有子。任脉虚，太冲脉衰少，则无子。虽为女子言之，亦岂仅为女子言之，正惟冲任充盛，根基已固，然后阳施阴受，青能有成。尧封“气血充足”四字，固已包举一切，则反是以思，行乎其所不当行，天癸那不早竭，地道不通，形坏无子，又岂必俟乎七七八八之龄耶，立斋审察尺脉一言，其理不可谓不切。而八味、六味、十全三方，岂是确当之药？立翁惯技，终是可嗤！若沈所谓本体不虚而不受胎，则不虚即实，子宫必有所蔽，故不能感。诸贤持论，未尝不极其理想之能事，然生理之真，亦未必果与诸家所论，所以如法用药，纵使脉证近似，亦不能一索而得，而《千金方》之主破瘀；张戴人之主荡涤，尤恐不顾其后，利未得而弊即随之，学者不可猛浪从事。且戴人所谓胞中实痰；丹溪所谓脂膜塞胞；良甫所谓胞中积血，无一非盲人谈天之故智，宁不可哂？

荡胞汤

朴硝、丹皮、当归、大黄、桃仁（生用）各三铢，厚朴、桔梗、人参、赤芍、茯苓、桂心、甘草、牛膝、橘皮各二铢，附子六铢，虻虫、水蛭各十枚。

上十七味㕮咀，以清酒五升，水五升，合煮取三升，分四服，日三夜一，每服相去三时，更服如前，覆被取微汗。天寒汗不出，着火笼之。必下脓血，务须斟酌下尽，二三服即止。纵大闷不堪，可食酢饭冷浆一口，即止。然恐去恶不尽，忍之尤妙。

王孟英按：子不可以强求也，求子之心愈切，而得之愈难。天地无心而成化，乃不期然而然之事，非可以智力为者。惟有病而碍于孕育之人，始可用药以治病。凡无病之人，切勿妄药以求子，弄巧反拙，岂徒无益而已耶，纵使有效，而药性皆偏，其子禀之，非夭札，即顽悖，余历验不爽。

【笺正】孕育之事，无所为而为，岂有人力可以矫揉造作之理。所谓夫妇之愚，可以能知能行，而圣人有所不知不能者。如谓金石草木，可以强无为有，是直以人欲胜天理。音知虽有高贤，断不敢作此无端之梦想。而俗子偏能为此说者，止以逢迎富贵，为衣食计。孟英谓非可以智力为，顶门一针，吾知求方者与方者，皆如冷水浇背，默尔而息。快人快语，揭尽俗子丑态。又谓有病而碍于孕育者，始可用药以治病。须知所以不得不用药者，止是为治病计，实非作蓝田种玉想。寿颐恒见艰于子嗣者，不悟其丧失之多，日以求方求药为当务之急，而医家工于献媚，乐为处方，抵掌高谈，莫不自谓果有奇术，无非搜括老人垂竭之脂膏，妄冀背城借一。纵令如愿以偿，而先天既薄，又以燥烈之药石助之，生而必多胎毒，奇病百出，长育极难，确已屡见之。孟英更论到顽悖一层，正是阳药刚烈之余焰，有以成其禀赋，此理之常，无足怪者，彼痴心梦想之流，读此亦当可以废然返矣。

王孟英按：荡胞汤虽有深意，其药太峻，未可轻用。惟保胎神佑丸，善舒气郁，缓消积血，不但为保胎之良药，亦是调经易孕之仙丹。每日七丸，频服甚效。余历用有验，最为稳妙。方见一下卷。

【笺正】荡胞汤以荡涤胞中恶瘀取义。其意盖谓妇人无不生育之理，其所以不孕者，由瘀浊积于胞中故耳。寿颐谓此是理想，殊不足征。胞者何物，必不指膀胱而言，因聚溺之器，与子宫之孕育何涉？如曰即是子宫，纵有瘀垢，岂服药而能荡涤到此？宁非理想之病状，且亦是理想之作用。而竟聚集许多攻破荡涤走窜之物，足以扰乱之而有余，果用是方，必犯孟英所谓岂徒无益之弊，虽是古方，断不可信。惟孟英所称之保胎神佑丸，亦极平常，且每服止桐子大之七丸，何能有效，乃孟英颇推重之，谓有殊功，此亦仁人之用心，惟恐俗子谬服毒药，反以自祸耳。若曰果谓调经之仙丹，寿颐虽愚，敢断其必无是事。惟谓其善舒气郁，庶几近之。

王孟英又按：世有愚夫愚妇，一无所知，而敏于生育者，此方灵皋所谓此事但宜有人欲，而不可有天理也。观于此，则一切求子之法，皆不足凭。况体气不齐，岂容概论，有终身不受孕者；有毕世仅一产者；有一产之后，逾十余年而再妊者；有按年而妊者；有娩甫弥月而再妊者；有每妊必骈胎者；且有一产三胎或四胎者。骈胎之胞，有合而分。其产也，有接踵而下者；有逾日而下者；甚有逾一旬半月而下者。谚云：十个孩儿十样生，是以古人有宁医十男子。莫医一妇人之说。因妇人有胎产之千态万状，不可以常理测也。世之习妇科者，不可不究心焉。

【笺正】孕育纯是天然。即胎前状态，亦复万有不齐，莫名其妙，脉不足凭，证不足据。阅历愈多而所见愈奇。孟英谓千态万状，不可以常理测。真是从见闻广博得来，非浅学者能道只字。

王孟英又按：古人五种不男，曰螺、纹、鼓、角、脉，而人多误解。余谓螺及骡字之伪。骡形之人，交骨如环，不能开诉，如受孕，必以产厄亡。纹则阴窍屈曲，如纹之盘旋，碍于交合，俗谓之实女是也。后人不知骡形之异而改为螺，遂以纹之似螺者，又混于鼓。鼓者，阴户有皮鞔如鼓，仅有小窍通尿而已。设幼时以铅作铤，逐日纴之，久则自开，尚可以人力为也。角则阴中有物，兴至亦有能举者，名曰二阴人，俗云雌雄人是也。脉则终身不行经者，理难孕育。然暗经亦可受胎。钱国宾云：兰溪篾匠之妻，自来无经，而生四子一女，故五种之中，惟三者非人力所能治，而纹、角二种，并不可交也。特考定之，以正相传之伪。又骡形之女，初生时，稳婆技精者，扣之即知。其可男可女之身，名人痾者，亦角类也。

【笺正】孟英所谓不男者，言妇女不能与男子相接者也。天地之大，乖气所钟，反常之事，往往而有，此非寻常生理学所可研求其故者。既有男子之不能接女，亦自当有此奇异之女子，固不可以耳闻目见之所不恒有，而以为必无是事也。王谓螺当作骡，盖是。骡古作蠃驴父马母，其形似母，而两耳最长，故有长耳公之名。此畜不能生育，古籍中也多有道及者。但孟英所谓交骨不能开诉，则殊不然。今知人之前阴横骨，绝无能开能合之事。但能妊而不能产者，不按于廿余岁时，确曾亲见一人，其人初次受妊，临产大难，数日竟不达生，稳婆以手术剖割其儿，幸全母命。当时人言藉藉，亦谓此即交骨不能开者。其后此妇又复得胎，临盆又是不产，以家居在南翔镇，离上海仅四十余华里。而妇兄张某，颇称富有，乃絜其妹往沪，求治于西国医家。竟用麻醉剖腹取儿，母虽得苏，然从此小溲无时，且不能自主矣。其时西医，亦只谓此人生理有异于众，必不能达生。并谆嘱其以后不可再妊，妊则必无生存之望。亦未尝言其交骨不开。孟英所说，因此种人在生理上确有特殊之形质，附会之以为骡类，只可以备一异闻，胡可速作同等观。孟英又谓骡形之女，初生时，稳婆技精者，扪之即知，此必实有事，则此等形体之大异于常人，当显而易见。如果咎在交骨不能开拆，则岂有在初生之时，而已能知其将来之开与不开耶？纹者、鼓者，则即俗之所谓石女，其所谓角者，则且有时而可男。史家谓之人妖，实自有此奇异之禀赋。但反常之谓怪，终是戾气之所召，宜乎史家五行志中，志之以示变也。

（三十六）《经验选秘》[68]

卷四·求嗣得孕法

昔褚澄言：男精泄于先而女精后至，则阴裹阳主男孕，如女精泄于先而男精后至，则阳裹阴主女孕。又言月信初尽，其浊气未清而交媾即女，务待经止两足日，则女体虚而浊气尽。再男人保养月余阳胜于阴，定成男孕。又论子宫左右，如男泄于妇人之左生男，右则生女，此男清女浊、男左女右、阳壮阴衰之至论也。又必俟天气晴明，日暖风和，明星亮月姑受胎者，多富贵聪明；倘疾风暴雨，或醉饱，或服药石而受胎者多夭；其迷雾气怒而受胎者多愚蠢贫贱；或雷电之后而受胎者，定生怪物。求嗣者慎诸。

调经种子汤

归身、川芎、吴茱萸各一钱，熟地、制香附各钱半，白芍、茯苓、丹皮各八分，元胡索、陈皮各七分。

若经水先期者，色必紫，加条芩八分；过期者，色必淡，加官桂、干姜、熟艾各五分。不论先期落后，每服加生姜三片，水一碗半，煎八分，俟经水至日空心服。起以渣再煎，临卧服。一日一剂，服至经止两三日，交媾即孕。

经期准而不孕者，以续断、沙参、杜仲、当归、益母草各二钱，川芎一钱，砂仁（炒研）五分，制香附二钱，橘红一钱，红花三分。

至期服四剂，下期再服而孕。

又经通不受胎者，取参（晒干磨粉）日以二钱，热陈酒送下，两月内即孕。

（三十七）《金针秘传》[69]

十二经四肢各穴分经主治病症（九）·足厥阴肝经（七）

阴廉

二穴在羊矢下，去气冲二寸动脉中。治妇人绝产若未经生产者。可灸三壮，即有子。针入八分，留七呼。

（三十八）《资生集》[70]

卷二·带下集方·外治法

如圣丹

治妇人经不调，赤白带下。

枯矾四两，蛇床子二两。

上为末，醋糊丸，弹子大，用胭脂为衣绵裹，纳阴户中，定坐半日，热极再换。大抵月水不通、赤白带下多因子宫不洁，服药难效，此取易痊。且不伤脏气也。一方用枯矾、川乌各等分，炼蜜丸，弹子大，绵裹纳阴中，治带下绝产。

（三十九）《产孕集》[71]

上篇·孕忌第四

生人诞育，天理自然，阴阳滋化，本无灾害。而每有孕而不固，固而不育，育而辄夭者，岂生化之理有所异哉？摄养有乖，逆其滋生之道也。古者妇人有孕，即退居别室，谨持胎教，故弥月而生，无灾无害。今人不然，或有孕而不知，不事养护，其知者又不知所忌，不慎起居，劳役失宜，举止违理，欲其无患，不亦难乎？夫人有富贵贫贱之异，而诞育则皆同，而产孕之变，多起于富贵之家，人与禽兽，各禀气血以生，而禽兽之生，初无堕落难产之患，岂非嗜欲有多寡之异，生理有顺逆之分乎？

怀孕之后，首忌交合，盖阴气动而外泄，则分其养孕之力，而扰其固孕之权，且火动于内，营血不安，神魂不密，形体劳乏，筋脉震惊，动而漏下，半产难产，生子多疾而夭，淫浊而钝，甚至孕犹未固，辄动而堕之。一再堕后，胞室寒滑，随孕随堕，终身无子而不自知，亦可慨矣。居处动作，最易损伤，起于细微，人所不觉，体候虚羸者，尤宜慎之。毋登高，毋作力，毋疾行，毋侧坐，毋曲腰，毋跛倚，毋高处取物，毋向非常处大小便，毋久立，毋久坐，毋久卧，毋犯寒热，毋冒霜雪露雾暴雨酷日烈风疾雷，毋视日月薄蚀虹霓星变，毋观土木工作及怪兽异鸟奇诡之物，毋入神庙寺院，睹狰狞险恶之状，一举一动，必谨饬之。五志之发，鲜能和平，而产孕最宜调抑。孕藉母气以生，呼吸相通，喜怒相应，一有偏倚，即致子疾，宜和其心志，毋暴喜，毋过思，毋怒，毋恐，毋悲，毋忧虑，毋郁结，颜无忤色，口无恶声，心无杂念，使血气和平，德性凝定，不特孕安，且生子英贤，无疾而寿矣。其饮食，则以冲和澹泊为正，节厚味，禁腥浊，毋饮醇酒，毋食异味。《千金方》云：食山羊，令子多疾；食兔，令子缺唇；食犬肉，令子无声；食桑椹鸭卵，令子侧出心寒；食雀，令子性淫；食鳖，令子项短；食姜芽，令子多指；鸡合糯米食，令子生寸白虫；鸡及干鲤鱼食，令子生疮；食鲜菌，令子惊风；食冰浆，令胎绝；食骡马驴肉无鳞鱼螃蟹，皆令难产；

食薏苡苋菜蒜葱麦芽，皆令堕胎。其药味则宜和平调摄，毋犯金石，毋近毒药、大热大燥、大攻大表、大寒大凉、走窜迅疾泄利之品，咸宜禁止，即需施用，宜详酌而慎处之。凡妊娠，起居饮食，惟以和平为上，不可太逸，逸则气滞，不可太劳，劳则气衰。五月以前宜逸，五月以后宜劳。冬毋太温，夏毋太凉，食毋过饱，饮毋过多。养孕之经，不可灸刺。无故不宜服药，调之抑之，务使无偏则得之矣。

（四十）《血证论》[72]

卷一·男女异同论

（参看经血胎产门）

世谓男子主气，女子主血，因谓男子血贵，女子血贱，并谓男子之血，与女子不同，而不知皆同也。其不同者，女子有月信，男子无月信，只此不同而已矣。夫同是血也。何以女子有月信，而男子无月信哉？盖女子主血，血属阴而下行，其行也，气运之而行也。女子以血为主，未尝不赖气以运血。气即水化，前论已详。气血交会之所，在脐下胞室之中。男子谓之丹田，女子谓之血室，则肝肾所司，气与血之总会。气生于水而化水，男子以气为主，故血入丹田，亦从水化，而变为水，以其内为血所化，故非清水，而极秾极稠，是谓之肾精。女子之气，亦仍能复化为水，然女子以血为主，故其气在血室之内，皆从血化，而变为血，是谓之月信。但其血中仍有气化之水液，故月信亦名信水。且行经前后，均有淡色之水，是女子之血分。未尝不借气分之水，以引动而运行之也。知此，则知男子之精属气属水，而其中未尝无血无火。且知女子之经，属血属火，而其中未尝无气无水。是以男子精薄，则为血虚。女子经病，则为气滞也。问曰：男子主气，女子主血，其中变化，诚如兹之所云矣。而女子何以必行经，男子何以不行经？答曰：经血者，血之余也。夫新生旧除，天地自然之理。故月有盈亏，海有潮汐。女子之血，除旧生新，是满则溢，盈必亏之道。女子每月，则行经一度，盖所以泄血之余也。血主阴而下行，所以从下泄而为经血也。至于男子，虽无经可验，然亦必泄其余。男子以气为主，气主阳而上行，故血余不从下泄，而随气上行，循冲、任脉，上绕唇颐，生为髭须。是髭须者，即所以泄血之余也。所以女子有月信，上遂无髭须。男子有髭须，下遂无月信。所主不同，升降各异，只此分别而已矣。义出《内经》，非创论也。世谓男女血迥不同，岂知变化之道哉。夫必明气血水火变化运行之道，始可治气血水火所生之病。女子要血循其常，男子亦要血循其常。若血失常道，即为血不循经。在女子虽无崩带，亦不受胎。男子虽无吐衄，亦不荣体。至失常之至，则女子未有不崩带，男子未有不吐衄者也。故女子血贵调经，男子亦贵调血，但男子吐衄，乃上行之血，女子崩带，乃下行之血，不可例论耳。然使女子吐衄，则亦与男子无殊，男子下血，则亦与崩带无异。故是书原非妇科，而于月经胎产尤为详悉。诚欲人触类引伸，于治血庶尽神欤。

又曰：女子胞中之血，每月一换，除旧生新，旧血即是瘀血，此血不去，便阻化机。凡为医者，皆知破血通经矣。独于男女吐衄之证，便不知去瘀生新之法。抑思瘀血不行，则新血断无生理。观月信之去旧生新，可以知之，即疮科治溃，亦必先化腐而后生肌。腐肉不化，则新血亦断无生理。且如有脓管者，必烂开腐肉，取去脓管而后止。治失血者，不去瘀而求补血，何异治疮者，不化腐而求生肌哉。然又非去瘀是一事，生新另是一事也，盖瘀血去则新血已生，新血生而瘀血自去。其间初无间隔，即如月信下行，是瘀去也。此时新血已萌动于血海之中，故受孕焉。非月信已下多时，然后另生新血也。知此，则知以去瘀为生新之法，并知以生新为去瘀之法，生血之机有如此者，而生血之原，则又在于脾胃。经云：中焦受气取汁，变化而赤，是为血。今且举一可见者言之，妇人乳汁，即脾胃饮食所化，乃中焦受气所取之汁也。妇人乳汁，则月水不行，以此汁既从乳出，便不下行变血矣。至于断乳之后，则此汁变化而赤，仍下行而为经血。人皆知催乳须补脾胃，而不知滋血尤须补脾胃，盖血即乳也。知催乳法，便可知补血法。但调治脾胃，须分阴阳，李东垣后，重脾胃者，但知宜补脾阳，而不知滋养脾阴。脾阳不足，水谷固不化。脾阴不足，水谷仍不化也。譬如釜中煮饭，釜底无火固不熟，釜中无水亦不熟也。予亲见脾不思食者，用温药而反减，用凉药而反快。予亲见催乳者，用芪、术、鹿茸而乳多。又亲见催乳者，用芪、术、鹿茸而乳转少，则以有宜不宜耳。是故宜补脾阳者，虽干姜、附子，转能生津。宜补脾阴者，虽知母、石膏，反能开胃。补脾阳法，前人已备言之，独于补脾阴，古少发明者，予特标出，俾知一阴一阳，未可偏废。

补脾阴以开胃进食，乃吾临证悟出，而借《伤寒论》存津液三字为据，此外固无证据也。书既成，后得泰西洋人医法五种，内言胃之化谷，乃胃汁化之。并有甜肉汁，苦胆汁，皆入肠胃化谷。所谓汁者，即予所谓津液也。西医论脏腑，多言物而遗理，如此条者，实指其物。而尚不与理相背，适足以证予所论，故并志之。

（四十一）《脉经钞》[73]

卷一・三部虚实八

右手关后尺中（二字，《病源》三十八作“尺脉浮则为阳”）阳绝者，无子户脉也，苦足逆寒，绝产，带下，无子，阴中寒，刺足少阴经，治阴。

（四十二）《评注产科心法》[74]

女服益母胜金丹

妇人以调经为主，其外肝经之病最多。肝气郁结，每多胃脘痛、肋胀，甚至癥瘕腹痛，则经为之阻，或受孕而易于小产。另有女科方法，和肝养血为先。他症一去，再服此丸，待经络调畅，即可受胎。或用此丸，照后加减，亦多效验。

大生地四两（水煮半熟，加酒一大碗再煮，收干，蒸晒打入），当归四两（酒拌，晒干，炒），白芍药三两（酒炒），怀牛膝二两（炒），川芎一两五钱（酒炒），茺蔚子三两（炒），杜仲三两（盐水炒），白术四两（土炒），丹参四两（酒炒），香附米四两（醋、酒、姜汁、盐水各拌一两，饭上蒸，再晒干炒）。

以上共为末，和匀，另用益母草八两，水熬成膏一碗，加炼蜜为丸，桐子大。每晨开水吞四五钱，空心服，或两料合一料，以便接济。如有他故，照后加减。

如素有腹胀，妨碍饮食，或以生地易熟地，或以制首乌易去熟地。

经未及期而行或色紫，血热也，加丹皮、生地、条芩。

经过期而后行或色淡，血寒也，加肉桂、紫石英。

临期腹痛，名曰痛经，乃血中之气滞不调，加延胡索、广陈皮。

或肝气不和，或多怒，加广木香、白豆蔻。

脾胃不足，体本虚弱，加人参、茯苓、山药，血去多亦然。

素来多白带者，加白扁豆、苡仁米、阿胶，加人参、茯苓亦可。然带有五色，宜细辨之。大概只知为白带，而白中略有青色，即为青带，宜加木香，或少加柴胡。略有黄色，则加茯苓、陈皮、姜、枣。略有淡红色，则为赤带，方中加赤苓、丹皮、生地。略有黑色，加车前子、葫芦巴以温肾。

此皆发于五脏，所以随各脏之色，而总归于带脉而出，是以谓之带。有从湿热而化，有从寒湿而化。大抵体实者带少，虽云妇人十个九带，究竟有一脏之不足，或思伤脾，怒伤肝，欲伤肾，或气郁则湿热生，而清浊相混，以致带脉不清，任脉不畅，故带下也。若白物下多，亦令人成劳成损，不可不早治，补益脾肾之气血。又有一种白淫，与男人之白浊同，乃出自骨髓，令人面黄无力，骨软少神，皆房欲劳伤，妄想梦交，而得心旌摇动而来多者，名曰淋。轻则六味地黄汤可治，重者阵阵如水之来，必用人参黑归脾汤加牡蛎粉、金樱子兜涩之药治之，不然必经水断而成损症也。有腹中硬块，有时疼痛，此瘕气也，宜调肝为主。又有阴疝，宜加川楝子、荔枝核。

济坤大造丸

此朱丹溪先生之方，治气血本弱，不能摄元成孕，或频坠胎，及生子不寿。成孕后，虚热自汗，食少带多，并宜服之。益气血，补子宫，种子神方，或服前方，使经期已调，随服此方一料。

紫河车一具（制如前），人参一两（切片焙干，研细和入），天冬（去心）、麦冬（去心）、当归、怀牛膝、山药各一两，熟地四两，杜仲（姜汁同盐炒）、黄柏、五味子各五钱。

如虚弱多汗，加黄芪二两（蜜炙），地骨皮、知母各一两。

如脾胃虚，常大便溏泻，加白术二两，莲子二两，俱炒。

如少睡惊悸者，血少也，加炒枣仁、桂圆肉各二两。

附 近现代不孕相关文献记载

（一）《医学衷中参西录》[75]

医方（一）·治女科方（二十九）·温冲汤（6）

治妇人血海虚寒不育。

生山药八钱，当归身四钱，乌附子二钱，肉桂二钱（去粗皮后入），补骨脂三钱（炒，捣），小茴香二钱（炒），核桃仁二钱，紫石英八钱（煅，研），真鹿角胶二钱（另炖，同服，若恐其伪可代以鹿角霜三钱）。

人之血海，其名曰冲。在血室之两旁，与血室相通。上隶于胃阳明经，下连于肾少阴经。有任脉以为之担任，督脉为之督摄，带脉为之约束。阳维、阴维、阳跷、阴跷，为之拥护，共为奇经八脉。此八脉与血室，男女皆有。在男子则冲与血室为化精之所，在女子则冲与血室实为受胎之处。《内经》上古通天论所谓“太冲脉盛，月事以时下，故有子”者是也。是以女子不育，多责之冲脉。郁者理之，虚者补之，风袭者祛之，湿胜者渗之，气化不固者固摄之，阴阳偏胜者调剂之。冲脉无病，未有不生育者。而愚临证实验以来，凡其人素无他病，而竟不育者，大抵因相火虚衰，以致冲不温暖者居多。因为制温冲汤一方。其人若平素畏坐凉处，畏食凉物，经脉调和，而艰于生育者，即与以此汤服之。或十剂或数十剂，遂能生育者多矣。

一妇人，自二十出嫁，至三十未育子女。其夫商治于愚。因细询其性质禀赋，言生平最畏寒凉，热时亦不敢食瓜果。至经脉则大致调和，偶或后期两三日。知其下焦虚寒，因思《神农本草经》谓紫石英“气味甘温，治女子风寒在子宫，绝孕十年无子”，遂为拟此汤，方中重用紫石英六钱，取其性温质重，能引诸药直达于冲中，而温暖之。服药三十余剂，而畏凉之病除。后数月遂孕，连生子女。益信《神农本草经》所谓治十年无子者，诚不误也。

药物（二）·水蛭解（74）

水蛭

味咸，色黑，气腐，性平。为其味成，故善入血分；为其原为噬血之物，故善破血；为其气腐，其气味与瘀血相感召，不与新血相感召，故但破瘀血而不伤新血。且其色黑下趋，又善破冲任中之瘀，盖其破瘀血者乃此物之良能，非其性之猛烈也。《神农本草经》谓主妇人无子，因无子者多系冲任瘀血，瘀血去自能有子也。特是，其味咸为水味，色黑为水色，气腐为水气，纯系水之精华生成，故最宜生用，甚忌火炙。

凡破血之药，多伤气分，惟水蛭味咸专入血分，于气分丝毫无损。且服后腹不觉疼，并不觉开破，而瘀血默消于无形，真良药也。愚治妇女月闭癥瘕之证，其脉不虚弱者，恒但用水蛭轧细，开水送服一钱，日两次。虽数年瘀血坚结，一月可以尽消。

水蛭、虻虫皆为破瘀血之品。然愚尝单用以实验之，虻虫无效，而水蛭有效。以常理论之，凡食血之物，皆能破血。然虻虫之食血以嘴，水蛭之食血以身。其身与他物紧贴，即能吮他物之血，故其破瘀血之功独优。

近世方书，多谓水蛭必须炙透方可用，不然则在人腹中，能生殖若干水蛭害人，诚属无稽之谈。曾治一妇人，经血调和，竟不产育。细询之，少腹有癥瘕一块。遂单用水蛭一两，香油炙透，为末。每服五分，日两次，服完无效。后改用生者，如前服法。一两犹未服完，癥瘕尽消，逾年即生男矣。惟气血亏损者，宜用补助气血之药佐之。

或问，同一水蛭也，炙用与生用，其功效何如此悬殊？答曰：此物生于水中，而色黑（水色）味咸（水味）气腐（水气），原得水之精气而生。炙之，则伤水之精气，故用之无效。水族之性，如龙骨、牡蛎、龟板大抵皆然。故王洪绪《外科证治全生集》谓用龙骨者，宜悬于井中，经宿而后用之，其忌火可知，而在水蛭为尤甚。特是水蛭不炙，为末甚难，若轧之不细，晒干再轧或纸包置炉台上令干亦可。此须亲自检点，若委之药坊，至轧不细时，必须火焙矣。西人治火热肿疼，用活水蛭数条，置患处，复以玻璃杯，使吮人毒血，亦良法也。

医论（三）·论女子癥瘕治法（附：化瘀通经散）（88）

女子癥瘕，多因产后恶露未净，凝结于冲任之中，而流走之新血，又日凝滞其上以附益之，遂渐积而为癥瘕矣。癥者，有实可征，在一处不移。瘕者，犹可移动，按之或有或无，若有所假托。由斯而论，癥固甚于瘕矣。此证若在数月以里，其身体犹强壮，所结之癥瘕犹未甚坚，可用《金匮》下瘀血汤下之。然必如《金匮》所载服法，先制为丸，再煎为汤，连渣服之方效。

若其病已逾年，或至数年，癥瘕积将满腹，硬如铁石，月信闭塞，饮食减少，浸成痨瘵，病势至此，再投以下瘀血汤，必不能任受；即能任受，亦不能将瘀血通下。惟治以拙拟理冲汤补破之药并用，其身形弱者服之，更可转弱为强。即十余年久积之癥瘕，硬如铁石，久久服之，亦可徐徐尽消。本方后附载有治愈之案若干，可参观也。近在津门，用其方因证加减，治愈癥瘕数人。爰录一案于下，以为治斯病之粗规。

天津张氏妇，年近四旬，自言："五年之前，因产后恶露未净，积为硬块，其大如橘，积久渐大。初在脐下，今则过脐已三四寸矣。其后积而渐大者，按之犹软。其初积之块，则硬如铁石，且觉其处甚凉。初犹不疼，自今年来渐觉疼痛。从前服药若干，分毫无效，转致饮食减少，身体软弱，不知还可治否？"言之似甚惧者。愚曰："此勿忧，保必愈。"因问其月信犹通否。言从前犹按月通行，今虽些许通行，已不按月，且其来浸少，今已两月未见矣。诊其脉，涩而无力，两尺尤弱。爰为疏方：生黄芪四钱，党参、白术、当归、生山药、三棱、莪术、生鸡内金各三钱，桃仁、红花、生水蛭各二钱，䗪虫五个，小茴香钱半。煎汤一大盅，温服。将药连服四剂，腹已不疼，病处已不觉凉，饮食加多，脉亦略有起色。遂即原方去小茴香，又服五剂，病虽未消而周遭已渐软。惟上焦觉微热。因于方中加玄参三钱，樗鸡八枚。又连服十余剂，其癥瘕全消。

然癥瘕不必尽属瘀血也。大抵瘀血结为癥瘕者，其人必碍生育，月信恒闭。若其人不碍生育，月信亦屡见者，其癥瘕多系冷积。其身形壮实者，可用炒熟牵牛头次所轧之末三钱下之。所下之积恒为半透明白色，状若绿豆粉所熬之糊。若其身形稍弱者，亦可用黄芪、人参诸补气之药煎汤，送服牵牛末。若畏服此峻攻之药者，亦可徐服丸药化之。方用胡椒、白矾各二两，再用炒熟麦面和之为丸，桐子大。每服钱半，日两次。服至月余，其癥瘕自消。

若其处觉凉者，多服温暖宣通之药，其积亦可下。曾治张氏妇寒积，重用附子一案，详附子解后，可参阅。

无论血瘀冷积，日服真鹿角胶四五钱（分两次炖化服之），日久亦可徐消。盖鹿角胶原能入冲任以通血脉，又能入督脉以助元阳，是以无论瘀血冷积，皆能徐为消化也。

近又拟一消癥瘕兼通经闭方。用炒白术、天冬、生鸡内金等分，为细末。以治癥瘕坚结及月事不通，每服三钱，开水送下，日再服。若用山楂片三钱煎汤，冲化红蔗糖三钱，以之送药，更佳。因用之屡有效验，爰名为化瘀通经散。

鸡内金原饶有化瘀之力，能化瘀当即善消癥瘕。然向未尝单用之以奏效也。因所拟理冲汤中原有生鸡内金三钱，方后注云：若虚弱者，宜去三棱、莪术，将鸡内金改用四钱。鸡内金之消癥瘕，诚不让三棱、莪术矣。夫能消癥瘕，即能通月信，此原一定之理，然未经临证实验，不敢但凭理想确定也，后来津治杨氏女，因患瘰疬过服寒凉开散之药，伤其脾胃，以致食后胀满，不能消化，重用温补脾胃之剂，加生鸡内金二钱，以运化药力。后服数剂来更方，言病甚见愈，惟初服此药之夜，经即通下，隔前经期未旬日耳。因其病已见愈，闻此言未尝注意，更方中仍有生鸡内金二钱。又服数剂，来求更方，言病已全愈，惟一月之内，行经三次，后二次在服药之后，所来甚少，仍乞再为调治。愚恍悟此诚因用鸡内金之故。由此可确知鸡内金通经之力。因忆在奉时，曾治宋氏女，胃有瘀积作疼，方中重用生鸡内金，服数剂后，二便下血而愈。此固见鸡内金消瘀之力，实并见鸡内金通经之力也。总前后数案参观，鸡内金消瘀通经之力，洵兼擅其长矣。此方中伍以白术者，恐脾胃虚弱，不任鸡内金之开通也。更辅以天冬者，恐阴虚有热，不受白术之温燥也。然鸡内金必须生用，方有效验，若炒熟用之则无效矣。

医话（四）·诊余随笔（2）

下焦寒凉泄泻及五更泻者，皆系命门相火虚衰。确能补助相火之药，莫如硫黄，且更莫如生硫黄。为其为石质之药，沉重下达耳。不经水煮火烁，而其热力全也（硫黄无毒，其毒即其热，故可生用）。然愚向用硫黄治寒泻症，效者固多，兼有服之泻更甚者，因本草原谓其大便润、小便长，岂以其能润大便即可作泻乎？后阅西人药性书，硫黄原列于轻泻药中。乃知其服后间作泻者，无足怪也。且其所谓轻泻者，与中医说所谓大便润者，原相通也。于斯再用硫黄时，于石质药中，择一性温且饶有收涩之力者佐之，即无斯弊。且但热下焦而性不僭上，胜于但知用桂附者远矣。若于方中再少加辛香之品，引其温暖之力以入奇经，更可治女子血海虚寒不孕。

坎中丹

治下焦寒凉泄泻及五更泻。

硫黄（纯黄者）一两，赤石脂一两。

共为细末和匀。每服五分，食前服，一日两次。不知则渐渐加多，以服后移时微觉温暖为度。若以治女子血海虚寒不孕者，宜于方中加炒熟小茴香末二钱。

孙××按：治此症时，恒加肉桂少许与石脂硫黄同服，且其止腹痛之力甚速也。

医话（四）·答王××质疑（38）

犀黄，诚如兄言为西黄之误。盖牛黄之好者，出于高丽，因高丽之牛大，故所出之黄亦最美（从前高丽清心丸甚佳，以其有牛黄也），特别之曰，东牛黄，而其价亦较昂；青海西藏之地，亦多出牛黄，其成色亚于东牛黄，故又别之曰，西牛黄，而其地原有犀，遂又误西为犀也。紫石英，弟恒用之，治女子不育甚效。其未经煅者，其色紫而透彻，大小皆作五棱者佳。盖白石英属阴，紫石英属阳，阴者宜六棱，阳者宜五棱。至钟乳石、蛇含石，皆未用过，不敢置论。

（二）《脉诀新编》[76]

卷二·诊杂病脉法

求嗣之脉，专责于尺。右尺偏旺，火动好色。左尺偏旺，阴盛非福。惟沉滑匀，易为生息。微涩精清，兼迟冷极。若见微濡，入房无力。女不好生，亦尺脉涩（两尺沉滑者，不可妄用药饵，反燥精血。若火旺者降火，阴虚者补阴，两尺俱微者，阴阳相补。精冷者宜温中壮阳，精清者宜补脾补精，精射无力入子宫者宜补气。女人尺脉微涩者绝产）。

（三）《王渭川妇科治疗经验》[77]

第四章 妇人杂病·不妊症

治疗不妊症，有先天性和后天性的区别。先天性的疾病，可以用手术治疗，后天性的疾病，必须依据主症兼症，和寒实瘀滞，表里痰湿，辨证施治。

有因气血亏损，身体虚弱，久不受孕者，宜加味交感丸；有因阳虚血寒，子宫虚冷者，宜胶附暖宫丸主之；有因身体肥盛，痰脂塞胞久不受孕者，宜启宫丸主之；有因身体羸瘦，阴虚气弱者，宜育麟珠主之；尚有因月经不调，难于受孕者，当辨其寒热虚实，随证施治。男子有因肾虚精薄者，宜保真丸主之。

【分型论治】

1. 肾气不足型

主证：血虚肝旺，肾气亏损，久不受孕，腰酸膝软，精神抑郁。脉弱，苔薄，质嫩。

治则：强肾养肝。

方剂：加味交感丸（《女科要旨》）。

香附90克，菟丝子90克，当归15克，茯神15克。

共研细末，炼蜜为丸，每服6克，一日三次。

方义与用法：香附长于疏肝解郁，调经止痛。久不孕多郁，故用于开郁。菟丝性润而多液，不温不燥，补而不腻，功能滋补肝肾，为平补阴阳的药物，肾阴肾阳两虚均可应用，为方中主药。加上补血调经的当归，性味甘平；长于安神的茯神，四药共起补肾养血安神的作用。对肾气不足，性欲减退之不孕症，当可加肉苁蓉、桑寄生，以增补肾的功效。

2. 子宫虚寒型

主证：子宫虚寒不孕，经水不调，行经腹痛，胸膈胀闷，倦不思食，气短自汗，腰酸带下。脉迟缓，苔薄质淡。

治则：暖宫润经。

方剂：艾附暖宫丸（《沈氏尊生书》）。

艾叶90克，香附180克，当归90克，续断45克，吴茱萸60克，川芎60克，白术60克，黄芪60克，生地30克，官桂15克。

共研细末，醋煮米糊和丸，如梧子大。每服6～9克，一日二三次。

方义与用法：本方吴萸、艾叶暖胞宫；肉桂温营血，助气化，散寒凝而补肾阳；佐以扶正的黄芪益气，白术健脾；当归、生地、川芎补血活血；香附以调经；续断补肝肾。诸药相合，为暖胞宫、活血润经之方剂，对宫寒不孕有效。

3. 肝肾阴虚型

主证：眩晕，头痛，耳鸣，手足心热，肢麻，面萎黄，有时潮红，胸胁刺痛，月经紊乱或停经，经期腹痛，两侧尤甚，带黄腥臭，形体消瘦，失眠，咽干，口苦，大便结。婚后多年不孕。脉弦细或弦数，苔薄，舌质红。

治则：滋养肝肾，益血调冲，清湿。

方剂：仿一贯煎合血府逐瘀汤加减（王渭川验方）。

沙参9克，生地12克，归身9克，枸杞9克，女贞子24克，旱莲草24

克，桃仁 9 克，土红花 9 克，薤白 12 克，夏枯花 15 克，蒲公英 24 克，琥珀 6 克，车前子 12 克。

方义与用法：一贯煎养肝肾之阴，血府逐瘀汤通经调冲。活血调经者，加益母草 24 克，红泽兰 12 克；清湿消炎，加红藤 24 克；胸胁痛者，加柴胡 9 克；四肢麻，肌肉掣动者，加蜈蚣 2 条，乌梢蛇 9 克。

4. 气血俱虚型

主证：月经不调，期长不净，白带多或带浊，腰酸腹痛，面色萎黄，体困乏力，畏寒肢冷，食少眠差。或月经时断时续，小便频数不禁。脉弱，苔薄质嫩。

治则：补气血，滋肝肾，调经。

方剂：育麟珠（《景岳全书》）。

党参 60 克，白术 60 克，茯苓 60 克，鹿角霜 60 克，川椒 60 克，杜仲 60 克，川芎 30 克，甘草 30 克，当归 120 克，熟地 120 克，菟丝 120 克。

共研细末，炼蜜为丸，如梧桐子大。每服 6 ～ 9 克，一日二三次。

方义与用法：本方以党参、茯苓、白术、甘草补气健脾；当归、白芍、熟地、川芎补血调肝；杜仲、菟丝、鹿角霜温补肝肾，而养冲任。适宜于身体瘦弱，气虚血少，肾气不足的不孕症。

治疗本症，我常用自制方：参芪菟鹿饮。

党参 30 克，生黄芪 30 克，桑寄生 15 克，菟丝子 15 克，鹿角胶 15 克，白术 10 克，上桂 2 克，杭巴戟 12 克，益母草 10 克，桑螵蛸 15 克，鸡内金 10 克，生龟板 10 克，地鳖虫 10 克，炒蒲黄 10 克，仙鹤草 20 克，阿胶珠 10 克，槟榔 10 克，广木香 6 克。

5. 痰浊阻宫型

主证：妇人体肥力弱，湿重气滞，子宫脂满，不能受孕。脉濡或弦细，苔白滑而腻，舌质淡。

治则：化痰浊，启胞宫。

方剂：启宫丸（《经验方》）。

半夏 120 克，苍术 120 克，香附 120 克，神曲 60 克，茯苓 60 克，陈皮 60 克，川芎 90 克。

共研细末，蒸饼为丸，如梧桐子大。每服 6 ～ 9 克，一日二三次。

方义与用法：方中半夏辛温，具燥湿祛痰之功；苍术苦温辛烈，有运脾燥湿之效。两药祛痰化浊，为方中主药。陈皮芳香醒脾，疏利气机；香附疏肝调气；佐以川芎活血行气；茯苓补脾渗湿；神曲导滞。全方共具有运脾行气，祛痰化浊之功。对痰浊阻宫之不孕症，加菖蒲、远志、槟榔。

（四）《唐伯渊医案》[78]

不孕证（5）

张某，女，年 26 岁，1971 年 6 月 18 日初诊。结婚四年未孕，经某医院妇科检查：输卵管不通。月经周期基本正常，经期常伴腹痛，平素小腹发凉喜暖，白带清冷，苔白，脉沉迟。

证属下焦虚寒不孕，宜温通论治。

当归 9 克，川芎 3 克，炒白芍 9 克，艾叶 6 克，乌药 9 克，制香附 9 克，炮姜 9 克，肉桂 3 克，吴茱萸 3 克，炒小茴 9 克，紫石英 12 克，杭巴戟 12 克。

上方连服几个月经周期，遂受孕，连生二胎。

按：认证属虚寒不孕，故用《金匮要略》胶艾汤加减。方中四物汤养血和血，艾叶、肉桂、紫石英温经暖宫，炮姜温而守之，杭巴戟温而养之，乌药、香附、吴萸、炒小茴温而行之，全方以温通散寒、养血和血、行气调经论治。

（五）《卓雨农中医妇科治疗秘诀》[79]

不孕（第一节）

【辨证论治】

不孕原因，古人论述颇多。根据临床观察，肾虚、血虚、肝郁、痰湿等较为多见，至于脾虚、血热可见于血虚发展趋势的表现，可以不必另列一型。在辨证方面，结合四诊八纲，不难鉴别。肾虚多见腰酸腿软，少腹冷，月经量少；血虚面色苍白，经少色淡；肝郁多精神郁闷，月经愆期；痰湿常有头眩心悸等症。

治疗原则，须在详审病机，辨明虚实的基础上，遣方用药。虚者，益气养血，温肾调肝，以补冲任；实者，化痰除湿，疏肝解郁，以调气血。除药物治疗外，尚须情志舒畅，房事有节，注意起居劳逸等。

【证型】

1. 肾虚型

症状：婚久不孕，经期延后，量少色淡，白带清稀；腰酸痛，小腹冷，夜尿多，面色晦暗；苔白润，舌质淡，脉沉细弱。

治法：温肾益血，调补冲任。

方一：加减苁蓉菟丝丸（自制方）。

方药：肉苁蓉30克，菟丝子30克，覆盆子30克，枸杞30克，桑寄生30克，熟地30克，当归15克，焦艾15克。

服法：研为细末，炼蜜为丸，如梧桐子大。每服6克，早晚各1次，白开水送下。如作为汤剂，酌情减量。

加减法：肾阳不足，小腹冷甚，腰痛如折，小便不禁者，可选加巴戟天、淫羊藿、鹿角霜、补骨脂、肉桂、附片等品，温补肾阳。

方二：通脉大生丸（自制方）。

方药：杜仲30克，续断30克，菟丝子60克，桑寄生30克，艾叶24克，砂仁15克，茯苓24克，山药24克，首乌24克，鹿角霜15克，台乌15克，当归24克，肉苁蓉15克，车前仁6克，枸杞15克，紫河车30克，荔枝核15克。

服法：研细末，炼蜜为丸，重3克，每日早晚各服1丸，开水送下。

2. 血虚型

症状：婚后无子，月经后期，量少色淡；面色萎黄，皮肤不润，形体衰弱，头晕目眩；舌淡苔薄，脉细弱。

治法：养血滋肾，养精种玉汤（《傅青主女科》）加味主之。

方药：大熟地30克，当归15克，白芍15克，山萸肉15克，续断15克，炒杜仲15克，菟丝子15克。

服法：水煎服。

（1）如血虚脾弱，面浮肢肿，食欲欠佳者，宜健脾养营，归芍异功散加味主之（自制方）。

方药：党参 30 克，白术 12 克，茯苓 12 克，陈皮 9 克，甘草 3 克，当归 9 克，白芍 12 克，怀山药 15 克，糯米草根 24 克。

服法：水煎，温服。

（2）如血虚阴亏，症见月经先期，色红量少；唇红咽干，心烦潮热；舌红苔少等。又宜养血滋阴，两地汤（《傅青主女科》）加二至丸主之。

方药：生地 30 克，地骨皮 9 克，玄参 30 克，白芍 12 克，阿胶珠 9 克，麦冬 15 克，女贞子 12 克，旱莲草 12 克。

服法：水煎服。

3. 肝郁型

症状：婚久不孕，月经愆期，量时多时少；胸闷胁胀，情志抑郁，喜叹息；苔薄白质正常，脉弦。

治法：疏肝解郁，养血扶脾，舒肝化育汤主之（自制方）。

方药：柴胡 9 克，当归 9 克，川芎 9 克，白术 12 克，茯苓 12 克，香附 9 克，牡丹皮 9 克，泽兰 12 克，艾叶 9 克。

加减法：经量多者，去当归、川芎，加益母草 15 克，白芍 12 克。

服法：水煎服。

4. 痰湿型

症状：多年不孕，月经不调，色淡量多，白带多；形体肥胖，面色㿠白，头晕心悸，口淡；苔白厚腻，脉滑。

治法：化痰燥湿，苍术导痰丸（《妇科玉尺》）。

方药：制苍术 60 克，制香附 60 克，天南星 30 克，半夏 30 克，枳壳 30 克，川芎 30 克，神曲 30 克，飞滑石 120 克，陈皮 45 克，茯苓 45 克。

服法：上药姜汁浸后，阴干研末，蒸饼为丸。每服 6 克，早晚各 1 次，白开水送下。

加减法：经量过多者，去川芎，加黄芪 30 克，续断 30 克，补气固肾摄血；心悸甚者，加远志 6 克，祛痰宁心。

参考文献

[1] 陶弘景 . 名医别录 [M]. 北京：人民卫生出版社，1986.

[2] 丹波康赖 . 医心方 [M/CD]// 中华医典编委会 . 中华医典 . 5 版 . 长沙：湖南电子音像出版社，2013.

[3] 褚澄 . 褚氏遗书 [M/CD]// 中华医典编委会 . 中华医典 . 5 版 . 长沙：湖南电子音像出版社，2013.

[4] 武之望 . 济阴纲目 [M/CD]// 中华医典编委会 . 中华医典 . 5 版 . 长沙：湖南电子音像出版社，2013.

[5] 叶桂 . 竹林女科证治 [M/CD]// 中华医典编委会 . 中华医典 . 5 版 . 长沙：湖南电子音像出版社，2013.

[6] 张君房 . 云笈七签 [M]. 北京：中央编译出版社，2017.

[7] 巢元方 . 诸病源候论 [M/CD]// 中华医典编委会 . 中华医典 . 5 版 . 长沙：湖南电子音像出版社，2013.

[8] 赵信 . 圣济总录 [M/CD]// 中华医典编委会 . 中华医典 . 5 版 . 长沙：湖南电子音像出版社，2013.

[9] 张介宾 . 景岳全书 [M/CD]// 中华医典编委会 . 中华医典 . 5 版 . 长沙：湖南电子音像出版社，2013.

[10] 皇甫谧 . 针灸甲乙经 [M/CD]// 中华医典编委会 . 中华医典 . 5 版 . 长沙：湖南电子音像出版社，2013.

[11] 陈延之 . 小品方 [M/CD]// 中华医典编委会 . 中华医典 . 5 版 . 长沙：湖南电子音像出版社，2013.

[12] 佚名 . 神农本草经 [M/CD]// 中华医典编委会 . 中华医典 . 5 版 . 长沙：湖南电子音像出版社，2013.

[13] 张仲景 . 金匮要略 [M]. 何任，何若苹，整理 . 北京：人民卫生出版社，2004.

[14] 王叔和 . 脉经 [M/CD]// 中华医典编委会 . 中华医典 . 5 版 . 长沙：湖南电子音像出版社，2013.

[15] 孙思邈 . 备急千金要方 [M]// 张印生，韩学杰，主编 . 孙思邈医学全书 . 北京：中国中医药出版社，2015.

[16] 苏敬 . 新修本草 [M/CD]// 中华医典编委会 . 中华医典 . 5 版 . 长沙：湖南电子音像出版社，2013.

[17] 孙思邈 . 千金翼方 [M]// 张印生，韩学杰，主编 . 孙思邈医学全书 . 北京：中国中医药出版社，2015.

[18] 王焘 . 外台秘要 [M/CD]// 中华医典编委会 . 中华医典 . 5 版 . 长沙：湖南电子音像出版社，2013.

[19] 华佗 . 华佗神方 [M/CD]// 中华医典编委会 . 中华医典 . 5 版 . 长沙：湖南电子音像出版社，2013.

[20] 王怀隐等 . 太平圣惠方 [M/CD]// 中华医典编委会 . 中华医典 . 5 版 . 长沙：湖南电子音像出版社，2013.

[21] 王衮 . 博济方 [M/CD]// 中华医典编委会 . 中华医典 . 5 版 . 长沙：湖南电子音像出版社，2013.

[22] 太平惠民和剂局 . 太平惠民和剂局方 [M/CD]// 中华医典编委会 . 中华医典 . 5 版 . 长沙：湖南电子音像出版社，2013.

[23] 唐慎微 . 证类本草 [M/CD]// 中华医典编委会 . 中华医典 . 5 版 . 长沙：湖南电子音像出版社，2013.

[24] 张锐 . 鸡峰普济方 [M/CD]// 中华医典编委会 . 中华医典 . 5 版 . 长沙：湖南电子音像出版社，2013.

[25] 许叔微 . 普济本事方 [M/CD]// 中华医典编委会 . 中华医典 . 5 版 . 长沙：湖南电子音像出版社，2013.

[26] 刘昉 . 幼幼新书 [M/CD]// 中华医典编委会 . 中华医典 . 5 版 . 长沙：湖南电子音像出版社，2013.

[27] 不著名 . 产宝诸方 [M/CD]// 钦定四库全书子部 . 文渊阁四库全书电子版 . 上海：上海人民出版社，2005.

[28] 陈言 . 三因极一病证方论 [M/CD]// 中华医典编委会 . 中华医典 . 5 版 . 长沙：湖南电子音像出版，2013.

[29] 齐仲甫 . 女科百问 [M/CD]// 中华医典编委会 . 中华医典 . 5 版 . 长沙：湖南电子音像出版社，2013.

[30] 陈自明 . 妇人大全良方 [M/CD]// 中华医典编委会 . 中华医典 . 5 版 . 长沙：湖南电子音像出版社，2013.

[31] 施桂堂 . 察病指南 [M/CD]// 中华医典编委会 . 中华医典 . 5 版 . 长沙：湖南电子音像出版社，2013.

[32] 严用和 . 严氏济生方 [M/CD]// 中华医典编委会 . 中华医典 . 5 版 . 长沙：湖南电子音像出版社，2013.

[33] 朱丹溪 . 脉因证治 [M/CD]// 中华医典编委会 . 中华医典 . 5 版 . 长沙：湖南电子音像出版社，2013.

[34] 危亦林 . 世医得效方 [M/CD]// 中华医典编委会 . 中华医典 . 5 版 . 长沙：湖南电子音像出版社，2013.

[35] 朱震亨 . 格致余论 [M/CD]// 中华医典编委会 . 中华医典 . 5 版 . 长沙：湖南电子音像出版社，2013.

[36] 俞桥 . 广嗣要语 [M/CD]// 中华医典编委会 . 中华医典 . 5 版 . 长沙：湖南电子音像出版社，2013.

[37] 王宦 . 脉理集要 [M/CD]// 中华医典编委会 . 中华医典 . 5 版 . 长沙：湖南电子音像出版社，2013.

[38] 方贤 . 奇效良方 [M/CD]// 中华医典编委会 . 中华医典 . 5 版 . 长沙：湖南电子音像出版社，2013.

[39] 徐春甫 . 古今医统大全 [M/CD]// 中华医典编委会 . 中华医典 . 5 版 . 长沙：湖南电子音像出版社，2013.

[40] 雷大震 . 济生产宝 [M/CD]// 中华医典编委会 . 中华医典 . 5 版 . 长沙：湖南电子音像出版社，2013.

[41] 李梴 . 医学入门 [M/CD]// 中华医典编委会 . 中华医典 . 5 版 . 长沙：湖南电子音像出版社，2013.

[42] 龚信 . 古今医鉴 [M/CD]// 中华医典编委会 . 中华医典 . 5 版 . 长沙：湖南电子音像出版社，2013.

[43] 龚廷贤 . 万病回春 [M/CD]// 中华医典编委会 . 中华医典 . 5 版 . 长沙：湖南电子音像出版社，2013.

[44] 程玠 . 松厓医径 [M/CD]// 中华医典编委会 . 中华医典 . 5 版 . 长沙：湖南电子音像出版社，2013.

[45] 武之望 . 济阳纲目 [M/CD]// 中华医典编委会 . 中华医典 . 5 版 . 长沙：湖南电子音像出版社，2013.

[46] 孙志宏 . 简明医彀 [M/CD]// 中华医典编委会 . 中华医典 . 5 版 . 长沙：湖南电子音像出版社，2013.

[47] 佚名 . 宜麟策 [M/CD]// 中华医典编委会 . 中华医典 . 5 版 . 长沙：湖南电子音像出版社，2013.

[48] 萧埙 . 女科经纶 [M/CD]// 中华医典编委会 . 中华医典 . 5 版 . 长沙：湖南电子音像出版社，2013.

[49] 傅山 . 傅青主女科 [M]. 孟吉平，主编 . 中医妇科名著集成 . 北京：华夏出版社，1997.

[50] 陈士铎 . 辨证录 [M/CD]// 中华医典编委会 . 中华医典 . 5 版 . 长沙：湖南电子音像出版社，2013.

[51] 陶本学 . 孕育玄机 [M/CD]// 中华医典编委会 . 中华医典 . 5 版 . 长沙：湖南电子音像出版社，2013.

[52] 李潆 . 身经通考 [M/CD]// 中华医典编委会 . 中华医典 . 5 版 . 长沙：湖南电子音像出版社，2013.

[53] 阎纯玺 . 胎产心法 [M/CD]// 中华医典编委会 . 中华医典 . 5 版 . 长沙：湖南电子音像出版社，2013.

[54] 吴谦 . 医宗金鉴 [M/CD]// 中华医典编委会 . 中华医典 . 5 版 . 长沙：湖南电子音像出版社，2013.

[55] 王子接 . 绛雪园古方选注 [M/CD]// 中华医典编委会 . 中华医典 . 5 版 . 长沙：湖南电子音像出版社，2013.

[56] 黄元御 . 四圣心源 [M/CD]// 中华医典编委会 . 中华医典 . 5 版 . 长沙：湖南电子音像出版社，2013.

[57] 陶承熹，王承勋 . 惠直堂经验方 [M/CD]// 中华医典编委会 . 中华医典 . 5 版 . 长沙：湖南电子音像出版社，2013.

[58] 魏之琇 . 续名医类案 [M/CD]// 中华医典编委会 . 中华医典 . 5 版 . 长沙：湖南电子音像出版社，2013.

[59] 吴本立 . 女科切要 [M/CD]// 中华医典编委会 . 中华医典 . 5 版 . 长沙：湖南电子音像出版社，2013.

[60] 唐千顷 . 增广大生要旨 [M]//《续修四库全书》编纂委员会 . 续修四库全书 . 上海：上海古籍出版社，2002.

[61] 沈金鳌 . 妇科玉尺 [M/CD]// 中华医典编委会 . 中华医典 . 5 版 . 长沙：湖南电子音像出版社，2013.

[62] 柴得华 . 妇科冰鉴 [M/CD]// 中华医典编委会 . 中华医典 . 5 版 . 长沙：湖南电子音像出版社，2013.

[63] 陈修园 . 女科要旨 [M/CD]. 见：中华医典编委会 . 中华医典 . 5 版 . 长沙：湖南电子音像出版社，2013.

[64] 郑玉坛 . 彤园医书 [M/CD]// 中华医典编委会 . 中华医典 . 5 版 . 长沙：湖南电子音像出版社，2013.

[65] 王清任 . 医林改错 [M/CD]// 中华医典编委会 . 中华医典 . 5 版 . 长沙：湖南电子音像出版社，2013.

[66] 林佩琴 . 类证治裁 [M/CD]// 中华医典编委会 . 中华医典 . 5 版 . 长沙：湖南电子音像出版社，2013.

[67] 张山雷 . 沈氏女科辑要笺正 [M]. 上海：上海卫生出版社，1958.

[68] 胡增彬 . 经验选秘 [M/CD]// 中华医典编委会 . 中华医典 . 5 版 . 长沙：湖南电子音像出版社，2013.

[69] 方慎庵 . 金针秘传 [M/CD]// 中华医典编委会 . 中华医典 . 5 版 . 长沙：湖

南电子音像出版社，2013.

[70] 佚名 . 资生集 [M/CD]// 中华医典编委会 . 中华医典 . 5 版 . 长沙：湖南电子音像出版社，2013.

[71] 张曜孙 . 产孕集 [M/CD]// 中华医典编委会 . 中华医典 . 5 版 . 长沙：湖南电子音像出版社，2013.

[72] 唐宗海 . 血证论 [M]]// 王咪咪，李林，主编 . 唐容川医学全书 [M]. 北京：中国中医药出版社，2015.

[73] 孙鼎宜 . 脉经钞 [M/CD]]// 中华医典编委会 . 中华医典 . 5 版 . 长沙：湖南电子音像出版社，2013.

[74] 汪朴斋 . 评注产科心法 [M/CD]]// 中华医典编委会 . 中华医典 . 5 版 . 长沙：湖南电子音像出版社，2013.

[75] 张锡纯 . 医学衷中参西录 [M/CD]]// 中华医典编委会 . 中华医典 . 5 版 . 长沙：湖南电子音像出版社，2013.

[76] 刘本昌 . 脉诀新编 [M/CD]]// 中华医典编委会 . 中华医典 . 5 版 . 长沙：湖南电子音像出版社，2013.

[77] 王渭川 . 王渭川妇科治疗经验 [M]. 四川：四川人民出版社，1981.

[78] 刘敏如，谭万信 . 唐伯渊医案 [J]. 成都中医药大学学报，1981（3）：35.

[79] 卓雨农 . 卓雨农中医妇科治疗秘诀 [M]. 四川：四川科学技术出版社，2010.

《刘敏如女科承传医文集选》后记

《刘敏如女科承传医文集选》(以下简称《承传集选》)系列典籍追寻源流线索，不断改进整理方法，内容取舍难度很大。特别是我和黄玉环共编的《女科医典传承新编》，黄玉环历经八年辛苦，穷尽检索，融汇思考，付出了巨大的努力，将本丛书编写得十分有特色，这是年迈的我难以做到的。我在香港大学－香港东华三院中医药临床教研中心担任顾问中医师十余年，我的弟子邓福霞、陈润球亦跟随我十余年，其中邓福霞在随我临床跟诊的同时还在浸会大学读硕士，毕业后又考入广州中医药大学妇科专业随许丽绵博士研究生指导导师攻读博士学位。许丽绵教授支持她选我的传承课题。陈润球为我的著述提供了大量资料。

除此以外，还有医学科技情报专家刘德齐及时为我提供学术需要的前沿信息，生命科学专家华子昂潜心为我著述中的中医论点、经验方药等选择先进手段进行评估，这些都是我完成本系列著作时不可或缺的助力，它是集众之力在真实世界中不断去完成的。我如今的弟子多数是我的原博士生再拜为师，以及经单位推荐具有主任医师资历的中医人和个别非中医妇科专业但有专长的有识之士。他们至今辅佐在我周围，经我传道授业，与我教学相长，形成了我的学术梯队，多年扎根于基层服务，是《承传集选》的学术实践支撑。我的海外弟子亦十分关心此系列著作的进展，积极助力，添砖加瓦。中医的书籍要完成“传承精华”的使命，需要中医工作者长期的努力，这不是一蹴而就的。本系列书籍的出版肯定有不少纰漏和错误，我与众弟子将不断补缺、纠正、再创。图书出版计划已经启动，我们将努力跟进，争取早日完成，以达到“传承精华，守正创新”的目的。

谨此，在我 92 岁之际，愿我弟子承精华，振发展！数英才，看今朝！

刘敏如

2024 年 11 月

《女科医典传承新编》

本丛书由成都中医药大学学术著作出版基金资助出版

成都中医药大学简介

成都中医药大学建校于1956年，是新中国最早建立的四所中医药高等院校之一。原名成都中医学院，1995年更名为成都中医药大学。是教育部、四川省人民政府、国家中医药管理局共建高校，国家“双一流”建设高校，国家高等学校学科创新引智基地。

学校是全国首批中医药学博士、硕士学位授权点，首批临床医学（硕士、博士）专业学位试点单位。建校初期为国家培养了新中国第一批中医学、中药学本科毕业生和中医药硕士研究生，培养了新中国第一位中药学博士、第一位中药学博士后和第一位五官科学博士。现有一级学科博士学位授权点4个、一级学科硕士授权点8个。有国家“双一流”建设学科1个，国家重点学科4个，ESI全球排名前1‰学科1个、前1%学科3个。学校建设有国家级一流专业建设点11个，获评首届国家中医临床教学培训示范中心，首批国家级创新创业教育实践基地、省级大众创业万众创新示范基地，省级深化创新创业教育改革示范高校。与50余个国家和地区的大学、医疗单位、科研机构及学术团体建立了交流、合作关系，是接受中国政府奖学金高校之一。开办有中外合作办学机构“基尔健康医学院”，设有“葡萄牙宝德分校”“南非分校”“加拿大分校”等。

学校有中国工程院院士1人，国医大师4人，全国名中医5人，国家级教学名师6人。有全国中医药杰出贡献奖获得者、国家“973计划”项目首席科学家、全国模范教师、“岐黄工程”专家、国家杰出青年科学基金等国家级特聘专家等70余人。入选全国高校黄大年式教师团队2个，全国中医药创新团队 3 个，全国老中医药专家学术经验继承工作指导老师 49 人。

学校附属医院（四川省中医院）获评全国示范中医院，是国家区域医疗中心（输出单位）、国家中医药传承创新中心、国家中医药临床研究基地、国家区域（中医）专科诊疗中心、国家中医疫病防治基地，是省级中医内分泌代谢性疾病临床医学研究中心、中医心脑血管疾病临床医学研究中心、中医药循证医学中心。学校现有直属附属医院 4 所，非直属附属医院 9 所，直属医院 4 所，医联体联盟成员单位 105 所。

2024 年 12 月